妇产科疾病诊断与治疗

主编 张翠美 马文平 于焕新
金明红 李 芹 任朋霞

四川科学技术出版社

图书在版编目（CIP）数据

妇产科疾病诊断与治疗/张翠美等主编. 一成都：
四川科学技术出版社，2024．9. —ISBN 978－7－5727
－1503－7

Ⅰ．R71

中国国家版本馆 CIP 数据核字第 2024R7L908 号

妇产科疾病诊断与治疗

FUCHANKE JIBING ZHENDUAN YU ZHILIAO

主　　编　张翠美　马文平　于焕新　金明红　李　芹　任朋霞

出 品 人　程佳月
责任编辑　周美池
封面设计　刘　蕊
责任出版　欧晓春
出版发行　四川科学技术出版社
　　　　　成都市锦江区三色路 238 号　邮政编码 610023
　　　　　官方微博：http://weibo.com/sckjcbs
　　　　　官方微信公众号：sckjcbs
　　　　　传真：028－86361756
成品尺寸　185mm×260mm
印　　张　21.5
字　　数　500 千
印　　刷　成都一千印务有限公司
版　　次　2024 年 9 月第 1 版
印　　次　2024 年 9 月第 1 次印刷
定　　价　88.00 元

ISBN 978－7－5727－1503－7

邮　　购：成都市锦江区三色路 238 号新华之星 A 座 25 层　邮政编码：610023
电　　话：028－86361770

本书编委会

主　编　张翠美　马文平　于焕新　金明红　李　芹　任朋霞
副主编　杨　华　李　宁　宋玉春
编　委　（排名不分先后）
　　　　张翠美　邹平市中心医院
　　　　马文平　肥城市人民医院
　　　　于焕新　利津县利津街道卫生院
　　　　金明红　青岛市黄岛区中心医院
　　　　李　芹　滨州市惠民县人民医院
　　　　任朋霞　菏泽市牡丹人民医院
　　　　杨　华　潍坊市中医院
　　　　李　宁　滨州医学院烟台附属医院
　　　　宋玉春　滨州医学院烟台附属医院

前　言

医学科学技术突飞猛进的发展，促进了妇产科学基础理论研究、诊断和治疗技术的发展。新技术的发展不仅是建立在原有基础上的，而且是与相关交叉学科的发展相互渗透、借鉴、融合的。工作在妇产科临床第一线的各级医务人员都面临着知识更新以及临床应用的问题。为帮医务人员解决这一问题，我们编写了《妇产科疾病诊断与治疗》一书。

全书内容包括病理妊娠、妊娠合并症、正常分娩、异常分娩、分娩期合并症、正常产褥、异常产褥、产后疾病防治、妇科炎症、妇科肿瘤、妊娠滋养细胞疾病、生殖内分泌疾病、子宫内膜异位症和子宫腺肌病、不孕症等的经典治疗、常规治疗以及妇产科新的诊断治疗进展。

本书内容新颖，知识丰富，具有简明扼要、通俗实用等特点。不仅可作为妇产科工作者的良师益友，对在校医学生也具有指导性。

由于编者学识与专业水平有限，尽管竭尽全力，多次修正，书中仍难免存在疏漏，诚请广大读者批评指正。

编　者

2024 年 4 月

目　录

第一章　病理妊娠

第一节 流 产

妊娠在 28 周前终止，胎儿体重在 1 000 g 以下者称为流产，可分为自然流产和人工流产。据统计，自然流产的发生率为 15% ~ 20%。目前，世界卫生组织（WHO）已将流产定义为妊娠在 20 周前终止，胎儿体重在 500 g 以下者。但据我国国情，我国仍以 28 周为限。根据流产发生时间的不同，可分为早期流产和晚期流产。流产发生于 12 周以前者称为早期流产，发生于 12 周以后者称为晚期流产。许多研究表明，自然流产的发病率占全部妊娠的 10% ~ 15%，而 85% 的流产发生在早孕，而且是在早孕未检测到胎心以前。<16 周的流产多数与染色体异常有关，但 17 周及以后流产的胎儿多数正常，如能获得恰当的治疗，部分胎儿可继续存活至足月分娩。

一、病因和病理

（一）病因

1. 遗传因素

早期自然流产时，染色体异常的胚胎占 50% ~ 60%，多为染色体数目异常，其次为染色体结构异常。数目异常有三体、三倍体及 X 单体等；结构异常有染色体断裂、倒置、缺失和易位。染色体异常的胚胎多数结果为流产，极少数可能继续发育成胎儿，但出生后也会发生某些功能异常或合并畸形。若已流产，妊娠产物有时仅为一空孕囊或已退化的胚胎。

2. 环境因素

影响生殖功能的外界不良因素很多，可以直接或间接对胚胎或胎儿造成损害。过多接触某些有害的化学物质（如砷、铅、苯、甲醛、氯丁二烯、氧化乙烯等）和物理因素（如放射线、噪声及高温等），均可引起流产。

3. 母体因素

1）全身性疾病：妊娠期患急性病，高热可引起子宫收缩而致流产；细菌毒素或病毒（单纯疱疹病毒、巨细胞病毒等）通过胎盘进入胎儿血循环，使胎儿死亡而发生流产。此外，孕妇患严重贫血或心力衰竭可致胎儿缺氧，也可能引起流产。孕妇患慢性肾炎或高血压，胎盘可能发生梗死而引起流产。

2）生殖器官疾病：孕妇因子宫畸形（如双子宫、纵隔子宫及子宫发育不良等）、盆腔肿瘤（如子宫肌瘤等），均可影响胎儿的生长发育而导致流产。宫颈内口松弛或宫颈重度裂伤，易因胎膜早破发生晚期流产。

3）内分泌失调：甲状腺功能减退症、严重糖尿病未能控制、黄体功能不足，均可导致流产。

4）创伤：妊娠期特别是妊娠早期时行腹部手术或妊娠中期受外伤，可导致子宫收缩而引起流产。

4. 胎盘内分泌功能不足

妊娠早期时，除卵巢的妊娠黄体分泌孕激素外，胎盘滋养细胞亦逐渐产生孕激素。妊娠 8 周后，胎盘逐渐成为产生孕激素的主要场所。除孕激素外，胎盘还合成其他激素如 β - 人绒毛膜促性腺激素、胎盘生乳素及雌激素等。早孕时，若上述激素值下降，会使妊娠难以继续而致流产。

5. 免疫因素

妊娠犹如同种异体移植，胚胎与母体间存在复杂而特殊的免疫学关系，这种关系使胚胎不被排斥。若母儿双方免疫不适应，则可引起母体对胚胎的排斥而致流产。相关免疫因素主要有父方的组织相容性抗原、胎儿特异抗原、血型抗原、母体细胞免疫调节失调等。

（二）病理

孕 8 周前的早期流产，胚胎多先死亡，随后发生底蜕膜出血并与胚胎绒毛分离、出血，已经分离的胚胎组织刺激子宫收缩，大多数能完全排出，此时胎盘绒毛发育不成熟，与子宫底蜕膜联系不牢固，因此出血不多。

早期流产的胚胎发育异常，一类表现为全胚胎异常，另一类表现为特殊器官发育缺陷，如神经管畸形、肢体发育障碍等。

孕 8 ~ 12 周的胚胎绒毛发育旺盛，与底蜕膜联系牢固，流产的妊娠物不易完全排出，部分组织滞留在宫腔内，影响子宫收缩，出血量较多。

孕 12 周后的晚期流产，胎盘完全形成，流产时先出现腹痛，然后排出胎儿、胎盘。如果胎儿在宫内死亡时间过久，可引起凝血功能障碍，导致出血不止；双胎之一死亡者可能出现纸样胎儿、压缩胎儿。

二、临床类型

（一）先兆流产

有少量的阴道流血和（或）下腹痛，妊娠物未排出。检查发现宫颈口闭合，胎膜未破裂，子宫大小符合停经月份。经过休息和治疗以后，如果流血停止、腹痛消失，妊娠可以继续；如果流血量增加或腹痛加剧，则可能演变为难免流产。

（二）难免流产

难免流产一般由先兆流产发展而来，阴道流血量增加，阵发性腹痛加剧或出现阴道排液（胎膜破裂）。检查时发现宫颈口已扩张，有时可见妊娠物堵塞于宫颈口内，并有持续阴道流血或排液，子宫大小与停经月份相符或略小，这时流产已不可避免。

（三）不全流产

不全流产由难免流产发展而来，部分妊娠物已经排出子宫，尚有部分残留于子宫内。因残留妊娠物影响子宫收缩，有持续性阴道流血，严重者可发生休克。检查时可发现宫颈口扩张，有血液自宫颈口流出，有时可见妊娠物堵塞宫颈口或部分妊娠物已排出至阴道内，部分仍残留在宫腔内，子宫大小一般小于停经月份。

（四）完全流产

妊娠物已经完全排出子宫，阴道流血逐渐停止，腹痛逐渐消失。检查时发现宫颈口关闭，子宫大小基本接近正常。

（五）稽留流产

稽留流产旧称过期流产。系指胚胎或胎儿死亡而仍稽留于宫腔内尚未自然排出者。至于滞留时间，有人主张胚胎停止发育后 2 个月尚未自然排出者为稽留流产。一方面，孕妇多有早期先兆流产经过，此后子宫不再长大，反而逐渐缩小，且亦不像一般妊娠那样柔软。妊娠试验从阳性变为阴性，胎盘机化与子宫壁紧密粘连，不易分离。另一方面因性激素不足，子宫收缩力降低，不易排出而稽留宫腔。胚胎死亡后，胎盘溶解，产生溶血活酶进入母体血液循环，引起微血管内凝血，消耗大量凝血因子，稽留宫腔时间愈长，引起凝血功能障碍的可能性愈大。

（六）习惯性流产

连续 3 次以上自然流产称为习惯性流产，且流产往往发生于同一月份，而流产的过程可经历前述的临床分型。近来国际上常用复发性流产取代习惯性流产，次数改为连续 2 次的自然流产。习惯性流产发生在早期者，多见于胚胎染色体异常，黄体功能不足，免疫因素异常或甲状腺功能低下；发生于晚期者，常见原因为子宫发育异常、子宫肌瘤或宫颈内口松弛等。

（七）流产感染

上述各型流产皆可合并感染，发生在不全流产者较多。感染常发生于手术时使用未经严密消毒的器械；器械损伤宫颈；或宫腔原有感染病灶，流产后引起感染扩散；流产后不注意卫生、过早性交等。感染的病原菌常为多种细菌，厌氧菌及需氧菌混合感染，近年来各家报道以厌氧菌占大多数，可为 60% ~ 80%。感染可局限于子宫腔内，亦可蔓延至子宫周围，形成输卵管炎、输卵管卵巢炎、盆腔结缔组织炎，甚至超越生殖器官而形成腹膜炎、败血症及感染性休克等，称为流产感染。

三、临床表现

临床表现主要为停经、阴道流血和腹痛。

（一）停经

大部分自然流产患者均有明显的停经史，结合早孕反应、子宫增大以及 B 型超声检查发现胚囊等表现可确诊妊娠。但是，妊娠早期流产导致的阴道流血很难与月经异常鉴别，常无明显的停经史。有报道提示，约 50% 的流产是妇女未知已孕就发生受精卵死亡和流产。对这些患者，要根据病史、血、尿 HCG 以及 B 型超声检查结果综合判断。

（二）阴道流血和腹痛

早期流产者常先有阴道流血，而后出现腹痛。由于胚胎或胎儿死亡，绒毛与蜕膜剥离，血窦开放，出现阴道流血；剥离的胚胎或胎儿及血液刺激子宫收缩，排出胚胎或胎儿，产生阵发性下腹疼痛；当胚胎或胎儿完全排出后，子宫收缩，血窦关闭，出血停止。晚期流产的临床过程与早产及足月产相似：经过阵发性子宫收缩，排出胎儿及胎盘，同时出现阴道流血。晚期流产时胎盘与子宫壁附着牢固，如胎盘粘连仅部分剥离，残留组织会影响子宫收缩，血窦开放，可导致大量出血、休克，甚至死亡。胎盘残留过久，可形成胎盘息肉，引起反复出血、贫血及继发感染。

四、实验室及其他检查

（一）妊娠试验

测定尿 HCG 定性，多采用酶联免疫法测定；为了进一步了解流产的预后，可以进行 HCG 的定量测定，多选用放射免疫法。

（二）B 型超声检查

B 型超声检查在目前应用较广，对鉴别诊断中确定流产类型有实际价值。疑为先兆流产者，可根据有无妊娠囊、有无胎心反射及胎动，确定胎儿或胚胎是否存活，可协助选择适当治疗方法。不全流产、稽留流产等均可借助 B 超检查加以确定。

（三）其他激素测定

主要有人胎盘催乳素（HPL）、雌二醇（E_2）及孕二醇等的测定，可辅助判断妊娠是否尚能继续或需终止。

（四）病理检查

排出物的病理组织切片检查有助于鉴别是否为妊娠产物，以确定诊断。

（五）病原体检查

近年来发现流产与早期宫内感染关系较为密切，宫腔拭子的细菌培养结果有助于确定感染病菌，有利于治疗。对反复流产且原因不明者，应常规进行优生五项（又称致畸五项，TORCH）检查。

（六）免疫学检查

对原因不明反复流产的夫妇双方须进行 ABO 血型及 Rh 血型测定，必要时可做人类白细胞抗原（HLA）位点抗原检查。

五、诊断标准

（一）先兆流产

生育年龄妇女妊娠后（28 周以前）阴道少量流血，下腹轻微疼痛；子宫大小与孕周相符；尿妊娠试验阳性；B 超显示胎心、胎动。

（二）难免流产

妊娠后，阴道流血量超过月经量，下腹痛加剧；子宫与孕周相符或稍小，宫颈口已开大；尿妊娠试验阳性或阴性。

（三）不全流产

阴道少量持续或大量出血，下腹痛减轻，有部分组织排出；子宫较孕周为小，宫颈口扩张或有组织堵塞；妊娠试验阳性或阴性。

（四）完全流产

阴道流血少或无，腹痛消失，组织全排出；子宫稍大或正常，宫颈口闭；妊娠试验阴性。

（五）稽留流产

有类似先兆流产史，胚胎已死 2 月以上未排出；子宫小于孕周，宫颈口未扩张；妊娠试验阴性；B 超无胎心、胎动。

（六）习惯性流产

有连续 3 次以上自然流产史。

（七）流产感染

流产与感染同时存在，即流产伴急性盆腔炎表现。

六、鉴别诊断

（一）各种类型流产的鉴别诊断

各种类型流产的鉴别诊断见表 1-1。

表 1-1 各种类型流产的鉴别诊断

流产类型	病史			妇科检查	
	出血量	下腹痛	有无组织物排出	子宫大小	宫颈口
先兆流产	少	轻或无	无	与孕周相符	未扩张
难免流产	增多	加剧	无	同上或稍小于孕周	扩张
不全流产	少量持续或多量,甚至休克	减轻	部分排出	小于孕周	扩张,有组织物阻塞,有时关闭
完全流产	少或无	消失	全部排出	接近正常	关闭
稽留流产	少、常反复出血或无	轻或无	无	小于孕周	关闭

（二）异位妊娠

腹痛多剧烈,而阴道流血量少,如有内出血则贫血或休克与阴道流血量不成正比。阴道流血常是点滴状,呈深褐色,偶然流血量增多或伴有子宫蜕膜管型,被误为流产。若将蜕膜管型置于水中漂浮时,见不到绒毛组织,不典型的复杂患者,还应借助 B 型超声、诊断性刮宫等排除宫内流产。

（三）葡萄胎

停经后阴道反复流血呈暗红色,有时在流出的血中查见水泡样物,早孕反应较重,贫血、水肿及妊娠高血压综合征出现较早,子宫常大于停经月份,血或尿 HCG 水平较高,借助 B 型超声可排除流产。

（四）子宫肌瘤

子宫增大而硬是子宫肌瘤的特点,有时子宫凹凸不平,或月经量增多,经期延长,尿妊娠试验阴性,诊断性刮宫未见绒毛,B 型超声即可诊断。

（五）功能性子宫出血

发生于生育年龄的功能性子宫出血,多为黄体功能不全,无明显停经史,经期延长,阴道流血时多时少,可淋漓不断,多无腹痛,无早孕反应,妊娠试验阴性。妇科检查一般无异常发现,子宫内膜病理检查无蜕膜样改变。易与流产相鉴别。

七、治疗

流产为妇产科常见病,一旦发生流产症状,应根据流产的不同类型,及时进行恰当的处理。

（一）先兆流产

首先，先兆流产应注意休息，禁忌性生活，阴道检查操作应轻柔。对黄体功能不足的患者补充黄体酮，具有保胎效果。其次，维生素 E 及小剂量甲状腺素（适用于甲状腺功能低下患者）也可应用。此外，对先兆流产患者的心理治疗也很重要，要使其情绪安定，增强其信心。经治疗，症状不见缓解或反而加重者，提示可能有胚胎发育异常，进行 B 型超声检查及 HCG 测定，判断胚胎状况，给予相应处理，包括终止妊娠。

（二）难免流产

难免流产一旦确诊，应尽早使胚胎及胎盘组织完全排出。早期流产应及时行负压吸宫术，对妊娠产物进行认真检查，并送病理检查。晚期流产，因子宫较大，吸宫或刮宫有困难者，可用缩宫素 10 U 加于 1% 葡萄糖液 500 ml 内静脉滴注，促使子宫收缩。当胎儿及胎盘排出后需检查是否完全，必要时刮宫以清除宫腔内残留的妊娠产物。

（三）不全流产

不全流产一经确诊，应及时行刮宫术或钳刮术，以清除宫腔内残留组织。流血多，有休克者应同时输血、输液，并给予抗生素预防感染。

（四）完全流产

完全流产如无感染征象，一般不需特殊处理。

（五）稽留流产

稽留流产处理较困难。因胎盘组织有时机化，与子宫壁紧密粘连，造成刮宫困难。稽留时间过长，可能发生凝血功能障碍，导致弥散性血管内凝血（DIC），造成严重出血。处理前，应检查血常规、出凝血时间、血小板计数、血纤维蛋白原、凝血酶原时间、凝血块收缩试验及血浆鱼精蛋白副凝试验（3 P 试验）等，并做好输血准备。子宫小于 12 孕周者，可行刮宫术，手术时注射宫缩剂以减少出血，若胎盘机化并与宫壁粘连较紧，手术应特别小心，防止穿孔，一次不能刮净，可于 5 日后再次刮宫。子宫大于 12 孕周者，应静脉滴注缩宫素，也可用前列腺素或依沙吖啶等进行引产，促使胎儿、胎盘排出。若凝血功能障碍，应尽早使用肝素、纤维蛋白原及输新鲜血等，待凝血功能好转后，再行引产或刮宫。

（六）习惯性流产

有习惯性流产史的妇女，应在怀孕前进行必要检查，包括卵巢功能检查、夫妇双方染色体检查与血型鉴定及其丈夫的精液检查，女方尚需进行生殖道的详细检查，以确定子宫有无畸形与病变以及检查有无宫颈口松弛等。查出原因，若能纠正，应于怀孕前治疗。

（七）流产感染

流产感染多为不全流产合并感染。治疗原则为积极控制感染，若阴道流血量不多，应用广谱抗生素2～3日，待控制感染后再行刮宫，清除宫腔残留组织以止血。若阴道流血量多，在静脉滴注广谱抗生素和输血的同时，应用卵圆钳将宫腔内残留组织夹出，使出血减少，切不可用刮匙全面搔刮宫腔，以免造成感染扩散。术后继续应用抗生素，待感染控制后再行彻底刮宫。若已合并感染性休克，应积极纠正休克。若感染严重，或腹腔、盆腔有脓肿形成时，应行手术引流，必要时切除子宫。

八、预后

在所有妊娠中约30%会出现阴道流血，流血患者中有一半会发生流产。多数流产的预后良好，一般不会危及生命。如果处理不当，可能会导致宫腔感染和输卵管阻塞，影响以后的生育。流产后6个月内怀孕再次流产概率较高。习惯性流产者建议避孕6～12个月。自然流产1～2次者，再次妊娠成功的概率是80%；流产3次者，再次妊娠成功的概率是55%～75%。

九、预防

绝大多数流产是可以预防的，主要是预防和消除引起流产的病因，以利于胚胎的正常发育。婚前检查可避免流产的潜在因素。孕前应强健夫妇体质，孕后宜慎房事，并适当休息，避免劳累，增加营养。反复流产者，宜尽早安胎。

（马文平）

第二节　异位妊娠

受精卵在宫腔以外的部位着床称异位妊娠，又称宫外孕。异位妊娠是妇产科常见的急腹症之一，发病率约为1/100，近年来由于性传播性疾病、盆腔手术、妇科显微手术的增多和超促排卵技术的应用，异位妊娠的发病率明显升高。根据受精卵在宫腔外种植部位的不同可分为输卵管妊娠、卵巢妊娠、腹腔妊娠、阔韧带内妊娠、宫颈妊娠、残角子宫妊娠。其中以输卵管妊娠最多见，约占异位妊娠的95%，故本节主要阐述输卵管妊娠。

输卵管内植入的受精卵若自管壁分离而流入腹腔则形成输卵管妊娠流产；受精卵绒毛穿破管壁而破裂则形成输卵管妊娠破裂；两者均可引起腹腔内出血，但后者更严重，常由于大量的内出血而导致休克，甚至危及生命。

一、分类

根据孕囊着床的不同部位，对异位妊娠做如下分类。

（一）输卵管妊娠

输卵管妊娠指受精卵在输卵管腔中种植、发育，约占异位妊娠的95%，最多见部位为壶腹部，其次为峡部。输卵管妊娠按受精卵种植于输卵管腔的部位又可分为：

1）输卵管壶腹部妊娠。

2）输卵管峡部妊娠。

3）输卵管间质部妊娠。

4）输卵管伞部妊娠等。

（二）宫腔外子宫妊娠

宫腔外子宫妊娠可分为：

1）宫颈妊娠。

2）残角子宫妊娠。

3）子宫肌壁内妊娠。

4）子宫憩室妊娠。

（三）子宫以外部位妊娠

子宫以外部位妊娠可分为：

1）卵巢妊娠。

2）腹腔妊娠。

3）阔韧带内妊娠。

4）腹膜后妊娠。

（四）宫内宫外复合妊娠

宫内宫外复合妊娠少见。

（五）阴道妊娠

阴道妊娠分为两类：一类发生于子宫切除后的阴道残端；另一类发生于阴道壁憩室内或尿道阴道壁间隙内，临床罕见。

二、病因和发病机制

（一）病因

1. 输卵管炎症

输卵管炎症可分为输卵管黏膜炎和输卵管周围炎，两者均为输卵管妊娠的常见病因。输卵管黏膜炎严重者可引起管腔完全阻塞而致不孕；轻者输卵管黏膜粘连和纤毛缺损，使受精卵的运行受阻而在该处着床。淋菌及沙眼衣原体所致的输卵管炎常累及黏膜，而流产或分娩后感染往往引起输卵管周围炎。

2. 输卵管手术

输卵管绝育术后若形成输卵管再通或瘘管，均有导致输卵管妊娠可能，尤其是腹腔镜下电凝输卵管绝育及硅胶环套术；因不孕接受过输卵管分离粘连术、输卵管成形术，如输卵管吻合术、输卵管开口术等，再次输卵管妊娠的发生率为10%~20%。

3. 输卵管发育不良或功能异常

输卵管发育不良常表现为输卵管过长，肌层发育差，黏膜纤毛缺乏。其他还有双输卵管、憩室或有副伞等，均可成为输卵管妊娠的原因。若雌孕激素分泌失常，可影响受精卵的正常运行。此外，精神因素也可引起输卵管痉挛和蠕动异常，干扰受精卵的运送。

4. 受精卵游走

卵子在一侧输卵管受精，受精卵经宫腔或腹腔进入对侧输卵管，称受精卵游走。移行时间过长，受精卵发育增大，即可在对侧输卵管内着床形成输卵管妊娠。

5. 辅助生育技术

从最早的人工授精到目前常用促排卵药物的应用，以及体外受精—胚胎移植（IVF-ET）或配子输卵管内移植（GIFT）等，均有异位妊娠发生，且发生率为5%左右，比一般原因异位妊娠发生率高。其相关易患的因素有术前输卵管病变、盆腔手术史、移植胚胎的技术因素、置入胚胎的数量和质量、激素环境、胚胎移植时移植液过多等。

6. 其他

输卵管因周围肿瘤，如子宫肌瘤或卵巢肿瘤的压迫，特别是子宫内膜异位症引起输卵管、卵巢周围组织的粘连，也可影响输卵管管腔通畅，使受精卵运行受阻。也有研究认为，胚胎本身的缺陷、人工流产、吸烟等与异位妊娠的发病有关。

（二）发病机制

受精卵在输卵管内着床，由于输卵管管壁较薄，黏膜只有上皮，缺少黏膜下组织，在受精卵种植后不能形成完整的蜕膜层，而且输卵管的血管系统亦不同于子宫，既不能抵御绒毛的侵蚀，亦不能提供足够的营养，受精卵遂直接侵蚀输卵管肌层。绒毛侵及肌壁微血管，引起局部出血，进而由蜕膜细胞、肌纤维及结缔组织形成包膜。输卵管的管壁薄弱，管腔狭小，不能适应胎儿的生长发育。因此，妊娠发展到某一阶段，即被终止。如受精卵着床在靠近伞端的扩大部分——壶腹部，则发展到一定程度即以流产告终。当胚胎全部流入腹腔（完全流产），一般出血不多；如部分流出（不全流产），则可反复多次出血。如受精卵着床在狭窄的输卵管峡部，则往往招致输卵管破裂而发生严重的腹腔内大出血。

三、病理

（一）输卵管妊娠的病理改变与结局

输卵管管壁很薄，肌层发育不良，妊娠时不能形成完整的蜕膜层，抵挡不住滋养层的侵蚀。受精卵种植时，绒毛溶解周围结缔组织和肌层，引起局部出血，血液进入绒毛间，使绒毛剥离，受精卵死亡，致流产、输卵管破裂或继发性腹腔妊娠。

1. 输卵管妊娠流产

输卵管妊娠流产多发生在输卵管壶腹部。其生长多向管腔突出，因包膜组织脆弱，一般在 8～12 周破裂、出血，使受精卵落入管腔，并经输卵管逆蠕动流入腹腔。如胚胎全部完整地剥离流入腹腔，流血量较少，形成输卵管妊娠完全流产。如胚胎仅有部分分离，部分绒毛仍滞留于输卵管内，形成输卵管不全流产。此时滋养细胞继续侵蚀输卵管壁，使之反复出血，形成输卵管血肿及输卵管周围血肿。由于管壁肌壁薄、收缩力差，开放的血管不易止血，血液积聚在直肠子宫陷凹，形成盆腔血肿，甚或流向腹腔。

2. 输卵管妊娠破裂

输卵管妊娠破裂是较多见的一种结果。多见于峡部妊娠，囊胚生长可使狭小的输卵管过度膨胀，滋养细胞侵蚀肌层和浆膜，最终导致输卵管破裂。输卵管肌层血管丰富，输卵管妊娠破裂所致的出血较输卵管妊娠流产时为剧，如短时间内大量出血，患者迅即陷入休克。反复出血者，腹腔内积血形成血肿，日后可机化、变硬并与周围组织粘连，临床上称为"陈旧性宫外孕"。有时内出血停止，病情稳定，时间久之，胚胎死亡或被吸收，也可能继续感染、化脓。

3. 继发性腹腔妊娠

继发性腹腔妊娠是罕见的一种结局。输卵管妊娠流产或发生破裂后，随血液排至腹腔中的胚胎偶有存活者，存活的胚胎绒毛继续从原位或其他部位获得营养，则可在腹腔中继续生长，发展为继发性腹腔妊娠。

（二）子宫的变化

妊娠内分泌使子宫稍大变软，子宫内膜仍呈蜕膜反应，腺上皮低矮、染色淡、分泌旺盛，腺体增生呈锯齿状，未见滋养细胞。当胚胎死亡后，有 50% 的患者可由阴道排出三角形蜕膜管型，其余呈碎片排出，在排出组织中见不到绒毛。

四、临床表现

输卵管妊娠的主要临床表现为停经、阴道流血、腹痛和盆腔包块。但临床表现与受精卵的着床部位、有无流产或破裂、出血量多少及时间长短等有关。

1. 症状

（1）停经：多数患者都有 6～8 周的停经史，输卵管间质部妊娠的停经时间较长。但有 20%～30% 的患者因月经仅过期几天，或将不规则阴道流血视为末次月经而无停经史。

（2）腹痛：是输卵管妊娠患者就诊的主要症状。输卵管妊娠未发生流产或破裂前，由于胚胎逐渐增大致输卵管膨胀而常表现为一侧下腹部隐痛或酸胀感。当输卵管妊娠流产或破裂时，患者突感一侧下腹部撕裂性疼痛，常伴有恶心、呕吐。若血液局限于病变区，则主要表现为下腹部疼痛；当血液积聚于直肠子宫陷凹时，肛门有坠胀感；随着血液由下腹部流向全腹，疼痛可由下腹向全腹扩散；血液刺激膈肌时，疼痛可放射至肩胛部及胸部。

（3）阴道流血：胚胎死亡后，常有不规则阴道流血。一般患者阴道流血不多，色暗红或呈深褐色，淋漓不净；一般不超过月经量。也有少数患者阴道流血较多，似月经量。阴道流血可伴有蜕膜管型或碎片的排出。一般在病灶清除后，阴道流血方能完全停止。

（4）晕厥与休克：由于腹腔内急性出血和剧烈腹痛，可导致患者出现晕厥，重者出现休克，其严重程度与腹腔内出血速度和出血量成正比，与阴道流血量不成比例。

2. 体征

（1）一般情况：腹腔内出血较多时，患者呈急性贫血貌。大量出血时，患者可出现面色苍白、脉搏快而细弱、四肢湿冷、血压下降等休克症状。一般体温正常，休克时可略低，腹腔内血液吸收时可略高，但不超过38℃。

（2）腹部检查：下腹部压痛、反跳痛明显，尤以患侧为甚，但腹肌紧张较轻。出血多时，叩诊有移动性浊音。有些患者下腹部可触及软性包块，如反复出血并积聚，包块可不断增大变硬。

（3）盆腔检查：阴道内常有来自宫腔内的少许血液。阴道后穹隆饱满，有触痛。将宫颈轻轻上抬或向左右摆动时引起剧烈疼痛，称为宫颈举痛或摇摆痛，此为输卵管妊娠的主要特征之一。子宫稍大而软，内出血多时，检查子宫有漂浮感。子宫一侧或后方可触及包块，边界多不清楚，触痛明显。

五、实验室及其他检查

（一）B 型超声检查

B 型超声检查已成为诊断输卵管妊娠的重要方法之一。输卵管妊娠的典型声像图为：

（1）子宫内不见妊娠囊，内膜增厚。

（2）宫旁一侧有边界不清、回声不均的混合性包块，有时可见宫旁包块内有妊娠囊、胚芽及原始心管搏动，为输卵管妊娠的直接证据。

（3）直肠子宫陷凹处有积液。文献报道超声检查的正确率为77%～92%，随着彩色超声、三维超声及经阴道超声的应用，诊断准确率将不断提高。

（二）妊娠试验

测定 HCG 为早期诊断异位妊娠的常用手段。胚胎存活或滋养细胞尚有活力时，HCG 呈阳性，但异位妊娠时往往低于正常宫内妊娠，血 HCG 的倍增在 48 小时内亦不足 66%。HCG 阴性，也不能完全否定异位妊娠。妊娠 HCG 阳性时不能确定妊娠在宫内或宫外。疑难患者可用比较敏感的放射免疫法连续测定。

（三）阴道后穹隆穿刺

阴道后穹隆穿刺简单可靠。适用于疑有腹腔内出血的患者，若抽出暗红色不凝固血液，说明有血腹症存在。陈旧性宫外孕时，可抽出小血块或不凝固的陈旧血液。若抽出的血较红，放置 10 分钟后即凝固，应考虑针头刺入静脉的可能。无内出血或内出血量很少，血肿位置较高或直肠子宫陷凹有粘连时，可能抽不出血液，因而穿刺阴性不能否定输卵管妊娠存在。

（四）子宫内膜病理检查

子宫内膜病理检查诊断价值有限，仅适用于阴道流血量多的患者，目的在于排除宫内妊娠流产。切片中若见到绒毛可诊断宫内妊娠，仅见蜕膜而未见绒毛有助于诊断异位妊娠。

（五）腹腔镜检查

对于不典型的患者，尤其是早期输卵管妊娠未破裂的患者，应用腹腔镜检查价值大，并且可与原因不明的急腹症相鉴别。直视条件下观察宫外孕部位和周围脏器的关系及粘连情况，可协助诊断，并可经腹腔镜切除未破裂的输卵管妊娠。近年来，腹腔镜检查已作为早期诊断异位妊娠的主要方法之一。

输卵管妊娠腹腔镜所见：早期输卵管妊娠可见输卵管节段性增粗；输卵管流产者可见输卵管、血块或胚囊粘连在一起；输卵管破裂者可见裂口；间质部妊娠者可见子宫角部膨大；若有出血，可见直肠子宫陷凹有积血，不易观察，视野清晰，同时将腹腔内积血和血凝块吸净，便于观察。对于陈旧性宫外孕或因腹膜炎、盆腔炎粘连者，则应分离粘连，暴露视野，多数可明确诊断。由于内出血过多时影响操作与观察，同时休克条件下行腹腔镜手术易致心血管并发症等原因，腹腔内出血多及休克患者禁忌行腹腔镜检查。

（六）陷凹镜检查

陷凹镜检查主要适用于输卵管妊娠中未破裂或流产者，镜下可见输卵管节段性膨大，盆腔有积血等。该方法少用，若血腹症典型，可不用该检查。

（七）腹腔穿刺

经腹壁穿刺入腹腔抽出血液可协助诊断异位妊娠，适用于腹腔内出血量较多者，配合腹部 B 超，诊断效果更佳。该法简单，不经过阴道，减少感染机会，但内出血少时，则可致假阴性结果。

（八）诊断性刮宫

诊断性刮宫适用于阴道流血较多者。诊断性刮宫的刮出物应送病检，排除宫内妊娠。若刮出物是胚胎组织或绒毛，可排除异位妊娠；若刮出物仅是内膜组织，则异位妊娠的可能性大；若仅见蜕膜而未见绒毛，可排除宫内妊娠。文献报道，异位妊娠的子宫蜕膜发生率为 15.9% ~ 58.9%；异位妊娠时子宫内膜呈非典型增生改变率为 10% ~ 25%；腺体高度弯曲，呈锯齿状，胞质泡沫状，核浓，参差不齐，如过度分泌型子宫内膜，即 A－S 反应，也有一定诊断意义。临床中，大部分患者由于有较长时间的子宫出血，内膜近乎恢复到非妊娠状态。因此，诊断性刮宫的病理报告为增生期、分泌期、月经期均不能排除异位妊娠的可能。

六、诊断

输卵管妊娠流产或破裂后，多数有典型的临床表现。根据停经、阴道流血、腹痛、休克等表现可以诊断。如临床表现不典型，则应密切监护病情变化，观察腹痛是否加剧、盆腔包块是否增大、血压及血红蛋白是否下降等情况，从而做出诊断。诊断标准如下：

1）多有急腹痛、短期停经后少量持续性阴道流血史，常伴肛门坠痛及便意，少数有蜕膜管型排出。

2）腹部有压痛、反跳痛明显，腹软肌不紧张。内出血多时叩诊有移动性浊音，可并发休克。

3）后穹隆穿刺抽出不凝血，镜下有陈旧红细胞。

4）尿妊娠试验可能为阳性，血 HCG 放射免疫测定和单克隆抗体妊娠试验多呈阳性。

5）需要和可能时做 B 超及腹腔镜检查。

七、鉴别诊断

（一）流产

停经后出现少量阴道流血，伴下腹正中阵发性胀痛，有时可见绒毛排出。检查：子宫增大变软，宫口松弛，后穹隆穿刺常为阴性。血、尿 HCG 阳性，B 型超声检查宫腔内有妊娠囊，或排出组织物见到绒毛。

（二）黄体破裂

黄体破裂无停经史，在黄体期突发下腹一侧剧痛，可伴有肛门坠胀，无阴道流血。检查：子宫正常大小，质地中等，附件一侧压痛，后穹隆穿刺可抽出不凝血，血 HCG 阴性。

（三）卵巢囊肿蒂扭转

卵巢囊肿蒂扭转常有卵巢囊肿病史，患者突发下腹一侧剧痛，可伴恶心、呕吐，无阴道流血及肛门坠胀。检查：子宫正常大小，患侧附件扪及触痛明显、张力较大的包块；血 HCG 阴性，B 型超声检查可见患侧附件肿块。

（四）卵巢子宫内膜异位囊肿破裂

卵巢子宫内膜异位囊肿破裂常有子宫内膜异位症病史，表现为突发下腹一侧剧痛，伴肛门坠胀，无阴道流血。检查：下腹有压痛及反跳痛，宫骶韧带可扪及触痛结节，患侧附件区压痛，既往发现的包块消失。B 型超声检查见后穹隆积液，可穿刺出巧克力样液体。

（五）急性盆腔炎

急性盆腔炎患者多有不洁性生活史，表现为发热，下腹持续性疼痛，白细胞计数明显增高。检查：下腹有压痛、肌紧张及反跳痛，阴道有灼热感，宫颈举痛，附件增厚或有包块，后穹隆穿刺可抽出脓液或渗出液。一般无阴道流血，血 HCG 阴性。

（六）急性阑尾炎

急性阑尾炎典型表现为转移性右下腹痛，伴恶心、呕吐、白细胞计数增高。检查：麦氏点压痛、反跳痛明显。无阴道流血，盆腔无压痛，血 HCG 阴性。

八、治疗

传统方法是手术治疗，近年来随着高敏感度放免测定 HCG 及高分辨 B 超和腹腔镜的开展，异位妊娠早期诊断率越来越高，药物治疗和保守性手术也较多地应用于临床，但在保守治疗的同时，应做好手术治疗的准备，以便发生急性大出血时，及时抢救。

（一）保守性药物治疗

符合下述适应证者可行保守性药物治疗。

1. 适应证

①无内出血或贫血现象，生命体征平稳；②阴道 B 超显示胚泡直径为 2～3 cm，最大直径不超过 3.5 cm；③阴道 B 超显示盆腔内无积血或有极少量积血；④血 HCG <2 000 mU/ml。

2. 药物治疗方法

1）一般药物：以支持、对症治疗药物为主。输液，必要时输血以补充血容量，维持水、电解质平衡，抗生素预防与治疗感染，在诊断明确的前提下，可适当应用镇静止痛剂，补充维生素。

2）甲氨蝶呤（MTX）：是一种叶酸拮抗剂，可抑制双氢叶酸还原酶，因而可抑制快速增殖细胞如滋养细胞、骨髓细胞等。该药对以后妊娠无不良反应，并不增加流产率或畸形率，也不增加其他肿瘤的发生率，因而广泛应用于临床。MTX 的给药方法：分为全身给药及局部给药。

（1）全身给药：可通过静脉或肌内注射给药，目前临床证明两者成功率无显著差异，且肌内注射简单方便，成为首选方法。

①MTX 每次 1.0 mg/kg，肌内注射，隔天 1 次，共用 4 次。为了减少 MTX 毒性，在用 MTX 的第 2、4、6 和 8 天各用解毒剂 1 次，一般用亚叶酸钙（CF），每次 0.1 mg/kg。治疗过程和治疗后每隔 2～3 天验血或尿 HCG、血常规和肝肾功能，并做阴道 B 超检查，直至 HCG 恢复正常，HCG <10 mU/ ml 者即为治愈。

② MTX 个体化用法：为了减少 MTX 毒性，也可根据患者的具体情况采用 MTX 的个体化用法，MTX – CF 的每次剂量与上述相同，治疗过程中每天验血 HCG 以观察疗效，如果 HCG 2 天下降 15% 即可停药。

③单剂量疗法：未破裂的异位妊娠，直径≤3.5 cm，血流动力学稳定，可用单剂量 MTX 50 mg/m² 门诊治疗，无须用 CF，效果满意，也无明显不良反应。

④口服法：如果生命体征稳定，包块较小，HCG 较低，可用 MTX 口服，门诊给药，剂量为每次 0.4 mg/kg，每天 1 次，共用 4 次。

⑤如果 MTX 全身化疗作为配合局部用药时，剂量可酌减，或用于腹腔镜下保守性手术后绒毛组织残留者，剂量也可酌减，或可用口服法。

（2）局部给药：浓度高、作用强；剂量小、疗程短、不良反应轻；对再次妊娠和子代无影响，治疗安全。

腹腔镜下局部注射：可在腹腔镜直视下将药液 20～25 mg 注入输卵管妊娠最扩张部位，使治疗与检查一次完成，损伤小，治疗效果确切。国外报道有效率达 88%。

阴道或腹部 B 超引导下局部注射：在高分辨率的 B 超或彩超帮助下，妊娠囊及妊娠部位周围的高血流可清楚识别，超声引导下羊膜囊内注射 MTX 可直接杀死胚胎组织。本法成功率略小于腹腔镜下局部注射，但对于宫颈妊娠效果较好。

3）5 – 氟尿嘧啶（5 – FU）：500 mg 加入 5% 葡萄糖液静脉滴注，1 次/天，共 10 天，治疗前后监测血 HCG 水平的变化。

4）氯化钾（KCl）：20% KCl 对胚胎有毒性作用，但无抗滋养细胞活性的作用。可将 20% KCl 0.5 ml 直接注入孕囊内，如失败需改用手术治疗。

5）高渗糖水：在腹腔镜下，将 50% 葡萄糖液 5～20 ml 做局部注射，至输卵管明显肿胀或液体自伞端流出为止，成功率为 60%～98%。血 HCG 水平恢复至正常的平均时间为 20～30 日。

6）米非司酮：是一种孕激素受体结构药（RU486），为微黄色结晶粉末，无臭无味，光照敏感，在甲醇、二氯甲烷中易溶，在乙醇或乙酸乙酯中溶解，几乎不溶于水。临床研究表明，米非司酮是一种强有力的抗孕激素类药物，具有明显的抗早孕及中孕、抗着床、诱发月经等作用。米非司酮终止妊娠的原理：米非司酮是孕激素受体拮抗药，两者结合使蜕膜组织中孕激素受体（PR）含量下降，雌激素受体（ER）水平上升，改变了 PR 和 ER 之间的平衡，使黄体酮失去活性，蜕膜化无法维持，致使胚胎停止发育。

国外报道，用米非司酮治疗异位妊娠效果不明显，国内湖南医科大学报道 47 例患者中，29 例成功，18 例失败。他们提出：大剂量米非司酮治疗异位妊娠简便、安全、无不良反应。适用于生命体征稳定、HCG＜100 U/L、异位妊娠包块直径小于 5 cm、无急性腹痛、无胎心搏动及要求保守治疗者。Perdu 等发现米非司酮联合 MTX 治疗异位妊娠效果优于单用 MTX。

7）天花粉针剂：如患者一般情况良好，内出血量不多，尚未生育，也可在严密观察及随访血 HCG 的情况下选用天花粉针剂 2.4 mg 肌内注射，应常规做天花粉皮肤试验，无反应者可以给药，一般于注射后 5～7 日内胚胎即能死亡，妊娠反应转阴性，继用中药活血化瘀，即能治愈。如 1 周后尿 HCG 定量无明显下降，再追加天花粉治疗 1 次。为减少天花粉针剂的不良反应，可同时注射地塞米松 5 mg，每日 2 次，连用 2 日。

8）中医辨证治疗

（1）气血虚脱

症见突然下腹剧痛，腹内出血较多，面色苍白，四肢厥冷，冷汗淋漓，恶心呕吐，烦躁不安，血压下降，甚则昏厥。苔薄质淡，脉细弱。

治法：回阳救逆，活血化瘀。

方药：参附汤合宫外孕Ⅰ号方（山西医学院附属第一医院验方）加减。

人参 15 g，附子（先煎）、赤芍、桃仁各 9 g，丹参 12 g，五味子 6 g。

（2）血瘀阻滞

症见小腹阵痛或绵绵作痛，腹痛拒按，头晕肢软，神疲乏力。舌质黯红，脉细弦。

治法：活血化瘀，杀胚止痛。

方药：宫外孕Ⅱ号方（山西医学院附属第一医院验方）。

三棱、莪术、桃仁各 9 g，赤芍、丹参各 15 g。

杀死胚胎，肌内注射天花粉针剂；腹胀加枳实、厚朴各 9 g；大便秘结加生大黄（后下）9 g。

（3）癥瘕内结

症见异位妊娠出血日久，形成瘀血内结，腹或癥瘕包块，小腹时感疼痛，妇科检查可触及包块，下腹坠胀，时有便意。苔薄微暗，脉细涩。

治法：破瘀消癥。

方药：宫外孕Ⅱ号方（山西医学院附属第一医院验方）加减。

三棱、莪术、桃仁各 9 g，赤芍、丹参各 15 g，乳香、血竭粉（冲服）各 3 g。

配用外敷膏药（樟脑 6 g，血竭、松香、银珠各 9 g。共研细末，调成糊状加麝香少许），敷患处以增加消癥之功。

9）单方、验方

（1）侧柏叶、大黄各 60 g，黄柏、薄荷、泽兰各 30 g。上药共研为末，用纱布包裹，蒸 15 分钟，趁热外敷，每日 1～2 次，10 日为 1 个疗程。治腹腔包块形成之包块型异位妊娠。

（2）单味生大黄，用量从小到大（3～9 g），分 2 次煎服；也可研细末，用黄酒送服，有很好的疗效。

（3）千年健、追骨风、川椒、羌活、独活、血竭、乳香、没药各 60 g，川续断、五加皮、白芷、桑寄生、赤芍、当归尾各120 g，艾叶500 g，透骨草150 g。上药共研为末，每250 g为1份，用纱布包裹，蒸15分钟，趁热外敷，每日1~2次，10日为1个疗程。治异位妊娠形成血肿包块者。

（二）手术治疗

输卵管妊娠破裂，出血较多者或疑间质部妊娠者，应立即手术。若有贫血及休克，输血、抗休克治疗的同时进行手术。麻醉宜行局部浸润麻醉，若无血源，可用腹腔内新鲜血液，自体血回输，经6层纱布过滤后，迅速回输给患者。用于自体输血的血液一般是刚破裂不久、无感染的血液，在血源困难、病情紧急的情况下，值得推广应用。输卵管妊娠未破裂者，也应积极做好术前准备。密切观察病情，尽早手术。

1. 保守性手术

1）适应证：①无健康子女存活，要求保留患侧输卵管者；②一侧输卵管已切除；③患者出血症状不明显或休克已纠正，病情趋于稳定者；④输卵管破坏不严重或估计术后存留输卵管长度≥5 cm者。

2）手术方法

（1）输卵管切开术：对于壶腹部或峡部妊娠者，可在腹腔镜下或开腹情况下将血管收缩剂注入输卵管病变部位的浆膜下，然后将输卵管病变部位纵行切开，取出妊娠物。如妊娠囊与输卵管紧密粘连，去除妊娠物后创面常有渗血，可应用电凝止血，不予缝合。电凝时不可过分用力，以免出血加重，损伤管壁。术后定期监测血HCG水平的变化。输卵管切开术的宫内受孕率与输卵管的切除术比较，前者为45%~64%，后者为20%~22%，故保留患者输卵管，可增加宫内受孕率。腹腔镜下手术与开腹手术相比，术后的受孕率方面无明显差异，但后者因粘连较重，术后再次异位妊娠率增高。因此，在条件允许的情况下，以腹腔镜下手术为宜。

（2）输卵管节段切除后端端吻合术：对于峡部妊娠、病变范围小者，可将病变部位彻底切除，再行端端吻合，但术后输卵管长度不应<5 cm，否则不能再孕。由于目前腹腔镜手术的广泛开展，此法已较少采用。

（3）伞部妊娠挤压术：对于伞部妊娠者可用手轻轻挤压或用小吸引器吸出伞部妊娠物，局部止血，不需做任何切除。

（4）子宫角楔切术：间质部妊娠原则上需行子宫角楔切术，但对于迫切要求保留生育功能者可在切除患处后将输卵管壶腹部移植于子宫角处。

2. 根治性手术

根治性手术适应于生命体征不稳定、需尽量缩短手术时间；患侧输卵管破损、粘连严重，而对侧输卵管基本正常；无生育要求；双侧输卵管粘连、损害严重者。进行输卵管全切除时，需注意下列几个问题：①患者已无生育要求，或双侧输卵管粘连严重或管腔狭窄，估计异位妊娠复发危险性较大者，宜同时结扎对侧输卵管；②切除输卵管，必须将峡部全部切除，以免以后发生残端异位妊娠；③一般不切除同侧卵巢，除非同侧卵巢破坏、粘连严重，难以分离或估计不切除其血液循环已受影响者，才可将患侧卵巢一并切除；④单纯切除输卵管时，需注意不损伤同侧卵巢的血液循环，以免引起卵巢功能紊乱。

3. 腹腔镜手术

下列情况，应施行腹腔镜检查：①血 HCG > 2 000 U/L，B 超未见宫腔内孕囊；②血 HCG < 2 000 U/L，诊刮未见绒毛，诊刮后血 HCG 不下降或继续升高者。

腹腔镜检查不仅可明确诊断，也可做治疗。一般腹腔镜手术器械均可用于妇科腹腔镜手术，特殊器械有正负压冲洗器、双极电凝器，缝合器材有电针。

异位妊娠手术方式：①对无生育要求或有生育要求，但输卵管破坏严重，估计已丧失功能者，采用输卵管切除术；②对有生育要求而确认输卵管妊娠部位尚未破裂，病变直径 < 3 cm 者，采用输卵管开窗取胚术或伞端取胚术；③对卵巢妊娠者行电刀楔形切除部分卵巢，创面电凝止血；④腹腔妊娠可在腹腔镜下施行妊娠物及血凝块清除取出术。

值得注意的是，腹腔镜手术取出妊娠组织时，必须清理散落在盆腹腔的绒毛，否则残留的绒毛可能在局部生长，造成持续性异位妊娠，发生率为 5% ~20%。

腹腔镜手术中的并发症主要是出血。如因止血不全形成血肿或开窗术创面出血致手术失败，其发生不仅与操作技术有关，也与孕囊的部位、浸润程度、活跃程度有关。其他并发症与一般腹腔镜手术一样。如：腹壁、腹膜后大血管损伤等，也值得注意。

（三）期待疗法

少数输卵管妊娠可能发生自然流产或被吸收，症状轻，无须手术或药物治疗，可用期待疗法。期待疗法适用于：①疼痛轻微，出血少；②随诊可靠；③无输卵管破裂征象；④血 HCG < 1 500 U/L，有继续下降的趋势；⑤输卵管妊娠包块直径 < 3 cm 或未探及包块；⑥无腹腔内出血。

在用期待疗法治疗过程中注意生命体征、腹痛变化，进行 B 超和血 HCG 监测，如果患者血 HCG 水平下降不明显或又升高，或出现腹腔内出血迹象，应改变治疗策略。

九、预防

1）减少宫腔手术及人工流产术，避免产后及流产后的感染。

2）积极治疗慢性盆腔炎、盆腔肿瘤等疾病。

3）对曾有盆腔炎史、不孕史、放置宫内节育器而停经者，应注意异位妊娠的发生。

（马文平）

第三节 妊娠剧吐

有半数以上妇女在怀孕早期会出现早孕反应，包括头晕、疲乏、嗜睡、食欲下降、偏食、厌恶油腻、恶心、呕吐等。症状的严重程度和持续时间因人而异，多数在孕 6 周前后出现，8~10 周达到高峰，孕 12 周左右自行消失。少数孕妇早孕反应严重，频繁恶心、呕吐，不能进食，以致发生体液失衡及新陈代谢障碍，甚至危及孕妇生命。

一、病因和发病机制

本病的确切病因至今尚未探明，多数学者认为有以下几种因素。

（一）人绒毛膜促性腺激素的作用

由于 HCG 的含量在受孕后 9~13 天开始急剧上升，到妊娠 8~10 周时达到高峰，恰与早孕反应出现的时间相符合。葡萄胎、多胎妊娠的孕妇，HCG 水平显著增高，妊娠反应亦较重，甚至发生妊娠剧吐，而在妊娠终止后，症状立即消失。因此，目前多认为 HCG 的水平增高与妊娠呕吐关系密切。但症状的轻重，个体差异很大，不一定和激素含量成正比。HCG 刺激造成呕吐可能是间接的，有人认为 HCG 可使胃酸的分泌减少，正常胃液的酸度为 0.5%，当盐酸浓度降低时，胃的蠕动减慢，肌壁张力降低，排空时间延长，胃内压力增高，引起迷走神经兴奋，以致呕吐。

（二）雌激素的作用

早孕阶段，卵巢的妊娠黄体及胚胎的合体细胞滋养层含有丰富的芳香酶，不断地增加雌激素的分泌量，以供胚胎生长之需。妊娠早期雌激素的分泌骤然增加，以致刺激延脑的化学受体扳机带（CTZ）或称化学感受器触发区，CTZ 再将冲动传递至呕吐中枢，产生呕吐反射，故认为妊娠剧吐是由雌激素过度分泌而诱发的。

（三）胃肠道的输入冲动

由于过夜的胃肠液积存过多，直接刺激呕吐中枢，诱发呕吐。晨吐就是这个原因，在睡醒后食用干粮或饼干，胃液减少，可使呕吐暂时消失，便是佐证。

（四）精神神经因素

妊娠早期大脑皮质及皮质下中枢的兴奋和抑制过程平衡失调，大脑皮质的兴奋性降低而皮质下中枢的抑制过程减弱，即产生丘脑下部的各种自主神经功能紊乱而引起妊娠剧吐。

（五）肾上腺皮质功能低下

肾上腺皮质功能低下时皮质激素分泌不足，从而使体内水及糖类代谢紊乱，出现恶心、呕吐等消化道症状，而应用促肾上腺皮质激素（ACTH）或糖皮质激素治疗时，症状可明显改善，故亦认为肾上腺皮质功能降低也与妊娠剧吐有一定关系。

（六）绒毛异物反应

孕早期胎盘绒毛碎屑持续进入母体血流，异物可导致母体发生剧烈变态反应，引起一系列自主神经系统功能紊乱的症状。

（七）酮症

呕吐严重，持久不能进食，代谢紊乱，产生酮体，酮体刺激延脑的 CTZ，再将冲动传至呕吐中枢，诱发呕吐。酮症常是妊娠呕吐的一个结果，而不是它的诱因，一旦出现酮症可加重病情及呕吐，成为恶性循环的一个环节。

（八）维生素 B_6 缺乏

维生素 B_6 缺乏也可能是发病的原因之一。

（九）其他

在早孕阶段，子宫感受器不断受到刺激，冲动传到大脑中枢，可引起各种不同反射性反应。当大脑皮质与皮质下中枢功能失调时，则产生病理反射性反应而引起妊娠剧吐。

由于严重呕吐和长期饥饿引起失水及电解质紊乱，出现低钾血症、低氯血症、代谢性碱中毒。由于热量摄入不足，发生负氮平衡，脂肪氧化不全，酮体积聚，出现代谢性酸中毒，严重者可影响肝、肾功能。

二、临床表现

妊娠剧吐发生于妊娠早期至妊娠 16 周之间，多见于年轻初孕妇。一般停经 40 日左右出现早孕反应，逐渐加重，直至频繁呕吐，不能进食。呕吐物中有胆汁或咖啡样物质。严重呕吐可引起失水及电解质紊乱，并动用体内脂肪，使其中间产物丙酮聚积，引起代谢性酸中毒。患者体重明显减轻、面色苍白、皮肤干燥、脉搏弱、尿量减少，严重时出现血压下降，引起肾前性急性肾衰竭。

妊娠剧吐可导致两种严重的维生素缺乏症：

1. 维生素 B_1 缺乏

可导致韦尼克 – 科尔萨夫综合征（Wernicke – Korsakoff Syndrome，W – KS），临床表现为中枢神经系统症状，即眼球震颤、视力障碍、共济失调，急性期言语增多，后逐渐精神迟钝、嗜睡，个别发生木僵或昏迷。若不及时治疗，死亡率达 50%。

2. 维生素 K 缺乏

维生素 K 缺乏可导致凝血功能障碍，常伴血浆蛋白及纤维蛋白原减少，孕妇出血倾向增加，可发生鼻出血，甚至视网膜出血。

三、实验室及其他检查

妊娠试验阳性。为鉴别病情轻重，可测定尿量、尿比重、尿酮体、血红细胞计数及红细胞比容、血红蛋白、钾、钠、氯、二氧化碳结合力，检查胆红素、氨基转移酶、尿素氮、肌酐以判断脱水程度及有无代谢性酮症酸中毒、有无血液浓缩、水电解质紊乱及酸碱失衡、肝肾功能是否受损及受损的程度。

必要时还应进行心电图检查、眼底检查。

四、诊断和鉴别诊断

（一）诊断

根据临床表现诊断本病时，首先应确定是否为正常妊娠。可用 B 型超声排除葡萄胎、多胎。结合实验室检查等了解酸中毒、水及电解质紊乱情况，判断病情严重程度。妊娠剧吐者常有尿酮体阳性。心电图检查可发现血钾异常。眼底检查可了解有无视网膜出血。

（二）鉴别诊断

妊娠剧吐主要应与葡萄胎、甲状腺功能亢进（简称甲亢）及可能引起呕吐的疾病，如肝炎、胃肠炎、胰腺炎、胆道疾病等相鉴别。有神经系统症状者应与脑膜炎和脑肿瘤等鉴别。

五、治疗

应尽早控制呕吐，轻、中度患者一般以中医治疗为主，对精神情绪不稳定者给予心理治疗。重症患者，应中西医结合治疗，及时纠正失水、电解质紊乱及酸碱失衡，以控制病情。若经上述治疗无好转，体温持续高于38℃，心率每分钟超过120次，出现持续黄疸或持续蛋白尿，或伴发 W－KS 时，则应终止妊娠。

（一）镇静止呕

每次口服维生素 B_6 10～20 mg、维生素 B_1 10～20 mg、维生素 C 100～200 mg，3 次／日；小剂量镇静剂如苯巴比妥，每次 30 mg，3 次／日，对轻症有一定效果。

（二）纠正脱水、电解质紊乱及酸碱失衡

重症患者需住院治疗，禁食，每日补液量不少于 3 000 ml，尿量维持在 1 000 ml 以上。在输液的液体中加入氯化钾、维生素 C、维生素 B_6，同时肌内注射维生素 B_1。合并酸中毒者，应根据二氧化碳结合力水平，静脉补充碳酸氢钠溶液。一般经上述治疗 2

~3日，病情多迅速好转。另外，可根据贫血或营养不良的程度，在输液中适当加入辅酶A、肌苷，甚至氨基酸、白蛋白等。呕吐停止后，可以少量试进食容易消化的饮食；若进食量不足，仍应适当补液。

（三）终止妊娠

经各种治疗病情不改善，体温持续在38℃以上，心率超过每分钟120次，或出现黄疸时，应考虑终止妊娠。

六、预防

1）正确认识妊娠早期出现的恶心、呕吐为正常早孕反应，不久即会消失，不应有过重的思想负担。

2）孕妇应饮食有节，宜食清淡食物，少食多餐，以流质、半流质饮食为主，勿食生冷、油腻及辛辣之品，同时保持大便通畅。

3）保持室内空气新鲜，避免异味刺激。

4）汤药应浓煎，少量频服。服药前可先含鲜生姜片、陈皮梅，有止吐功效。

（马文平）

第四节　前置胎盘

妊娠28周后，胎盘附着于子宫下段，甚至胎盘下缘达到或覆盖宫颈内口，其位置低于胎先露部，称为前置胎盘。前置胎盘是妊娠晚期出血的主要原因之一，是妊娠期的严重并发症。多见于经产妇，尤其是多产妇。临床按胎盘与宫颈内口的关系。

一、病因

目前原因尚不清楚，常与如下因素有关：

1）多次妊娠、多次人工流产、多次刮宫操作及剖宫产手术等，均可以引起子宫内膜受损，当受精卵植入子宫蜕膜时，因血液供给不足，为了摄取足够营养而使胎盘面积扩大，甚至伸展到子宫下段。

2）当受精卵抵达子宫腔时，其滋养层发育迟缓，尚未发育到能着床的阶段而继续向下移植入子宫下段，并在该处生长发育形成前置胎盘。

3）有学者提出吸烟及毒品影响子宫胎盘供血，胎盘为获取更多的氧供应而扩大面积，有可能覆盖宫颈内口，形成前置胎盘。

4）多胎妊娠由于胎盘面积大，延伸至子宫下段甚至达到宫颈内口。

二、发病机制

妊娠晚期、临产后子宫下段逐渐扩展、拉长，而附着于子宫下段或宫颈内口的胎盘不能相应地伸展，以致胎盘的前置部分自其附着处剥离，血窦破裂而出血。若出血不多，剥离处血液凝固，出血可暂时停止。随着子宫下段不断伸展，出血常反复发生，且出血量也越来越多。

三、分类

按胎盘边缘与宫颈口的关系，将前置胎盘分为 3 种类型。

（一）完全性前置胎盘

或称中央性前置胎盘，宫颈内口全部被胎盘组织所覆盖。

（二）部分性前置胎盘

胎盘组织部分覆盖宫颈内口。

（三）边缘性前置胎盘

胎盘附着于子宫下段，其边缘达宫颈内口，但未超越。

上述分类反映了病情的轻重，对制订治疗方案至关重要，但胎盘边缘与宫颈内口的关系随孕周和诊断时期的不同而改变，分类也随之改变。因此，目前以处理前的最后一次检查来决定分类。

四、临床表现

（一）症状

妊娠晚期发生无诱因无痛性阴道流血是前置胎盘典型的临床表现。其出血原因是随子宫增大，附着于子宫下段及宫颈部位的胎盘不能相应伸展而引起错位分离导致出血。初次出血量一般不多，偶尔亦有第一次出血量多的患者。随着子宫下段不断伸展，出血往往反复发生，且出血量亦越来越多。阴道流血发生时间的早晚、反复发生的次数、出血量的多少与前置胎盘的类型有很大关系。完全性前置胎盘往往初次出血的时间早，在妊娠 28 周左右，反复出血的次数频繁、量较多，有时一次大量出血即可使患者陷入休克状态；边缘性前置胎盘初次出血发生较晚，多在妊娠 37～40 周或临产后，量也较少；部分性前置胎盘初次出血时间和出血量介于上述两者之间。部分性或边缘性前置胎盘患者，破膜有利于胎先露对胎盘的压迫，破膜后胎先露若能迅速下降，直接压迫胎盘，流血可以停止。由于反复多次或大量阴道流血，患者可出现贫血，贫血程度与出血量成正比，出血严重者可发生休克，胎儿发生缺氧，甚至胎死宫内。

（二）体征

大量出血时可有贫血貌、脉搏微弱增快、血压下降等出血性休克表现。腹部检查：

子宫大小与停经月份相符，由于胎盘覆盖宫颈内口影响胎先露入盆，胎先露部多高浮。可在耻骨联合上方听到胎盘血管杂音。

五、诊断

1) 通过询问病史、妊娠晚期无痛性阴道流血的临床表现，妊娠中期超声诊断胎盘覆盖宫颈内口，查体检查同上，基本可以初步诊断。诊断前置胎盘禁止行阴道检查或肛门指检，尤其不应行宫颈管内指检，以免使附着于该处的胎盘剥离引起大出血。如果必须进行阴道或肛门指检需要在输液、备血或输血条件下小心进行。

2) 超声检查可以清楚显示子宫壁、胎先露、胎盘和宫颈的关系，以明确诊断。

3) 产后检查胎盘及胎膜以便核实诊断。前置部位的胎盘有黑紫色陈旧血块附着。若胎膜破口距胎盘边缘距离 <7 cm 则为部分性前置胎盘。

六、鉴别诊断

（一）胎盘早剥

轻型胎盘早剥主要症状为阴道流血，出血量一般较多，色暗红，可伴有轻度腹痛或腹痛不明显。重型胎盘早剥可出现突然发生的持续性腹痛、腰痛，其程度因剥离面大小及胎盘后积血多少而不同，积血越多疼痛越剧烈。严重时可出现恶心、呕吐，以致面色苍白、出汗、脉弱及血压下降等休克征象。可无阴道流血或仅有少量阴道流血，贫血程度与外出血量不相符。B 型超声可发现胎盘增厚、胎盘后血肿，胎盘边缘窦破裂时，胎盘位置正常。

（二）帆状胎盘前置血管破裂

主要为胎儿出血，由于血管的位置异常，在胎膜发生破裂时血管也破裂，突然出血，胎儿迅速死亡，但对母亲的危害不大。

（三）宫颈病变

宫颈病变如息肉、糜烂、宫颈癌等，结合病史，通过阴道检查、B 型超声检查及分娩后胎盘检查可以确诊。

七、对母体的影响

（一）产后出血

由于前置胎盘附着的子宫下段肌肉菲薄、收缩力较差，胎盘剥离后血窦不易闭合，容易发生产后出血。

（二）产褥感染

由于反复多次阴道流血，产妇贫血，抵抗力下降，又因胎盘剥离面距阴道较近，容易发生产褥感染。

（三）羊水栓塞

前置胎盘是引起羊水栓塞的重要原因之一。

（四）植入性胎盘

因子宫蜕膜发育不良，胎盘绒毛可植入子宫肌层，使胎盘剥离不全而发生大出血，需切除子宫。

八、对胎儿及新生儿的影响

前置胎盘引起母体失血甚至休克可直接造成胎儿窘迫或胎死宫内。又常因出血被迫提早终止妊娠，早产儿生存能力差，出生后不易存活，故早产儿及围生儿死亡率较高。

九、治疗

（一）治疗原则

治疗原则是止血和补血。应根据阴道流血量、有无休克、妊娠周数、产次、胎位、胎儿是否存活、是否临产等情况做出决定。

（二）治疗方法

1. 期待疗法

适用于阴道流血量不多或无产前流血者、生命体征平稳、胎儿存活、胎龄＜36周、胎儿体重不足 2 300 g 的孕妇。在确保孕妇安全的前提下尽可能延长孕周，以提高围生儿存活率。若无阴道流血，在妊娠 34 周前可以不必住院，但要定期进行超声检查，了解胎盘与宫颈内口的关系；一旦出现阴道流血，就要住院治疗。期待疗法应在备血、有急诊手术条件下进行，并用 B 型超声连续监护胎盘迁移情况及胎儿宫内安危状态，一旦出血增多，应立即终止妊娠。期待疗法具体如下。

1）绝对卧床休息：左侧卧位，定时吸氧（每日吸氧 3 次，每次 20～30 分钟）。禁止性生活、阴道检查、肛门检查、灌肠及任何刺激，孕妇保持良好情绪，适当应用地西泮等镇静剂。并备血及做好急诊手术准备。

2）抑制子宫收缩：子宫收缩可致胎盘剥离而引起出血增多，可用硫酸镁、利托君、沙丁胺醇、硝苯地平等药物抑制宫缩。密切监护胎儿在宫内的生长情况，大于 32 孕周妊娠者，可给予地塞米松 10 mg 静脉或肌内注射，每日一次，连用 2～3 日，以促进胎儿肺成熟。急需时可在羊膜腔内一次性注射。

3）纠正贫血：视贫血严重程度补充铁剂，或少量多次输血。

4）预防感染：可用广谱抗生素预防感染。

2. 终止妊娠

1）终止妊娠指征：孕妇反复多量出血致贫血甚至休克者，无论胎儿成熟与否，为了母亲安全而终止妊娠；胎龄达 36 周以后；胎儿成熟度检查提示胎儿肺成熟者。

2）剖宫产术：剖宫产术可以迅速结束分娩，于短时间内娩出胎儿，可以缩短胎儿在宫内缺氧的时间，增加胎儿成活机会，对母子较为完全。该术为处理前置胎盘的主要手段。对完全性或部分性前置胎盘者，如阴道流血量多，估计短时间内不能经阴道分娩，必须以剖宫产结束分娩。已发生休克者同时输液、输血，补充血容量以纠正休克。

（1）手术切口：前置胎盘剖宫产前，需做 B 超检查，了解前置胎盘类型、附着部位，决定切口类型。切口应避开胎盘附着处，减少术中出血。胎盘附着于后壁者，可采用下段横切口；附着于前壁者，可采用下段偏高处纵切口或体部切口；如附着于前壁偏左，则切口从右侧进入，反之亦然。有时胎盘大而薄，附着于前壁大部分，则可直接从下段切入宫腔，迅速撕开胎盘进入羊膜腔，取出胎儿。

（2）娩出胎盘：胎儿娩出后，即用宫缩剂，麦角新碱 0.2 mg 和催产素 10 U 子宫肌壁注射，不需等待胎盘剥离，迅速徒手剥离胎盘，如剥离困难，不宜强行剥离，注意植入胎盘，如为完全植入，以子宫切除为宜；部分植入者，则可行宫肌部分切除。

（3）术中止血：子宫下段肌层菲薄，收缩力弱，胎盘娩出后，往往出血较多，先用组织钳或卵圆钳夹切口边缘，观察出血部位，采用适当的止血措施。

①纱布压迫：约 50% 采用宫缩剂和局部纱布压迫，可止血成功。压迫时间至少 10 分钟，如出血凶猛，压迫期间仍不能完全止血者，立即改用其他方法。

②局部缝扎：用 0 号肠线在出血部位 "8" 字缝扎，如仍有少量出血时，加用宽纱布条填塞宫腔，一端通过宫颈管置入阴道内，待 24 小时后从阴道拉出，填塞时注意不要留有空隙。

③局部宫肌切除：胎盘附着处出血经缝扎无效，或局部有胎盘植入者，可行局部宫肌切除，切口呈棱形，用肠线分两层缝合。此法尚不多用。

3）经阴道分娩：适用于部分性或低置性前置胎盘，经产妇出血不多、宫颈口较松弛者。其具体方法为先行人工破膜，以使先露部下降压迫胎盘止血。如宫缩欠佳，可用催产素静脉点滴，破膜后，胎盘不再被固定于宫颈内口，宫缩时可以随子宫下段向上移动不致扩大剥离面。

3. 预防产后出血及感染

当胎儿娩出后，及早使用宫缩剂，以防产后大出血。产时、产后给予抗菌药物，预防感染，并注意纠正贫血。

4. 紧急情况转运的处理

在无条件进行手术的地方，发现此种大出血患者，应迅速建立静脉通道，立即送往附近具备治疗条件的医院，不可冒险做阴道检查及肛门指检。

十、预防

做到预防为主。认真避孕，避免多次刮宫，防止多产及宫腔感染，尽量减少子宫内膜损伤，积极治疗子宫内膜炎。

（马文平）

第五节 胎盘早期剥离

妊娠 20 周以后或分娩期正常位置的胎盘在胎儿娩出前，部分或全部从子宫壁剥离称胎盘早期剥离（简称胎盘早剥）。胎盘早剥是妊娠晚期的严重并发症，具有起病急、发展快的特点，若处理不及时可危及母儿生命。胎盘早剥的发病率国外为 1% ~ 2%，国内为 0.46% ~ 2.1%。

一、病因和发病机制

胎盘早剥的发生可能与以下几种因素有关，但其发病机制尚未能完全阐明。

（一）孕妇血管病变

孕妇患严重妊娠期高血压疾病、慢性高血压、慢性肾脏疾病或全身血管疾病时，发生胎盘早剥的概率高。妊娠合并上述疾病，底蜕膜螺旋小动脉痉挛或硬化，引起远端毛细血管变性坏死甚至破裂出血，流到蜕膜和胎盘之间形成胎盘后血肿。

（二）机械性因素

外伤尤其是腹部直接撞伤或挤压；脐带过短或因脐带绕颈、绕体造成相对过短，分娩过程中胎儿下降牵拉脐带造成胎盘剥离；羊膜穿刺时，刺破前壁胎盘附着处，血管破裂出血引起胎盘剥离。

（三）宫腔内压力骤减

双胎妊娠分娩，第一胎娩出过快；羊水过多时人工破膜，羊水流出过快，使宫腔内压力骤减，子宫突然收缩，引起胎盘和子宫壁发生错位分离。

（四）子宫静脉压突然升高

妊娠晚期或临产后，孕妇长时间仰卧，巨大妊娠子宫压迫下腔静脉，回心血流量减少，血压下降，此时子宫静脉淤血，静脉压升高，蜕膜静脉床淤血或破裂，形成胎盘后血肿，导致部分或全部胎盘剥离。

（五）其他

一些高危因素，如高龄孕妇、吸烟、可卡因滥用、代谢异常、胎盘附着部位的子宫肌瘤等与胎盘早剥有关，有胎盘早剥史的孕妇再次发生胎盘早剥的概率是正常孕妇的10 倍。

由于底蜕膜层血管破裂出血形成血肿，使胎盘自附着处剥离。如果胎盘剥离面小，血浆很快凝固，临床可无症状；如果胎盘剥离面大，继续出血，则形成胎盘后血肿，使胎盘剥离部分不断扩大，出血逐渐增多。当血液冲开胎盘边缘，沿胎膜与子宫壁之间向宫颈口外流出，即为显性剥离或外出血。如胎盘边缘仍附着于子宫壁上，或胎盘与子宫壁未分离，或胎儿头部已固定于骨盆入口，都能使胎盘后血液不能外流，而积聚于胎盘与子宫壁之间，即隐性剥离或内出血。此时，由于血液不能外流，胎盘后积血增多，子宫底也随之升高，当内出血过多时，胎盘后血肿逐渐增大，胎盘剥离面也越来越广，血液逐渐将胎盘边缘与胎膜和宫壁分离，冲开胎盘边缘，向宫颈口外流，形成混合性出血。有时，出血会穿破羊膜并溢入羊水。隐性出血时，胎盘后血液增多，压力逐渐增大，可向胎盘后宫壁浸润引起肌纤维分离、断裂、变性。如血液浸润深达浆膜层，子宫表面出现紫色瘀斑，称为子宫胎盘卒中。血液亦可经子宫肌层渗入阔韧带、后腹膜。严重的胎盘早剥常并发凝血功能障碍，剥离处的胎盘绒毛和蜕膜释放大量组织凝血活酶，进入母体循环，激活凝血系统而发生 DIC，造成肺、肾等重要脏器损害。

二、临床表现及分类

（一）轻型胎盘早剥

轻型胎盘早剥以外出血为主，胎盘剥离面通常不超过胎盘的 1/3，多见于分娩期。主要症状为阴道流血，出血量一般较多，色暗红，可伴有轻度腹痛或腹痛不明显，贫血体征不显著。若发生于分娩期则产程进展较快。腹部检查：子宫软，宫缩有间歇，子宫大小与妊娠周数相符，胎位清楚，胎心率多正常，若出血量多则胎心率可有改变，压痛不明显或仅有轻度局部（胎盘早剥处）压痛。产后检查胎盘，可见胎盘母体面上有凝血块及压迹。有时症状与体征均不明显，只在产后检查胎盘时，胎盘母体面有凝血块及压迹，才发现胎盘早剥。

（二）重型胎盘早剥

重型胎盘早剥以内出血为主，胎盘剥离面超过胎盘的 1/3，同时有较大的胎盘后血肿，多见于重度妊娠高血压综合征（简称妊高征）。主要症状为突然发生的持续性腹痛和（或）腰酸、腰痛，其程度因剥离面大小及胎盘后积血多少而不同，积血越多疼痛越剧烈。严重时可出现恶心、呕吐，以致出现面色苍白、出汗、脉弱及血压下降等休克征象。可无阴道流血或仅有少量阴道流血，贫血程度与外出血量不相符。腹部检查：触诊子宫硬如板状，有压痛，尤以胎盘附着处最明显。若胎盘附着于子宫后壁，则子宫压痛多不明显。子宫比妊娠周数大，且随胎盘后血肿的不断增大，宫底也随之升高，压痛也更明显。偶见宫缩，子宫处于高张状态，间歇期不能很好放松，因此胎位触摸不清楚。若胎盘剥离面超过胎盘的 1/2 或以上，胎儿多因严重缺氧而死亡，故重型患者的胎心多已消失。

三、实验室及其他检查

（一）实验室检查

实验室检查主要了解患者的贫血程度及凝血功能。可行血常规、尿常规及肝、肾功能等检查。重症患者应做以下试验。①DIC 筛选试验（血小板计数、凝血酶原时间、血浆纤维蛋白原测定）：血纤维蛋白原 < 250 mg/L 为异常，如果 < 150 mg/L 时凝血功能障碍有诊断意义。②纤维蛋白溶解（简称纤溶）确诊试验（凝血酶时间、纤维蛋白溶解时间和血浆鱼精蛋白副凝试验）。③情况紧急时，可抽取肘静脉血于试管中，轻叩管壁，7 ~ 10 分钟观察是否有血块形成，若无血块或血块质量差，说明有凝血障碍。

（二）B 型超声检查

B 型超声检查典型声像图显示胎盘与子宫壁间出现边缘不清楚的液性低回声区，胎盘异常增厚或胎盘边缘"圆形"裂开。同时还可见胎儿的宫内情况及排除前置胎盘。Ⅰ度胎盘早剥血液若已流出未形成血肿，则见不到上述典型图像。

四、诊断

1）多有腹部外伤史，突然腹痛，多伴有阴道流血。
2）阴道流血呈暗红色，而出血量往往与孕妇一般情况不一致。
3）子宫大小符合或超过妊娠周数。子宫呈强直收缩或放松不良，胎位不清，胎心多听不到，子宫有压痛处。
4）B 型超声检查准确、快速，并可判定胎盘早剥类型。

五、鉴别诊断

（一）前置胎盘

前置胎盘往往为无痛性阴道流血，阴道流血量与贫血程度成正比，通过 B 型超声检查可以鉴别。

（二）先兆子宫破裂

先兆子宫破裂应与重型胎盘早剥相鉴别。可有子宫瘢痕史，常发生在产程中，由于头盆不称、梗阻性难产等使产程延长或停滞。子宫先兆破裂时，患者宫缩强烈，下腹疼痛、拒按，胎心异常，可有少量阴道流血，腹部可见子宫病理性缩复环，伴血尿。

六、并发症

(一) 产后出血

产后宫缩乏力或凝血功能障碍，可引起产后出血。重症子宫胎盘卒中可导致子宫收缩严重减弱，引起大出血。

(二) DIC 与凝血功能障碍

DIC 与凝血功能障碍偶见于重型患者，表现为皮下、黏膜或注射部位出血，子宫出血不凝或有较软的凝血块，有时发生尿血、咯血、呕血等现象。对胎盘早剥的患者从入院到产后都应密切观察，结合实验室检查结果，注意 DIC 的发生及凝血功能障碍的出现，而予以积极防治。

(三) 急性肾衰竭

由于大量失血和休克时间过长，肾脏缺血坏死，出现尿少或尿闭。

(四) 羊水栓塞

胎盘早剥时羊水可经剥离面开放的子宫血管，进入母血循环，羊水中的有形成分形成栓子栓塞肺血管致羊水栓塞。

七、对母婴的影响

胎盘早剥对母婴预后影响极大。剖宫产率、贫血发生率、产后出血率、DIC 发生率等均升高。由于胎盘早剥出血引起胎儿急性缺氧，新生儿窒息率、早产率明显升高，围生儿死亡率约为 25%，比于无胎盘早剥者高 15 倍。

八、治疗

(一) 纠正休克

患者入院时，情况危重、处于休克状态者，应积极补充血容量，纠正休克，尽快改善患者状况。输血必须及时，尽量输新鲜血，既能补充血容量，又可补充凝血因子。

(二) 及时终止妊娠

胎盘早剥危及母儿的生命安全，母儿的预后与处理是否及时有密切关系。胎儿未娩出前，胎盘可能继续剥离，难以控制出血，持续时间越长，病情越严重，并发凝血功能障碍等合并症的可能性也越大。因此，一旦确诊，必须及时终止妊娠。终止妊娠的方法根据胎次、胎盘早剥的严重程度，胎儿宫内状况及宫口开大等情况而定。

1. 经阴道分娩

经产妇一般情况较好，出血以显性为主，宫口已开大，估计短时间内能迅速分娩者，可经阴道分娩。先行破膜，使羊水缓慢流出，缩减子宫容积，必要时配合静脉滴注催产素缩短产程。分娩过程中，密切观察患者的血压、脉搏、宫底高度、宫缩情况及胎心等的变化。

2. 剖宫产

重型胎盘早剥，特别是初产妇不能在短时间内结束分娩者；胎盘早剥虽属轻型，但有胎儿窘迫征象，需抢救胎儿者；重型胎盘早剥，胎儿已死，产妇病情严重，凝血功能障碍，多脏器功能不全。术中取出胎儿、胎盘后，应及时向宫体肌内注射宫缩剂、按摩子宫，一般均可使子宫收缩良好，控制出血。若发现为子宫胎盘卒中，同样经注射宫缩剂及按摩等积极处理后，宫缩多可好转，出血亦可得到控制。若子宫仍不收缩，出血多且血液不凝，出血不能控制时，则应在输入新鲜血的同时行子宫切除术。

（三）防止产后出血

胎盘早剥患者容易发生产后出血，故在分娩后应及时应用子宫收缩剂如催产素、麦角新碱等，并按摩子宫。若经各种措施仍不能控制出血，子宫收缩不佳时，须及时做子宫切除术。若大量出血且无凝血块，应考虑为凝血功能障碍，并按凝血功能障碍处理。

1. 输新鲜血

及时、足量输入新鲜血液是补充血容量及凝血因子的有效措施。库存血若超过4小时，血小板功能即被破坏，效果差。

2. 输纤维蛋白原

若血纤维蛋白原低，同时伴有活动出血，且血不凝，经输入新鲜血等效果不佳时，可静脉滴注纤维蛋白原。通常给予 3~6 g 纤维蛋白原即可收到较好效果。

3. 输新鲜血浆

新鲜冰冻血浆疗效仅次于新鲜血，尽管缺少红细胞，但含有凝血因子，一般 1L 新鲜冰冻血浆中含纤维蛋白原 3 g，且可将 V、VIII 因子提高到最低有效水平。

4. 肝素

肝素适用于 DIC 高凝阶段及不能直接去除病因者。胎盘早剥患者 DIC 的处理主要是终止妊娠以中断凝血活酶继续进入血内。对于处于凝血障碍的活动性出血阶段，应用肝素可加重出血，故一般不主张应用肝素治疗。

5. 抗纤溶剂

抗纤溶剂 6-氨基己酸等能抑制纤溶系统的活动，若仍有进行性血管内凝血时，用此类药物可加重血管内凝血，故不宜使用。若病因已去除，DIC 处于纤溶亢进阶段，出血不止时则可应用。

（四）预防肾功能衰竭

在胎盘早剥的处理过程中，应随时注意尿量，若每小时尿量少于 30 ml，应及时补充血容量；少于 17 ml 或无尿时，应考虑有肾功能衰竭的可能，可用 20% 甘露醇快速静脉滴注，或呋塞米静脉推注，必要时可重复使用，一般多能于 1~2 日恢复。经处理，尿量在短期内不见增加，血尿素氮、肌酐、血钾等明显增高，二氧化碳结合力下降，提示肾功能衰竭情况严重，出现尿毒症，此时应进行透析疗法，以抢救产妇生命。

九、预后

胎盘早剥的预后与胎盘早剥的类型、是否有妊娠期高血压疾病有关。早期发现、正确处理与预后有关。

十、预防

1）妊娠中晚期容易发生妊高征，孕妇一旦出现高血压、水肿和蛋白尿症状，应积极去医院及早治疗。

2）孕期行走要小心，特别是上下阶梯时，不要去拥挤场合，避免坐公交车，也不要开车，以免摔倒或使腹部受到撞击和挤压。

3）产前检查可及早发现异常，处理羊水过多或双胎分娩时。避免宫腔内压骤然降低。如果出现胎盘早剥，通过超声波检查可早期发现，尽快采取相应对策。

4）在妊娠过程中特别是妊娠晚期，避免仰卧位及腹部外伤；出现突发性腹痛和阴道流血应马上就诊。一旦确定胎盘早剥应迅速终止妊娠，争取在胎盘早剥 6 小时内结束分娩。

（马文平）

第六节　妊娠期高血压疾病

妊娠期高血压疾病是妊娠期特有的疾病，多发生在妊娠 20 周以后至产后 24 小时内。临床表现主要为水肿、高血压和蛋白尿，严重时出现抽搐、昏迷、心肾功能衰竭，甚至母婴死亡。

一、病因

关于本病的发病原因，至今尚未阐明，其机制仍不清楚。

（一）高危因素

初孕妇、孕妇年龄小于 18 岁或大于 35 岁、慢性高血压、慢性肾炎、抗磷脂抗体综合征、糖尿病、血管紧张素基因 $T235$ 阳性、肥胖、营养不良、低社会经济状况等与妊娠期高血压疾病的发病风险增加相关。

（二）病因学说

1. 胎盘缺血—缺氧学说

妊娠期高血压疾病常见于子宫张力较大，滋养细胞沿螺旋小动脉逆行浸润，逐渐取代血管内皮细胞，并使血管平滑肌弹性层为纤维样物质所取代，使血管腔扩大、血流增加，以便更好地供给胎儿营养，这一过程称血管重铸，入侵深度可达子宫肌层内 1/3。妊娠期高血压疾病时，绒毛浸润仅达蜕膜血管层，也不发生血管重铸，导致早期滋养层细胞缺氧，影响胎儿发育。

2. 免疫学说

胚胎对母体来说是一种同种半异体移植，妊娠被认为是成功的自然同种异体移植。正常妊娠的维持有赖于胎儿与母体间免疫平衡的建立与稳定。这种免疫平衡一旦失调，即可导致一系列血管内皮细胞病变，从而发生妊娠期高血压疾病。故妊娠期高血压疾病的发病与免疫机制关系密切。某些学者认为其病因是母体对胎盘某些抗原物质的免疫反应，与移植免疫的观点很相似，本病所见到的胎盘血管床和蜕膜血管的动脉粥样硬化样病变，与移植脏器被排斥时的血管病变极其相似，但与免疫的复杂关系有待进一步证实。

3. 肾素、血管紧张素、醛固酮、前列腺素系统失常

本病发病时，子宫胎盘缺血，子宫、胎盘变性，肾素增加，血管紧张素Ⅱ增加，同时伴随血管对血管紧张素Ⅱ的敏感性增强，而血管紧张素降解酶的活力降低，导致子宫动脉收缩。另外，子宫血流减少时，进入子宫的前列腺素的前身物质——花生四烯酸的量减少，小动脉亦易发生痉挛，外周阻力增加。肾血管痉挛及肾小球中纤维素凝集引起肾小球损害，肾小球上皮通透性增加，蛋白随尿漏出，血管紧张素Ⅱ还刺激肾上腺皮质分泌醛固酮，增加钠的回吸收，使细胞外容量扩张而发生水肿。

4. 遗传因素

从回顾性调查发现本病妇女的女性后代，发病率高于无家族史者。从普查中发现，近亲婚配因同一家族中具有较近的组织相容性，其发病率低于随机婚配者。这种事实从正反两方面说明遗传基因与发病有一定关系。

5. 其他

近来研究发现本病与体内钙、锌代谢失调有关，与内皮素（ET）的增高、尿钙/肌酐的异常、血 HCG 的异常升高、甲状旁腺分泌异常以及血糖和胰岛素的异常密切相关，正在进一步地研究探讨。

二、病理

全身小动脉痉挛是本病的基本病变。

（一）病理生理改变

由于小动脉痉挛，周围小血管阻力增强，使血压升高；肾血管痉挛时，肾血流量减少，肾小球滤过率降低，使水和钠排出减少，同时醛固酮分泌增加；导致肾小管对钠的重吸收增加，从而出现少尿和水肿。肾小球和肾小管毛细血管痉挛、缺氧，使其管壁通透性增加，引起血浆蛋白漏出而出现蛋白尿及透明管型。

（二）重要器官改变

1. 脑

可有点状和局限性斑状出血，血管痉挛时间延长、脑血栓形成、脑组织软化或血管破裂、脑出血。

2. 心脏

冠状小动脉痉挛、心内膜点状出血、心间质水肿，毛细血管血栓形成，心肌局灶性坏死，可致心力衰竭。

3. 肝脏

肝小动脉痉挛，血栓形成，肝组织梗死或坏死；也可见到肝小血管破裂出血。

4. 肾脏

肾小动脉痉挛，肾血管缺血、缺氧，血管内皮细胞肿胀，体积增大，血流受阻，血栓形成，肾小球梗死。

5. 胎盘

滋养细胞浸润和胚泡植入较浅；子宫肌层、蜕膜层血管发生急性动脉粥样硬化，内膜细胞脂肪变和血管壁坏死，血管腔狭窄，影响母体血流对胎儿的供应，损害胎盘功能，导致胎儿宫内发育迟缓。严重时发生螺旋动脉栓塞、蜕膜坏死出血，导致胎盘早剥。

6. 血液

由于全身小动脉痉挛，血管壁渗透性增加，血液浓缩，血细胞比容上升。当红细胞比容下降时，多合并贫血或红细胞受损或溶血。某些患者可伴有一定量的凝血因子缺乏或变异所致的高凝血状态，特别是重症患者可发生微血管病性溶血，主要表现为血小板减少，血小板少于 $100 \times 10^9/L$，肝酶升高、溶血（即 HELLP 综合征），反映了凝血功能的严重损害及疾病的严重程度。

7. 内分泌及代谢

由于血浆孕激素转换酶增加，妊娠晚期盐皮质激素、去氧皮质酮升高致水钠潴留，以蛋白尿为特征的上皮受损降低了血浆胶体渗透压，患者细胞外液可超过正常妊娠，出现水肿，但与妊娠期高血压疾病的严重程度及预后关系不大。患者酸中毒的严重程度与乳酸产生的量及其代谢率以及呼出的二氧化碳有关。

8. 眼底

有视网膜小动脉痉挛、缺氧和水肿，严重时可有渗出和出血，甚至视网膜剥离。

三、分类

妊娠期高血压疾病分为以下五类：

（一）妊娠期高血压

妊娠期间出现了首次血压升高，收缩压≥140 mmHg[①] 和（或）舒张压≥90 mmHg，尿蛋白阴性，于产后 12 周内血压恢复正常即可诊断。

（二）子痫前期

妊娠 20 周后出现了收缩压≥140 mmHg 和（或）舒张压≥90 mmHg，24 小时尿蛋白量≥0.3 g 或随机尿蛋白定性（+），可伴有上腹部不适或血小板减少。

（三）子痫

子痫前期患者在产前或产后出现不能以其他原因解释的抽搐。

（四）慢性高血压并发子痫前期

高血压孕妇于妊娠 20 周前尿蛋白是阴性，但在妊娠 20 周后出现了尿蛋白；或妊娠 20 周前有蛋白尿，妊娠 20 周后突然出现尿蛋白增加；或血小板减少、血压进一步升高；或出现肝肾功能损害、肺水肿、神经系统异常、视觉障碍等严重表现。

（五）妊娠合并慢性高血压

妊娠 20 周前收缩压≥140 mmHg 和（或）舒张压≥90 mmHg，妊娠期无明显加重；或妊娠 20 周后首次诊断高血压并持续到产后 12 周以后。

四、临床表现

妊娠期高血压疾病的临床表现主要是高血压、水肿、蛋白尿，随其程度的轻重不同可单独存在，亦可 2 种或 3 种症状与体征同时存在。

（一）高血压

应注意血压升高的程度，是否持续升高至收缩压≥140 mmHg 和（或）舒张压≥90 mmHg，血压升高至少出现两次，间隔≥6 小时。慢性高血压并发子痫前期常在妊娠 20 周后血压持续上升。其中应特别注意舒张压的变化。

（二）蛋白尿

应取中段尿进行检查，每 24 小时内尿液中的蛋白含量≥300 mg 或在至少相隔 6 小时的两次随机尿液检查中尿蛋白浓度为 0.1 g/L（定性 +），其准确率达 92%。应避免阴道分泌物污染尿液，造成误诊。蛋白尿反映肾小动脉痉挛引起肾小管细胞缺氧及其功能受损的程度，临床上出现略迟于血压的升高。

---

① 1 mmHg≈0.133 kPa。

（三）水肿

体重异常增加是许多患者的首发症状，体重突然增加≥0.9 kg/周，或≥2.7 kg/月是子痫前期的信号。孕妇出现水肿的特点是自踝部逐渐向上延伸的凹陷性水肿，休息后不缓解。水肿局限于膝以下为"＋"，延至大腿为"＋＋"，涉及腹壁及外阴为"＋＋＋"，全身水肿，有时伴腹水为"＋＋＋＋"。

（四）尿少

尿排出量减少表示肾脏排泄功能障碍，可＜500 ml/24 h。

（五）自觉症状

自觉症状包括明显头痛、头晕、视物不清、恶心、呕吐、上腹疼痛等，表示病情的发展已进入子痫前期，应及时做相应检查与处理。

（六）抽搐及昏迷（子痫）

子痫是本病病情最严重的阶段。子痫发生前可有不断加重的重度子痫前期，但子痫可发生于血压升高不显著、无蛋白尿或水肿的患者。若无妊娠滋养细胞疾病，子痫很少发生在妊娠 20 周前，通常产前子痫占 71%，产时子痫与产后子痫占 29%。

典型的子痫发作过程可分为四期。

1. 侵入期

发作开始于面部、眼睑及颈项肌肉强直，头扭向一侧，眼球固定，瞳孔散大，继而出现口角及颜面部肌肉颤动。此期持续仅 10 秒钟。

2. 强直期

上述病情很快发展至两臂及全身肌肉强直性收缩，出现两臂屈曲，双手紧握，眼球上翻，牙关紧闭，呼吸暂停，面色青紫。此期约持续 20 秒钟。

3. 抽搐期

全身肌肉强烈抽搐，头向一侧扭转，眼睑及颔部时开时闭，口吐白沫或血沫，面色青紫，四肢抽动，每次抽搐历时 1~2 分钟。此期易发生唇舌咬伤及坠地损伤等。

4. 昏迷期

抽搐逐渐停止，全身肌肉松弛，呼吸恢复，发出深而长的鼾声，继而进入昏迷状态。昏迷时间长短不一，病情轻者可以立即清醒。清醒后患者对发作前后情况记忆不清。重者抽搐反复发作，甚至昏迷呈持续状态直至死亡。

抽搐发作次数和间隔时间与病情程度及预后相关。抽搐愈频、时间愈长，病情愈重、预后愈差。

子痫患者除上述典型征象以外，还有抽搐时血压显著升高，少尿、无尿，偶然也有因平时血压不高，发病时也无特殊高血压现象，少数患者病情进展迅速，子痫前期的征象不显著，而突然发生抽搐、昏迷。

产前和产时子痫发作时，因全身肌肉强直性收缩可促使分娩发动和加速产程进展，故应注意产科情况。

五、并发症

1）孕妇特别是患重度妊娠期高血压疾病者，可发生妊娠期高血压性心脏病、胎盘早剥、肺水肿、凝血功能障碍、脑出血、急性肾衰竭、HELLP 综合征、产后出血及产后血液循环衰竭等并发症。这些并发症多可导致患者死亡。

2）胎儿由于子宫血管痉挛所引起的胎盘供血不足、胎盘功能减退，可致胎儿窘迫、胎儿宫内发育迟缓、死胎、死产或新生儿死亡。

六、实验室及其他检查

（一）尿液检查

测定尿蛋白量和有无管型，可了解肾功能受损情况。尿蛋白定量每 24 小时大于 0.5 g 属异常，每 24 小时大于 5 g 则为重症。

（二）血液检查

在有条件的情况下，特别是对于重症患者，需进行一些必要的实验室检查，以便处理。

1. 血浆黏度、全血黏度及血细胞比容测定

血浆黏度、全血黏度及血细胞比容测定可以了解有无血液浓缩。正常妊娠后期，血浆黏度应在 1.6 以下，全血黏度低于 3.6，血细胞比容应 <35%。

2. 尿酸

重症患者——先兆子痫及子痫，由于肝脏破坏尿酸及肾脏排泄尿酸的功能降低，所以血浆尿酸均有不同程度的升高。

3. 尿素氮的测定

尿素氮的测定对于了解肾功能情况有一定的参考价值。

4. 二氧化碳结合力

重症患者，特别是在应用了大剂量解痉、降压、镇静剂之后，进食常受到影响。另外，由于肾功能减退，均易于发生酸中毒。所以测定二氧化碳结合力有助于及早发现酸中毒。

5. 血清电解质测定

重症患者常伴发电解质紊乱，一般认为应用冬眠合剂治疗可导致低血钾，但少数患者有高血钾发生，血钾可为 5.78～9.97 mmol/L，乃由于酸中毒致细胞内 K^+ 外游所致。心电图也提示有高钾。因此，对这些患者进行血清 K^+、Na^+ 测定是极其重要的。

6. 肝功能测定

妊娠期高血压疾病患者，特别是先兆子痫、子痫患者，可由于肝细胞缺氧，使肝细胞的线粒体释放出丙氨酸氨基转移酶（ALT），可使血清 ALT 轻度升高在 60～120 U/L，总胆红素、碱性磷酸酶也可有轻度升高，但多无消化道症状。产后 1 周内 ALT 等均可

恢复至正常。

7. 凝血功能测定

对于重症患者需及时测定血小板，以了解有无降低；测定凝血酶原时间、纤维蛋白原及抗凝血酶Ⅲ（ATⅢ）、纤维蛋白降解产物（FDP）等指标以助判断凝血和纤溶之间有无失调，有利于指导临床治疗。

（三）眼底检查

眼底改变是反映妊娠期高血压疾病严重程度的一项重要标志，对估计病情和决定治疗方法均有重要意义。眼底的主要改变为视网膜小动脉痉挛，动静脉管径之比可由正常的2:3变为1:2，甚至1:4。严重时可出现视网膜水肿、视网膜剥离，或有棉絮状渗出物及出血。

（四）其他检查

如母儿心电图、超声、羊膜镜等检查，胎盘功能及胎儿成熟度检查等，可视病情而定。

七、诊断

妊娠期高血压疾病的诊断一般不困难。在妊娠20周后出现高血压、水肿和蛋白尿3种症状，严重者出现头痛、头晕、眼花、恶心和呕吐等自觉症状，甚至出现抽搐及昏迷。在诊断时注意按病史、诱发因素、病情轻重、妊高征等分类，有无并发症，对母婴的影响，并与相关的疾病鉴别。

八、鉴别诊断

本病应与原发性高血压、慢性肾炎相鉴别。子痫应与癫痫、脑出血、癔症、糖尿病昏迷相鉴别。

九、对母儿的影响

（一）对母体的影响

重度患者可发生心力衰竭，肝、肾衰竭，肺水肿，DIC，胎盘早剥，产后出血及HELLP综合征等并发症，其中妊高征并发的心力衰竭、脑出血是导致孕产妇死亡的主要原因。

（二）对胎儿的影响

对胎儿的影响主要有早产、羊水过少、胎儿宫内发育迟缓（IUGR）、胎儿宫内窘迫、死胎、死产、新生儿窒息及死亡等。

十、治疗

本病因其病因不明，虽不复杂，但治疗有一定的难度。

（一）治疗原则

1）加强围生期保健，定期产前检查，早诊断、早治疗。

2）必要时尽早收入院治疗，严密监护母胎变化及进行产后监护。

3）治疗方法为左侧卧位、解痉、镇静、降压、合理扩容、利尿，适时终止妊娠。终止妊娠是迄今最佳的治疗方法。

4）注意监护心、脑、肺等重要器官，防止并发症。

（二）轻度妊娠期高血压疾病

一般无须用药，嘱左侧卧位休息。侧卧位可降低下腔静脉和股静脉的压力及髂总动脉和腹主动脉的压力，改善重要器官和胎盘的灌流量，增加尿量。注意血压变化。也可酌情给予口服解痉药物。

（三）子痫前期的治疗

应住院治疗。治疗原则为：解痉、降压、镇静、合理扩容及利尿，适时终止妊娠。

1. 解痉

1）硫酸镁：硫酸镁为首选的解痉药。其药理作用机制为：①抑制周围血管神经肌肉的运动神经纤维冲动，减少乙酰胆碱的释放，使血管扩张，尤其对脑、肾、子宫血管平滑肌的解痉作用更突出；②镁离子对中枢神经细胞有麻醉作用，可降低中枢神经细胞的兴奋性；③硫酸镁还可使血管内皮合成前列环素增高，使依赖镁的 ATP 酶恢复功能，有利于钠泵的转运，从而达到脑水肿消失、制止抽搐的目的。

用药途径及剂量：可以深部肌内注射，亦可静脉滴注。深部肌内注射，即 25% 硫酸镁 20 ml 加 2% 普鲁卡因 2 ml（过敏试验阴性），6～8 小时 1 次，连续应用 2 天。深部肌内注射的缺点是血中浓度不稳定，局部疼痛。静脉滴注，首次剂量为 25% 硫酸镁 10 ml 加入 5% 葡萄糖液 250 ml 中，于 1 小时内静脉滴入。10 g 硫酸镁加入 5% 葡萄糖液 500 ml 以 1～1.5 g/h 的速度静脉滴入，24 小时硫酸镁总量控制在 15～20 g，第一个 24 小时不得超过 30 g。

注意事项：硫酸镁过量会引起呼吸和心率抑制甚至死亡，故每次用药前及持续静脉滴注期间应做有关检测。①膝反射必须存在；②呼吸不可少于 16 次/分；③尿量不少于 25 ml/h；④必须备有有解毒作用的钙剂，如 10% 葡萄糖酸钙 10 ml/支的针剂。

2）抗胆碱药物：主要有东莨菪碱和山莨菪碱（654-2），这些药物可抑制乙酰胆碱的释放，有明显解除血管痉挛的作用，且有抑制大脑皮质及兴奋呼吸中枢，以及改善微循环的作用。

方法：0.25% 东莨菪碱 5～8 ml（0.08～0.3 mg/kg），加入 5% 葡萄糖液 100 ml 中静脉滴注，10 分钟滴完，6 小时可重复 1 次；山莨菪碱，10～20 mg，口服，3 次/天；或 10 mg 肌内注射，2 次/天。

3）安密妥钠（异戊巴比妥钠）：安密妥钠对中枢神经系统有抑制作用，且与硫酸镁有协同作用。常用每次 0.1～0.25 g，肌内注射或静脉注射，或每日 0.5～1.0 g 静脉缓注（1 ml/min）。

4）β₂受体激动剂：最近用β₂受体激动剂治疗妊娠期高血压疾病的文献日益增多。作用机制：①使子宫肌肉的张力减低（减压作用），改善子宫胎盘血流量，胎盘缺氧状态获得改善以求对因治疗。②由于动脉血管平滑肌松弛使血压下降。③β₂受体激动剂可明显降低血小板功能，从而使妊娠期高血压疾病的病理生理变化恢复正常和减少其并发症——DIC。④减少因子宫胎盘缺血所致的胎儿宫内生长迟缓。常用沙丁胺醇，剂量为2～4 mg，每日4次。为防止宫缩乏力，宜在临产前停药。

2. 镇静

应适当使用具有抗惊厥和有较强镇静作用的镇静剂，对病情控制可起到良好的效果。

1）苯巴比妥：口服0.03～0.06 g，3次/天，必要时苯巴比妥钠0.1 g肌内注射3次/天，有一定的抗惊厥作用。

2）地西泮：口服2.5～5 mg，2次/天，亦可10 mg肌内注射。

3）哌替啶：肌内注射100 mg，用于头痛和临产时宫缩痛，亦可预防抽搐、止痛、镇静。若4小时内将娩出胎儿，则不宜应用，以免引起胎儿呼吸抑制。

4）冬眠药物：冬眠药物可广泛抑制神经系统，有助于解痉降压，控制子痫抽搐。用法：①哌替啶50 mg、异丙嗪25 mg肌内注射，间隔12小时可重复使用，若估计6小时内分娩者应禁用。②哌替啶100 mg、氯丙嗪50 mg、异丙嗪50 mg加入10%葡萄糖液500 ml内静脉滴注；紧急情况下，可将1/3量加入25%葡萄糖液20 ml中缓慢静脉推注（>5分钟），余2/3量加入10%葡萄糖液250 ml中静脉滴注。由于氯丙嗪可使血压急剧下降，导致肾及子宫胎盘血供减少，导致胎儿缺氧，且对母儿肝脏有一定的损害作用，现仅应用于硫酸镁治疗效果不佳者。

3. 降压

对于血压≥160/110 mmHg或舒张压≥110 mmHg或平均动脉压≥140 mmHg者，以及原发性高血压、妊娠前高血压已用降压药者，须应用降压药物，预防脑出血及子痫的发生。选择降压药物应注意：药物对胎儿无毒副反应，降压不影响胎盘、胎儿血供，避免血压急剧下降或下降过低。

1）肼屈嗪：作用于血管舒缩中枢或直接作用于小动脉平滑肌，扩张周围血管而降低血压，并可增加心输出量，有益于脑、肾、子宫和胎盘灌注。剂量：5 mg为起始剂量；5～10 mg，15～20分钟用完，使舒张压降至90～100 mmHg为宜。不良反应是心率增快、面部潮红等，妊娠期高血压疾病有心力衰竭者不宜使用。

2）拉贝洛尔：为α、β受体阻滞剂，降低血压而不影响肾及胎盘血流量，并有对抗血小板凝集、促进胎儿肺成熟作用。将拉贝洛尔50～100 mg加入5%葡萄糖液250～500 ml中静脉滴注，开始用20 mg/h，然后每30分钟加倍给药，直至获得疗效，5日为1个疗程；血压稳定后100 mg口服，每日2～3次。药物显效快，不会引起血压过低或反射性心动过速，是妊娠期高血压疾病常用的降压药物。

3）硝苯地平：为钙离子通道阻滞剂，可抑制平滑肌收缩，使全身血管扩张，血压下降。剂量为10 mg，舌下含服，每日3～4次，每日总量不超过60 mg。可连续应用数周。

4）甲基多巴：为较安全的妊娠期降压药，可兴奋血管中枢受体，抑制外周交感神经而降压。常用 250 mg 口服，每日 3 次。

5）其他：如硝普钠、肾素血管紧张素类的药物等皆具有良好降压作用，但应注意硝普钠的代谢产物对胎儿有毒性作用，不宜在妊娠期使用；肾素血管紧张素类药物可导致胎儿生长受限、胎儿畸形、新生儿呼吸窘迫综合征、新生儿早发性高血压，妊娠期应禁用。

4. 利尿

利尿剂多不主张应用。有以下指征时可考虑使用：合并严重贫血或慢性肾炎的高血容量患者；有心血管负担过重者，如心力衰竭、肺水肿、脑水肿、颅内压增高、少尿的患者；全身水肿患者。

1）氢氯噻嗪（双氢克尿塞）：口服 25 mg，3 次/天，有尿时，同时加服 10% 氯化钾，以免电解质紊乱。

2）呋塞米：肌内注射，每次 20 ~ 40 mg。也可用 20 ~ 40 mg 加入 25% 葡萄糖液 20 ml 中静脉注射，见尿补钾，可重复使用。

3）甘露醇：为渗透性利尿药，用于颅内压增高、脑水肿或肾功能不全的少尿期。心力衰竭、肺水肿患者禁用。用法：20% 甘露醇 200 ~ 250 ml，静脉滴注，30 分钟滴完。

5. 扩容治疗

扩容应遵循在解痉的基础上扩容，在扩容的基础上脱水和胶体优于晶体的原则，方能调节血容量，改善组织灌注量，减轻心脏负担，减少肺水肿的发生。扩容指征：血细胞比容 >0.35；尿比重 >1.020，或全血黏稠度比值 >3.6；血浆黏稠度比值 >1.6 者。扩容的禁忌证：心血管负担过重者，脉率 >100 次/分，肺水肿、肾功能不全者，血细胞比容 <0.35。

1）低分子右旋糖酐：可疏通微循环，减少血小板黏附，预防 DIC，利尿。每克低分子右旋糖酐可吸收组织间液 15 ml。常用量为每日 500 ml 静脉滴注，可加入 5% 葡萄糖液 500 ml，以延长扩容时间。

2）706 羧甲淀粉：在血中停留时间较长，但扩容效果不如低分子右旋糖酐。常用量为每日 500 ml，静脉滴注。

3）平衡液：为晶体溶液，可促进排钠利尿，常用量为每日 500 ml 静脉滴注。

4）白蛋白、血浆和全血：亦为理想的扩容剂。白蛋白 20 g 加入 5% 葡萄糖液 500 ml 中稀释，静脉滴注。尤适合于低蛋白血症，尿蛋白定量 ≥0.5 g/24 h 的患者。贫血、血液稀释患者则适用于输入全血。

6. 适时终止妊娠

本病患者，一旦胎儿、胎盘娩出，病情将会迅速好转，若继续妊娠，对母、婴均有较大的危险时，应在适当时机，采用适宜的方法终止妊娠。

1）终止妊娠指征：①妊娠未足月、胎儿尚未成熟，但本病病情危重，经积极治疗 48 ~ 72 小时不见明显好转者。②妊娠已足月的子痫前期。③子痫抽搐控制 6 ~ 12 小时。

④子痫虽经积极治疗，但抽搐不能控制者。⑤本病患者合并胎盘功能不全，血和尿雌三醇（E_3）、胎盘生乳素（HPL）、特异性蛋白1（Sp1）低值，胎动减少，胎儿监测评分低，胎儿生物物理评分低值，胎儿宫内发育不良，继续妊娠对胎儿有危险者。

2）终止妊娠的方法：可进行引产或选择性剖宫产。当病情稳定、胎位正常、头盆比例相称，宫颈条件成熟时，可行人工破膜加静脉滴注催产素引产。有下列情况者宜行剖宫产术：①病情危重，不能在短期内经阴道分娩者。②妊娠期高血压疾病合并羊水过少。③有终止妊娠的指征而不具备阴道分娩的条件者，如胎儿宫内窘迫而宫颈不成熟者。④子痫患者经积极治疗控制抽搐2～4小时者。⑤破膜引产失败者。⑥病情危重，平均动脉压（MAP）≥140 mmHg，阴道分娩屏气用力可能导致脑出血者。⑦其他产科指征如骨盆狭窄、胎盘早剥和DIC等。

（四）子痫的治疗

子痫是妊娠期高血压疾病最严重的阶段，是妊娠期高血压疾病所致母儿死亡的最主要原因，应积极处理。

1. 子痫处理原则

控制抽搐，纠正缺氧和酸中毒，控制血压，抽搐控制后终止妊娠。

1）控制抽搐：①25%硫酸镁20 ml加于25%葡萄糖液20 ml中静脉推注（>5分钟），继之以2 g/h静脉滴注，维持血药浓度，同时应用有效镇静药物，控制抽搐。②20%甘露醇250 ml快速静脉滴注降低颅内压。

2）血压过高时给予降压药。

3）纠正缺氧和酸中毒：间断面罩吸氧，根据二氧化碳结合力及尿素氮值给予适量的4%碳酸氢钠纠正酸中毒。

4）终止妊娠：抽搐控制后2小时可考虑终止妊娠。对于早发性高血压治疗效果较好者，可适当延长孕周，但须严密监护孕妇和胎儿。

2. 护理

保持环境安静，避免声光刺激；吸氧，防止口舌咬伤；防止窒息；防止坠地受伤；密切观察体温、脉搏、呼吸、血压、神志、尿量（应保留导尿管监测）等。

3. 密切观察病情变化

及早发现心力衰竭、脑出血、肺水肿、HELLP综合征、肾功能衰竭、DIC等并发症，并积极处理。

十一、健康教育

（一）心理指导

首先指导产妇了解妊娠、分娩、产褥期的一般常识，避免一切不良的刺激，解除对分娩的恐惧心理，防止因情绪紧张、恐惧而引起交感神经兴奋，儿茶酚胺分泌增加使血管痉挛，肾血流量减少而加重病情。

（二）环境与休息及卧位指导

1）居室环境要安静，减少探视，避免光声刺激，防止诱发抽搐。

2）绝对卧床休息，尽量取左侧卧位，有利于子宫胎盘的血液灌注，改善胎儿缺氧。每晚睡眠不少于 8 小时，并保证有 1～2 小时的午休，可消除疲劳，减低机体的耗氧量，减轻心脏负担。

3）昏迷、抽搐时，取平卧，位将头偏向一侧，有利于口腔分泌物及呕吐物流出，防止吸入窒息。

（三）饮食指导

1）多进高蛋白、高维生素和无刺激性食物，以补充从尿中丢失的蛋白质，避免诱发抽搐；水肿严重者，进低盐饮食，每日盐的摄入量要限于 2 g，以减少水钠潴留，避免加重水肿。

2）昏迷时，给予鼻饲流质，保证营养供给，防止鼻饲管脱出。

（四）血压的监测

血压超过 160/110 mmHg 者，应密切监测血压。

（五）体重的监测

每周测体重、尿检 1～2 次，以了解水肿程度、肾功能受损程度。

（六）先兆子痫症状的观察

注意有无头痛、眼花、眩晕、呕吐、上腹部不适等先兆子痫的症状，一旦出现立即报告医护人员进行处理。

（七）子痫患者并发症的预防

子痫是妊高征最严重的一种，常因昏迷、抽搐而引起外伤、窒息、泌尿系感染、口腔溃疡、压疮等并发症，应指导家属掌握有关预防知识。

1）防止外伤

（1）床边加床栏，防止患者坠床。

（2）适当地固定患者四肢。

（3）不用暴力强行制止抽搐，以免引起误伤。

（4）将缠有纱布的压舌板置放于上、下臼齿之间，防止抽搐时咬伤舌唇。

2）保持呼吸道通畅，有活动义齿要取出，避免引起窒息。

3）为了防止患者尿失禁污染床单，需给予留置导尿管，应注意：

（1）防止导尿管脱出，避免重新插尿管增加尿路感染机会。

（2）注意保持导尿管通畅，防止扭曲和受压。

（3）尿袋不要高于患者会阴平面，以免逆行感染。

（4）袋内尿液满后，应从尿袋下的活塞处放出尿液。

（5）每天要用消毒水棉球擦洗会阴部 1~2 次，以预防上行感染。

4）保持口腔清洁，预防口腔感染，每日用漱口液和棉球清洗口腔 1~2 次。

5）保持床单清洁、平整、干燥，协助患者翻身，每 2 小时 1 次，防止压疮发生。

（马文平）

第七节　羊水过多

妊娠期间羊水量超过 2 000 ml 称为羊水过多。多数孕妇羊水量增加缓慢，在长时期内形成，称慢性羊水过多；少数孕妇羊水在数日内迅速增加，称急性羊水过多。发病率为 0.5%~1%，合并妊娠糖尿病时，其发生率高达 20%。

一、病因

羊水在母体和胎儿之间不断进行交换，维持着动态平衡，每小时交换量约为 400 ml。胎儿通过吞咽、呼吸、排尿以及角化前皮肤、脐带等进行交换，此种交换一旦失去平衡，可发生羊水量异常。羊水过多的病因尚不清楚，可能与以下因素有关：

（一）胎儿畸形

胎儿畸形是发生羊水过多的首要原因。羊水过多的孕妇中 18%~40% 合并胎儿畸形，其中以神经管缺陷性疾病最常见，约占 50%。脊椎裂、脑膜膨出、脉络膜组织增殖时渗出液增加导致羊水过多；无脑儿、脑积水时由于中枢吞咽功能缺乏，不能吞咽羊水，又缺乏抗利尿激素，以致尿量增多形成羊水过多。其次是消化道畸形，约占 25%，主要为消化道闭锁、肺发育不全时影响吸入吞咽羊水，导致羊水积聚而发生羊水过多。

（二）多胎妊娠及巨大儿

多胎妊娠并发羊水过多为单胎妊娠的 10 倍，尤其多见于单卵双胎，且常发生在其中有体重较大的胎儿。由于单卵双胎之间循环相互沟通，其中占优势的胎儿，循环血量多、尿量增多，而致使羊水过多。巨大儿也容易发生羊水过多。

（三）妊娠并发症

妊娠并发症如糖尿病，可能与糖尿病孕妇导致胎儿高糖血症和多尿有关，加之羊水糖浓度增高，使羊水渗透压增高，水分经胎膜渗出量减少，导致羊水过多。此外，妊高征、Rh 血型不合或贫血等孕妇，并发羊水过多者较一般孕妇为多。

（四）脐带、胎盘病变

如胎盘血管瘤较大或生长部位靠近脐带附近，压迫脐静脉，引起静脉回流梗阻，血液淤滞，增加渗出量可致羊水过多。胎盘过大、脐带帆状附着的羊水过多者，亦较一般孕妇为多。

（五）其他

不明原因的羊水过多。

二、发病机制

母儿间羊水交换以 400 ml/h 的速度进行，呈动态平衡，包括胎儿吞咽、呼吸、尿液排出及皮肤、胎膜的渗出和吸收。上述病因中一种或多种因素均可造成羊水循环的失衡，生成增多，输出减少，导致羊水过多。

三、临床表现

临床症状完全与羊水过多有关，主要是机械性压迫。通常羊水量超过 300 ml 时才出现症状，羊水越多，症状越明显。

（一）急性羊水过多

急性羊水过多多发生于妊娠 20~24 周。由于在数日内子宫体积急剧增加，产生一系列压迫症状，腹腔脏器向上推移，横膈上举，呼吸困难，腹壁皮肤则因张力过大而感疼痛；严重者，皮肤变薄，皮下静脉均可看清，由于巨大的子宫压迫双侧输尿管，同时体内液体大量汇集于羊膜腔内，孕妇尿少，个别可以无尿。由于子宫对下腔静脉的压迫，发生下肢及外阴血液回流受阻，水肿明显。做腹部检查时，腹部皮肤因腹壁紧张而有触痛，子宫壁紧张，扪不到胎儿，听不到胎心，孕妇不能行走，仅能端坐。

（二）慢性羊水过多

慢性羊水过多较多见，多数发生在妊娠晚期，数周内羊水缓慢增多。多数孕妇无自觉不适，仅在产前检查时，见腹部膨隆，测量宫高及腹围大于同期孕妇，妊娠图宫高曲线超出正常百分位数，腹壁皮肤发亮、变薄，触诊时感到皮肤张力大，有液体震颤感，胎位不清，有时扪及胎儿部分有浮沉胎动感，胎心遥远或听不清。

四、实验室及其他检查

（一）B 超检查

单一最大羊水暗区垂直深度（AFV）>7 cm；或将子宫分为 4 个象限，各象限羊水最大垂直深度之和，即羊水指数（AFI）>18 cm，可诊断为羊水过多。此外，可见胎儿图像只占宫腔很少部分，漂浮于羊水中，若合并胎儿异常如无脑儿、双胎等可同时被发现。

（二）X 线检查

羊水过多者 X 线摄片示子宫轮廓与胎儿骨骼大小不相称，但因 X 线对胎儿有一定损害，故仅用于高度怀疑胎儿畸形者。

（三）羊膜囊造影及胎儿造影

为了解胎儿有无消化道畸形，先将 76% 泛影葡胺 20～40 ml 注入羊膜腔内；3 小时后摄片，羊水中造影剂减少，胎儿肠道内出现造影剂。接着再将 40% 碘化油 20～40 ml（应视羊水多少而定）注入羊膜腔，左右翻身数次，因脂溶性造影剂与胎脂有高度亲和力，注药后半小时、1 小时、24 小时分别摄片，胎儿的体表包括头、躯干、四肢及外生殖器均可显影。羊膜囊造影可能引起早产、宫腔内感染，且造影剂、放射线对胎儿有一定损害，应慎用。

（四）神经管缺陷胎儿的检测

该类胎儿畸形容易合并羊水过多。除 B 超之外，还有以下几种检测方法：

1. 羊水及母血甲胎蛋白（α-FP）含量测定

开放性神经管缺损的胎儿，α-FP 随脑脊液渗入羊膜腔，当妊娠合并神经管缺损胎儿时，羊水 α-FP 值超过同期正常妊娠平均值 3 个标准差，而母血清 α-FP 值超过同期正常妊娠平均值 2 个标准差。

2. 母尿雌激素/肌酐（E/C）测定

当合并神经管缺损胎儿时，E/C 比同期正常妊娠的均值低 1 个标准差以上。

3. 其他

羊水快速贴壁细胞、羊水乙酰胆碱酯酶凝胶圆盘电泳、羊水刀豆素 A 及抗 α-FP 单克隆抗体三位夹心固相免疫放射法，均可检测神经管缺损，数种方法同时检测，可以弥补 B 超与 α-FP 检查的不足。

五、对母儿的影响

（一）对母体的影响

1. 子宫收缩乏力

由于子宫高度膨大，其肌纤维过度伸张，分娩时出现原发性子宫收缩乏力，产程延长，产后出血。

2. 胎盘早剥

破膜后大量羊水急速流出，使子宫骤然缩小至正常位置的胎盘与宫壁错位，出现胎盘早剥，造成内出血。

3. 休克

破膜后大量羊水迅速流出，使腹压及下腔静脉压力骤减，回心血量骤增，引起心率加快，甚至急性心力衰竭，同时循环血量减少，引起休克。

（二）对胎儿的影响

羊水过多时子宫过度伸展常可导致分娩提前。羊水过多时胎儿活动度大，造成胎位异常多见。破膜后，大量羊水涌出时，脐带随之脱出致胎儿窘迫及宫内死胎。羊水过多时常伴有胎儿畸形，故围产儿死亡率亦高。有人曾报告羊水过多的围生儿死亡率高达86.6%。

一般认为轻度羊水过多时，尤其在妊娠晚期发现者，妊娠结局较好，且与羊水过多相关的并发症如脐带脱垂、胎位异常、胎儿窘迫和产后出血等发生率亦不高。

六、诊断和鉴别诊断

（一）诊断

根据孕妇妊娠20～32周，腹部胀大迅速，子宫明显大于妊娠月份，且伴有压迫症状，胎位不清，胎心音遥远等临床症状及体征，结合以上辅助检查即可诊断。诊断标准如下：

1）妊娠足月时羊水量达到或多于2 000 ml。

2）妊娠5个月后，子宫增大迅速，较妊娠月份大、张力高、有液波振动感。胎位不清，胎心音轻微或听不清，可有外阴、下肢水肿及静脉曲张。急性羊水过多可出现腹部胀痛、呼吸困难、心悸、不能平卧及行动不便等症状。

3）X线摄片及超声检查显示羊水过多的特征。常并发畸胎。

（二）鉴别诊断

须注意与多胎妊娠、葡萄胎、腹水及巨大卵巢囊肿相鉴别。

七、治疗

对羊水过多的处理应视胎儿有无畸形、孕周及孕妇症状严重程度来决定。

（一）羊水过多合并胎儿畸形

处理原则为立即终止妊娠，行人工破膜。常用高位破膜引产，破膜后应防止羊水流失过快引起胎盘早剥，或因腹部压力骤然降低引起虚脱或休克。术前应备血，以防产后出血。术时在消毒就绪后，将特制导管沿子宫侧壁送入宫腔15～20 cm，然后刺破胎膜，再用手堵住宫颈口或阴道口以控制羊水流速。放羊水过程中，应密切观察孕妇的血压、脉搏、一般情况及有无脐带脱出、阴道流血。腹部加压包扎以防发生休克。如破膜12小时后尚无宫缩，给予抗生素以防感染，若24小时后仍未临产，静脉滴注催产素引产。

（二）羊水过多而胎儿无明显畸形

应根据羊水过多的程度与胎龄决定处理方法。

1）妊娠<37周，症状又较轻，则可继续妊娠，但应注意休息，低盐饮食，必要时酌用镇静剂。症状严重，孕妇无法忍受（胎龄不足37周），可经腹壁做羊膜腔穿刺，放出一部分羊水，以暂时缓解症状。操作前先超声胎盘定位，选择穿刺点，然后用15～18号腰椎穿刺针进行穿刺。放水不宜过快，以每小时500 ml为宜。为避免诱发临产，每次放水量不宜过多（一般不超过1 500 ml），以孕妇症状缓解为度。经腹壁抽取羊水，应严格消毒，预防感染，并可给予镇静剂，以防早产。如果羊水继续增长，隔3～4周可以重复穿刺减压，以延长妊娠时间。

2）最近有人试用吲哚美辛（前列腺素合成酶抑制剂）每日2.2～3.0 mg/kg治疗羊水过多效果良好。吲哚美辛的作用机制不明，可能在于减少胎儿尿排出量和促进羊水经肺部重吸收。待妊娠已近或已达37周时，人工破膜终止妊娠。临产后，应注意扶持胎儿呈纵产式，严密观察产程进展，防止脐带脱垂。产后慎防发生子宫收缩乏力性出血。

八、健康教育

羊水过多胎儿的畸形率、新生儿发病率及围生儿死亡率较正常儿高，故应积极做好产前检查，尽早发现，正确诊断并及时处理。

（李宁）

第八节　羊水过少

妊娠晚期羊水量少于300 ml者，称羊水过少。临床比较少见，多发生于妊娠28周以后，发生率占分娩总数的0.4%～4%，且多发生于年轻初孕与合并妊高征的患者。由于本病胎儿发育畸形率、新生儿发病率及围产儿死亡率较正常妊娠高，且往往是胎儿生长受限的特征之一，若羊水量<50 ml，胎儿窘迫发生率在50%以上，围生儿死亡率在88%，故近年受到越来越多的重视。妊娠早、中期羊水过少，多以流产告终。

一、病因和发病机制

羊水过少主要与羊水产生减少或吸收、外漏增加有关。临床上多见下列情况：

（一）过期妊娠

因胎盘老化、功能减退、胎盘灌注不足，使胎儿脱水、羊水生成减少。也可因胎儿过熟，其肾对抗利尿激素的敏感性增高，尿量减少而致羊水过少。羊水量在过期后每周下降33%，也有24小时内骤减的。

（二）胎儿畸形

主要是胎儿泌尿系统畸形，如先天性肾缺如、肾发育不全及泌尿道闭锁等，羊水生成减少；或因尿路梗阻不能排尿或仅少量排入羊膜腔而致羊水过少。

（三）羊膜病变

一些原因不明的羊水过少可能与羊膜上皮细胞坏死或退行性病变有关。

（四）药物影响

如前列腺合成酶抑制剂吲哚美辛、血管紧张素转移酶抑制剂可干扰胎尿生成、胎肾的发育，而引起羊水过少。

（五）胎膜早破

胎膜早破造成持续的羊水流失，可导致羊水过少。

（六）妊娠并发症

妊高征、胎儿宫内生长迟缓、原发高血压、慢性肾炎、系统性红斑狼疮及贫血等常出现羊水过少，均与胎盘血流灌注量减少和内分泌等因素有关。

二、对母儿的影响

（一）对母体的影响

由于胎儿先露部在临产后内回转受阻，容易发生胎位异常。羊水过少易致胎儿窘迫，为抢救胎儿行剖宫产率明显增高，术后感染率也相应增多。

（二）对胎儿、新生儿的影响

1. 对胎儿的影响

羊水过少发生在妊娠早期，可使胎体与羊膜粘连引起畸形，甚至导致胎儿截肢。羊水过少易发生胎儿宫内发育迟缓，与合并胎盘功能减退有关。临产后发生胎儿窘迫的机会明显增多，有资料表明，胎儿窘迫率达60%，严重者造成胎死宫内。羊水少，不易润滑产道，不利于临产后胎先露部下降与内回转而致产程延长，使胎儿缺氧概率明显增大。

2. 对新生儿的影响

胎儿宫内缺氧，羊水过少使胎儿肺部受压，肺发育不全，妨碍呼吸运动，导致肺液潴留，使娩出的新生儿发生窒息、胎粪吸入综合征的概率明显增高。羊水过少的围生儿患病率及死亡率均明显增高。

三、临床表现

（一）症状

孕妇自觉腹部增大不明显，胎动时腹痛。

（二）体征

1）产前检查发现宫高与腹围比同期妊娠者小。
2）子宫敏感，易有宫缩，胎儿在宫内有充实感而无胎块漂浮或浮动感。
3）常于引产行人工破膜时发现无羊水或仅有少许黏稠液体。
4）凡过期妊娠、胎儿宫内发育迟缓、孕妇合并妊高征、慢性高血压等情况，临产前发生胎心变化，原因不明，应考虑羊水过少的可能性。终止妊娠前宜及时行人工破膜，可发现无羊水或羊水量少、黏稠、浑浊或为暗绿色。

四、实验室及其他检查

（一）B 超检查

妊娠 28～40 周期间，B 超测定最大羊水池径线稳定在（5.1±2.1）cm 范围，因此最大羊水池与子宫轮廓相垂直深度测量法（AFD）≤2 cm 为羊水过少；≤1 cm 为严重羊水过少。近年提倡应用羊水指数法（AFI），此法比 AFD 更敏感、更准确。以 AFI≤8.0 cm 作为诊断羊水过少的临界值；以≤5.0 cm 作为诊断羊水过少的绝对值。除羊水池外，B 超还发现羊水和胎儿交界面不清，胎盘胎儿面与胎体明显接触以及胎儿肢体挤压卷曲等。

（二）羊水直接测量

破膜时以羊水量少于 300 ml 为诊断羊水过少的标准，其性质黏稠、混浊、暗绿色。另外，在羊膜表面常可见多个圆形或卵圆形结节，直径 2～4 mm，淡灰黄色，不透明，内含复层鳞状上皮细胞及胎脂。直接测量法最大的缺点是不能早诊断。

（三）羊膜镜检查

如羊水过少可见羊膜紧贴胎头，同时可观察羊水性质，有无污染，及早做出诊断。

五、诊断

1）孕妇常于胎动时感到腹痛，检查发现腹围及子宫底均较同期妊娠者小。
2）临产后阵痛剧烈，宫缩多不协调，宫口开张缓慢，产程往往延长。
3）人工破膜时发现无羊水，或仅有少许黏稠液体流出。

六、鉴别诊断

应与足月小样儿及死胎相鉴别。

七、治疗

（一）终止妊娠

羊水过少是胎儿危险的重要信号。若妊娠已足月，应尽快行人工破膜观察羊水的情况，若羊水少且黏稠，有严重胎粪污染，同时出现其他胎儿窘迫的表现，估计短时间内不能结束分娩，在排除胎儿畸形后，选择剖宫产结束分娩，可明显降低围生儿死亡率。

（二）保守期待

若妊娠未足月，且辅助检查未发现有胎儿畸形，可行保守期待。通过羊膜腔灌注解除脐带受压，可使胎心变异减速率、胎粪排出率及剖宫产率降低，提高围生儿成活率。因此羊膜腔灌注是一种安全、经济、有效的治疗方法，妊娠中、晚期时对防治妊娠羊水过少并行羊膜腔灌注也有良好效果。

1. 经宫颈羊膜腔输液

1）适应证及患者选择：①临床及 B 超诊断羊水过少，已引产或准备引产；②宫颈口开张 <8 cm；③单胎、胎位正常、头盆比例相称；④无宫内感染；⑤排除前置胎盘；⑥排除瘢痕子宫及子宫畸形；⑦排除胎儿宫内窘迫。

2）输液方法及液体选择：多数学者主张输注液体采用生理盐水，有主张用乳酸林格液，因为其电解质成分、渗透压及 pH 值都更接近羊水。对未到预产期的孕妇，使用 37℃温生理盐水输注，妊娠足月或过期妊娠可采用 37℃温生理盐水或室温生理盐水。羊膜腔输液时，宫腔内插入压力导管连接到一个含 1 000 ml 生理盐水的盛器。有人主张在压力管上安装测压装置，输液时用于监测羊膜腔内压力。输液速度通常为 10 ~ 20 ml/min，也可用 Y 形三叉接头，调整宫腔进入液量及排出液量。输液量的多少用 AFI 进行监测；当 AFI≥8.0 cm 或 AFD≥3.0 cm 提示输液量已足够。文献报道输入液量波动较大，通常为 250 ~ 1 000 ml。

2. 经腹羊膜腔输液

经腹羊膜腔输液在 B 超引导下进行，用 20 号长针经腹羊膜腔穿刺、输液。适用于妊娠 16 ~ 34 周羊水过少的孕妇。输液速度为 20 ~ 50 ml/min，使用温生理盐水，每次输液不宜过多，用 B 超监测，以能改善 B 超测量值的最小液量为宜，一般在 100 ~ 250 ml。输液可视病情需要多次进行，可防止羊水过少造成的不良后果。经腹羊膜腔输液，其输入量及输液速度应严格控制。AFI≥8.0 cm 或 AFD≥3.0 cm 提示输液量已足够。经羊膜腔输液后可明显改善 B 超图像的清晰度，有利于监测胎儿宫内情况。

经腹羊膜腔输液应注意绒毛膜羊膜炎、宫内感染、胎盘早剥、自然流产、死胎、早产、宫内张力过高、羊水栓塞及胎膜早破等情况。因此，手术操作时应掌握适应证，严格执行操作规程及无菌消毒制度，选择穿刺点应尽量避开胎盘，手术宜稳、准、巧，输液速度不宜过快，输液量不宜过多。输注液体内适当加用对黏膜无刺激性、对胎儿无害、胎儿胃肠道吸收极少的广谱抗生素，如氨苄西林、头孢噻肟等。尽量减少并发症的发生，提高羊膜腔输液的成功率。

八、健康教育

（一）预防

妊娠前积极治疗慢性疾病，进行遗传优生咨询，做好计划妊娠。加强孕期保健和产前检查，注意休息、营养，避免精神创伤，保持身心健康。左侧卧位休息可减少子宫自发性收缩，并增加子宫胎盘血流量，改善胎儿的氧气和营养供给。妊娠晚期要节制性生活，预防感染。积极治疗妊娠并发症。宫颈内口松弛者在妊娠 14~18 周时做宫颈内口缝合术。

（二）护理与康复

1）鼓励孕妇绝对卧床休息，并采取左侧卧位。

2）病室应安静、舒适，宜视需要限制访客。

3）必要时给予氧气吸入，2~3 L/min。

4）加强生活护理，保持床褥被单干燥、平整，协助孕妇更换清洁衣服。

5）采用连续性子宫胎心音监视器观察宫缩情形，每 15~30 分钟记录。同时监测胎动情形，并教导孕妇自行测量胎动的方法。

6）注意观察及评估胎儿窘迫的征象，若胎儿窘迫状况无法改善，依情况协助医生准备生产。

7）遵医嘱正确给予安胎药物，注意观察药物疗效及不良反应，发现异常及时通知医生。

（李宁）

第九节　胎膜早破

胎膜早破是指在临产前胎膜自然破裂。孕龄 <37 孕周的胎膜早破又称为早产（未足月）。胎膜早破是围生期最常见的并发症，可导致早产率升高，围生儿病死率增加，宫内感染率及产褥感染率均升高。胎膜早破的原因有：创伤、宫颈内口松弛、感染、羊膜腔压力增高、胎儿先露部与骨盆入口衔接不好、胎膜发育不良等。

一、病因和发病机制

（一）胎位异常或头盆不称

胎位异常或头盆不称是胎膜早破最常见的危险因素。臀位尤其是足先露、横位、枕横位或枕后位、胎头高直位等，以及头盆不称、胎头高浮时，胎儿先露部不能与骨盆入口很好衔接，使宫颈内口处的胎膜承受局部宫腔压力，易使胎膜在临产前破裂。

（二）胎膜的生物物理性状改变

由于羊膜组织缺少弹性蛋白，故其韧性主要依赖羊膜中的胶原蛋白来维持。如果体内颗粒性弹性蛋白酶及胰蛋白酶增加，此两种酶对羊膜中胶原蛋白的分解作用增强，使之弹性下降，脆而易破。已有证据显示胎粪污染可使这两种酶活性增加。另外，孕妇体内微量元素缺乏，如铜与锌的缺乏可致使赖氨酸酰化酶活性受限，羊膜内胶原蛋白合成障碍，脆性增加而易破。

（三）宫内感染

宫内感染可由阴道上行感染，或全身感染所致。约有 66% 的胎膜早破都有绒毛膜羊膜炎存在。宫内感染除了能使胎膜合成、释放前列腺素增加刺激产生宫缩外，炎症本身使羊膜水肿、质脆易破。

（四）羊膜腔内压力过高

羊水过多、多胎妊娠、子宫肌张力过高均可导致压力过高而引起胎膜早破；腹部外伤、剧烈持续的咳嗽、体位的突然改变等均可使宫内压力一过性增高而致胎膜破裂。

（五）羊膜腔内压力不均

羊膜腔内压力不均包括胎位异常，如臀位、横位、头盆不称、先露高浮不能衔接，使宫内压力不均，前羊膜囊承受力过大而引起胎膜破裂。

（六）性生活、阴道检查

妊娠晚期性生活，除了宫颈受冲击外，精液中前列腺素的刺激，感染的诱发均是性生活引起胎膜早破的原因。不规范的阴道检查亦可引起胎膜破裂。

（七）宫颈管松弛

宫颈管松弛可能是先天性宫颈管发育不良，也可能为前次妊娠分娩或流产导致的创伤，使宫颈功能不全，在妊娠晚期子宫下段形成时宫颈管不能支托胎先露及羊膜囊，而引发胎膜破裂。

二、对母儿的影响

（一）对母体的影响

1. 感染

破膜后，阴道病原微生物上行性感染更容易、更迅速。随着胎膜早破潜伏期（指破膜到产程开始的间隔时间）延长，羊水细菌培养阳性率增高，且原来无明显临床症状的隐匿性绒毛膜羊膜炎常变成显性。除造成孕妇产前、产时感染外，胎膜早破还是产褥感染的常见原因。

2. 胎盘早剥

足月前胎膜早破可引起胎盘早剥，确切机制尚不清楚，可能与羊水减少有关。据报道，最大羊水池深度 < 1 cm，胎盘早剥发生率为 12.3%；而最大羊水池深度 > 2 cm，发生率仅 3.5%。

（二）对胎儿的影响

1. 诱发早产

胎膜早破是发生早产的重要原因。30%～40% 的早产与胎膜早破有关，早产儿易发生新生儿呼吸窘迫综合征、胎儿及新生儿颅内出血、坏死性小肠炎等并发症，围生儿死亡率增加。

2. 感染

孕妇发生羊膜腔感染，直接威胁子宫内的胎儿，常引起胎儿及新生儿感染，表现为肺炎、败血症、颅内感染。

3. 脐带并发症

胎先露未衔接者，破膜后脐带脱垂的危险性增加，因破膜继发性羊水减少，使脐带受压，亦可致胎儿窘迫，对胎儿、婴儿威胁极大。

4. 胎肺发育不良及胎儿受压综合征

妊娠 28 周前胎膜早破保守治疗的患者中，新生儿尸解发现，肺/体重减少、肺泡数目减少。活体 X 线摄片显示小而充气良好的肺、钟形胸、横膈上抬到第 7 肋间。胎肺发育不良常引起气胸、持续肺高压，预后不良。破膜时孕龄越小、引发羊水过少越早，胎肺发育不良的发生率越高。如破膜潜伏期长于 4 周，羊水过少程度重，可出现明显胎儿宫内受压，表现为铲形手、弓形腿、扁平鼻等。

三、临床表现

（一）症状

主要症状是阴道流液，其特点为第一次流液较多，以后呈间断性时多时少，当腹压增加时流液明显增多。如第一次流液较多，孕妇自觉腹部轻松、子宫缩小。流液中如见到胎脂乳白块状物有助于诊断。

（二）体征

肛诊或阴道检查先露部时触不到前羊水囊，推动先露部时阴道流液增多。用窥阴器检查时可见到羊水自宫颈口流出。腹部检查时羊水量少，胎儿肢体清晰，加压宫体时羊水流出增多。

四、并发症

（一）早产

早产是常见并发症，在妊娠未足月前，胎膜早破将引起早产，致围产儿死亡率升高。

（二）羊膜炎

羊膜炎为重要并发症，破膜后细菌容易侵入宫腔，特别是胎膜早破超过 24 小时者，当出现发热及脉搏增快，伴不明原因的胎心音加速，应首先考虑有羊膜炎的存在。胎儿如吸入被污染的羊水，可发生胎儿肺炎、宫内窘迫。

（三）脐带脱垂

当胎位不正或骨盆狭窄时，破膜后，脐带随羊水从胎先露部与骨盆出口的空隙处脱出，严重威胁胎儿生命。

（四）其他

羊水流出后，宫口扩张缓慢，产程延长；羊水流尽后宫体紧裹胎儿，可引起子宫收缩不协调，胎盘受压导致胎儿宫内窘迫。

五、实验室及其他检查

（一）阴道分泌物 pH 值测定

阴道分泌物 pH 值测定，可用试纸法测定，如 pH 试纸变蓝（pH 值≥6.5），可诊断，因阴道液 pH 值为 4.5 ~ 5.5，而羊水 pH 值为 7 ~ 7.5。

（二）阴道流液涂片检查

待阴道流液干后镜检，查见羊齿状结晶；用 0.5‰美兰染色查见淡蓝色或不着色的胎儿皮肤上皮细胞及毳毛；用 0.1% ~ 0.5% 尼罗兰染色，查见橘黄色胎儿上皮细胞，均可诊断胎膜早破。

（三）窥阴器检查

窥阴器检查见液体自宫颈流出，或后穹隆积液中见到胎脂样物。

（四）阴道流出液的其他检测

阴道流出液的其他检测包括胰岛素样生长因子结合蛋白－1（IGFBP－1）和人胎盘阿尔法微球蛋白－1（PAMG－1）等，阳性者可诊断。

（五）经腹羊膜腔穿刺

经腹羊膜腔穿刺注入靛胭脂如由阴道流出，诊断可确定。此为有创操作，临床少用。

六、诊断

根据症状、体征、实验室及其他检查可确诊。

七、鉴别诊断

羊水应与尿失禁、阴道炎的液体鉴别。此外，孕晚期，阴道分泌物量常增多而变稀，有时可与胎膜早破相混淆。通过 pH 试纸测定或尼罗兰染色等不难区别。

八、治疗

一经确诊为胎膜早破，孕妇应立即住院，严密监护胎心变化，胎儿先露部高浮者，应绝对卧床休息，取侧卧位为宜，防止脐带脱垂，并注意保持外阴部清洁。应根据不同孕周确定处理原则。若就诊时已临产，则不应阻止其产程进展。

1）妊娠不足 28 周者，新生儿生存率很低，原则上应中止妊娠。

2）妊娠 29～32 周的胎膜早破孕妇，应采取期待疗法，尽可能维持至妊娠 33 周或以上再分娩。可给予宫缩抑制剂，常用药物有口服的沙丁胺醇、静脉滴注的利托君或硫酸镁等。

3）妊娠 33～36 周的胎膜早破孕妇，应卧床休息，每日测 4 次体温、脉率及胎心率，保持外阴清洁。无羊膜腔感染和胎儿窘迫征象、无产兆、B 型超声检查示羊水量不太少，由于胎儿尚未成熟，应采取期待疗法，延长孕龄，促使胎儿体重增加和胎儿肺成熟。若孕妇出现体温升高、白细胞计数升高而中性粒细胞≥0.90，阴道流出液体有臭味，出现宫腔感染征象，不论孕龄均应给予足量广谱抗生素，如氨苄西林 6～8 g 静脉滴注，同时用催产素引产，争取迅速经阴道分娩。如引产失败，或合并骨盆狭窄、头盆不称、胎位异常、宫内窘迫等，宜行剖宫产术。

4）对妊娠 36 周以上，破膜超过 24 小时未临产者，因胎儿已经成熟，为预防感染，原则上应尽快中止妊娠，同时给予抗生素预防感染。

5）分娩结束，均应常规给予广谱抗生素，以预防和控制感染。对出生的新生儿同样应给予抗生素。

九、预防

大多数胎膜早破均可预防，围生期宣教、保健是预防胎膜早破的关键。妊娠晚期应避免性生活，减少过多过重的体力运动，防止外伤，减少不必要的阴道检查。及时治疗局部及全身感染。

（李宁）

第十节 过期妊娠

妊娠达到或超过 42 周，称为过期妊娠。其发生率占妊娠总数的 5% ~12%。过期妊娠的围生儿病率和死亡率增高，并随妊娠延长而加剧，妊娠 43 周时围产儿死亡率为正常的 3 倍，44 周时为正常的 5 倍。初产妇过期妊娠胎儿较经产妇危险性增加。对胎儿和母亲的危害有胎儿窘迫、羊水量减少、分娩困难及损伤。

一、病因和发病机制

过期妊娠的原因尚不清楚，下列因素容易导致过期妊娠。

（一）雌、孕激素比例失调

正常妊娠足月分娩时，雌激素增高，孕激素降低。如雌激素不能明显增高，导致孕激素优势，抑制前列腺素及缩宫素作用，可引起过期妊娠。

（二）子宫收缩刺激反射减弱

部分过期妊娠胎儿较大，可导致头盆不称或胎位异常，胎儿先露部不能与子宫下段及宫颈密切接触，反射性子宫收缩减少，导致过期妊娠。

（三）胎儿畸形

如无脑儿垂体缺如，不能产生足够促肾上腺皮质激素，胎儿肾上腺皮质萎缩，从而雌激素前身物质 16α - 羟基硫酸脱氢表雄酮分泌不足，使雌激素形成减少，致过期妊娠。

（四）遗传因素

某家族、某个体常反复发生过期妊娠，提示过期妊娠可能与遗传因素有关。胎盘硫酸酯酶缺乏症是一种罕见的伴性隐性遗传病，亦可导致过期妊娠。其机制是胎儿肾上腺与肝脏虽能产生足量 16α - 羟基硫酸脱氢表雄酮，但胎盘缺乏硫酸酯酶，使其不能脱去硫酸根转变成雌二醇及雌三醇，从而使血中雌二醇及雌三醇明显减少，难以启动分娩。

过期妊娠对胎儿的影响取决于胎盘功能。如胎盘结构如常，因而功能正常，胎儿生长发育良好，巨大儿的发生率为足月分娩的 2 ~3 倍。如胎盘老化、胎儿体重偏低、羊水量减少，可并发宫内窘迫。

二、病理

（一）胎盘

过期妊娠的胎盘有两种类型：一种为胎盘功能正常，胎盘外观和镜检均与妊娠足月胎盘无异；另一种为胎盘功能减退，胎盘外观有梗死和钙化，镜检绒毛间隙变窄、绒毛内血管床减少、间质纤维化增加，以及合体细胞结节增多等供氧不足的胎盘老化现象。

（二）羊水

随着孕龄增加，羊水量越来越少。

（三）胎儿

过期妊娠的胎儿可能有以下几种生长模式。

1. 生长正常

因胎盘功能正常，胎儿继续生长，体重增加，但颅骨钙化明显，不易变形，导致难产，多数胎儿属于此类。

2. 成熟障碍

由于胎盘血供不足及缺氧，胎儿不再继续生长，可分为3期：第Ⅰ期为过度成熟，容貌如"小老人"；第Ⅱ期为胎儿缺氧，羊水、胎儿皮肤、羊膜及脐带呈黄绿色，围生儿病率及死亡率最高；第Ⅲ期为胎儿全身粪染历时较长、广泛着色，指（趾）甲和皮肤呈鲜黄色，此期预后较Ⅱ期好。

3. 其他

宫内发育迟缓与过期妊娠并存，则胎儿更危险。

三、临床表现

过期妊娠时，对母儿的影响较大。由于胎盘的病理改变致使胎儿窘迫或胎儿巨大造成难产，两者均使围生儿死亡率及新生儿窒息发生率增高。对母体，又因胎儿窘迫、头盆不称、产程延长，使手术产率明显增加。因缺氧，胎儿排出胎粪染及羊水、胎儿皮肤、羊膜和脐带，使新生儿出生时评分低，死亡率高。过期妊娠主要有以下表现。

1）怀孕≥42周。
2）胎动较前减少。
3）宫底高度、腹围可大于或小于孕周。
4）超声波提示羊水减少。
5）胎心电子监护仪无应激试验（NST试验）出现异常。
6）尿雌三醇/24小时值偏低。

四、诊断

(一) 核实预产期

仔细询问平时月经情况,有无服用避孕药,孕前基础体温升高的排卵期,两地分居夫妇性交日期,以推算预产期。如月经不规则或回忆不起,则根据早孕反应、妊娠试验开始为阳性的时间、胎动出现的时间、用听筒经腹壁听胎儿的时间、妇科检查、B 型超声检查等推算预产期。若孕晚期子宫符合足月大小、宫颈已成熟、羊水量渐减少、孕妇体重不再增加或稍减轻,应视为过期妊娠。

(二) 判断胎盘功能

1. 胎动计数

由于每个胎儿的活动量各异,不同孕妇自我感觉的胎动数差异很大。一般认为 12 小时内胎动累积数少于 10 次或逐日下降超过 50%,而又不能恢复,应视为胎盘功能不良,胎儿有缺氧存在,该方法为孕妇自我对胎儿监护的方法,简单易行,但假阳性率高。

2. 孕妇尿 E_3 含量及 E/C 测定

妊娠期间 E_3 主要由孕妇体内的胆固醇经胎儿肾上腺、肝脏以及胎盘共同合成。正常值为 15 mg/24 h 尿,10~15 mg/24 h 尿为警戒值,<10 mg/24 h 尿为危险值。过期妊娠孕妇留 24 小时尿液行 E_3 测定,如连续多次 E_3 <10 mg/24 h 尿,表示胎盘功能低下;也可用孕妇任意尿测定 E/C,估计胎儿胎盘单位功能,若 E/C >15 为正常值,10~15 为警戒值,<10 为危险值。若 12 小时尿 E/C <10,或下降超过 50% 者应考虑胎盘功能不全。测定 E/C 虽不精确,但能满足临床的需要,可作为筛选和连续检测方法。

3. 测定孕妇血清中游离 E_3 和 HPL 值

采用放射免疫法测定过期妊娠孕妇血清中 E_3 和 HPL 值,若 E_3 低于 40 ng/L,HPL 低于 4 μg/ml 或骤降 50%,表示胎儿胎盘功能减退。该方法为国际上盛行的检测方法,是判断胎盘功能最准确的检测手段,由于价格比较昂贵,在国内尚未广泛开展。

4. 妊娠血清耐热性碱性磷酸酶的测定

妊娠血清耐热性碱性磷酸酶 (HSAP) 由胎盘合体滋养细胞产生,其量随妊娠进展而逐渐增加,至妊娠 40 周达到高峰,超过预产期后则缓慢下降,提示胎盘功能减退。

5. 阿托品试验

阿托品试验用于测定胎盘渗透功能。静脉滴注阿托品 0.1 mg/ (ml·min),共 10 分钟滴入 1 mg。用药后如胎心无变化或 10 分钟后胎心率仅增加 5~10 次/分,则表示胎盘渗透功能减退。

6. 胎儿监护仪检测

胎儿监护仪检测 NST 每周 2 次,NST 有反应型提示胎儿无缺氧,无反应型需做宫缩应激试验 (CST),CST 多次反复出现胎心晚期减速者,提示胎儿有缺氧。

7. B 型超声检测

B 型超声检测每周监测 2 次，观察胎动、胎儿肌张力、胎儿呼吸样运动及羊水量等。一般可以羊水量为单一指标，羊水暗区直径小于 3 cm，提示胎盘功能不全，小于 2 cm 则胎儿危险，彩色超声多普勒检查可通过测定胎儿脐血流来判断胎盘功能不全与胎儿安危。

8. 羊膜镜检查

羊膜镜检查观察羊水颜色，了解胎儿是否因缺氧而有胎粪排出。若已破膜可直接观察到羊水流出及其性状。

（三）了解宫颈成熟度

了解宫颈成熟度能对预测引产是否成功起重要作用，产妇宫颈成熟度评分，常用 Bishop 评分法，7 分以上引产成功率高。

五、治疗

应力求避免过期妊娠的发生，争取在妊娠足月时处理。对确诊过期妊娠者，应根据胎盘功能、胎儿大小、宫颈成熟度等综合分析，选择恰当的分娩方式。

（一）引产

对确诊过期妊娠而无胎儿窘迫、无明显头盆不称等，可考虑引产。

1. 引产前促宫颈成熟

宫颈成熟度是影响引产成功率的主要因素，不成熟的宫颈引产不易成功。因此，引产前应常规进行 Bishop 评分，如 <7 分，引产前应给予促宫颈成熟治疗。常用药物有：普拉睾酮 200 mg 溶于 5% 葡萄糖液 20 ml 中，缓慢静脉注射，每日 1 次，连用 3 日。也可用缩宫素或前列腺素制剂促宫颈成熟。

2. 引产

对宫颈成熟，Bishop 评分 >7 分者，应予以引产。对胎头已衔接者，通常采用人工破膜加缩宫素静脉滴注的方法。引产过程中应严密监护胎心、宫缩及产程进展。

进入产程后，应鼓励产妇左侧卧位、吸氧。产程中最好连续监测胎心，注意羊水性状，有条件者可取胎儿头皮血测 pH 值，及早发现胎儿窘迫，并及时处理。对羊水 Ⅲ 度污染者，胎头娩出后应立即清除口咽部黏液，在直接喉镜指引下清理呼吸道，并行气管插管吸出气管内黏液，以减少胎粪吸入综合征的发生。

（二）分娩或剖宫产

分娩或剖宫产时应准备胎儿宫内复苏和新生儿窒息的抢救。临产后应严密观察产妇产程进展和胎心音的变化，有条件时采用分娩监护仪长期监护。如发现胎心音异常、产程进展缓慢，或羊水中混有胎粪时，应立即行剖宫产。为避免胎儿缺氧，产程中应充分给氧并静脉滴注葡萄糖。过期产儿病率和死亡率高，应加强其护理和治疗。

六、预防

妊娠期间，适度饮食及休息，稍事活动，以免胎儿过大或胎儿生长迟缓，做好产前检查，计算好预产期，一旦发现过期妊娠应及时检查处理，以确保母婴健康。

（金明红）

第十一节 早 产

早产是指妊娠满 28 周至不足 37 周间分娩者。此时娩出的新生儿称早产儿，体重多在 1 000 ~ 2 499 g。国内早产占分娩总数的 5% ~ 15%。约 15% 的早产儿死于新生儿期。近年来由于早产儿治疗和监护手段的进步，其生存率明显提高，伤残率下降。国外学者建议将早产定义时间上限提前到妊娠 20 周。

一、病因

由于分娩动因迄今尚未阐明，故而引起早产的原因亦不完全清楚，约 30% 的早产无明显原因。早产常与以下情况有关。

（一）母体方面

1）合并急性或慢性疾病如传染性肝炎、流行性感冒、急性泌尿道感染、高热；心脏病、慢性肾炎、严重贫血、糖尿病、甲状腺功能亢进等。

2）妊娠并发症如妊高征。

3）妊娠中晚期的性生活或其他原因所致的生殖道感染。

4）合并子宫畸形如双子宫、双角子宫，纵隔子宫等；宫颈创伤、松弛；子宫肌瘤等。

5）孕妇年龄过小（ < 18 岁），过大（ > 40 岁）。身材过于矮小、瘦弱，身高 < 145 cm，体重 < 45 kg 者，有吸烟、酗酒习惯者。

6）社会经济状况不良或未婚先孕或有身心创伤者。

7）以往曾有早产、流产史者。

（二）胎儿、胎盘方面

1）多胎妊娠。

2）羊水过多或过少、胎位不正。

3）胎儿宫内发育不良、胎死宫内、胎儿畸形、遗传基因疾病。

4）前置胎盘和胎盘早期剥离。

5）胎膜早破、绒毛膜羊膜炎者。

（三）医源性

因高危妊娠而提前终止妊娠。

二、临床表现

主要临床表现是子宫收缩，最初是不规则收缩，常伴有少量阴道流血或流血性分泌物，以后可发展为规则宫缩，胎膜早破比足月临产多见。临床经过为：

1. 早产先兆

妊娠满 28 周后出现至少 10 分钟 1 次的规律宫缩，伴宫颈管缩短。

2. 早产临产

妊娠满 28 周至不满 37 周，出现规则宫缩，伴宫颈管缩短 ≥75%，宫口开大 ≥ 2 cm。或伴少量阴道流血或排液。

3. 早产

妊娠不足 37 周，初产妇宫口开大 3 cm 以上，经产妇宫口开大 4 cm 以上。

三、实验室及其他检查

（一）血常规

血常规检查是否有贫血，发现贫血，及时纠正。

（二）尿常规

尿常规检查尿蛋白、尿糖、尿沉渣，如有泌尿系感染史者，常规做尿培养，以便及时发现菌尿症。

（三）白带检查

白带检查注意有无霉菌、滴虫，如发现阴道炎应予以治疗。

（四）超声波检查

做 B 超及断层法，了解胎儿情况，如是否多胎，胎位，胎儿是否存活。

近年来早产预测工作有明显进展。现常用两种方法：①阴道 B 型超声检查宫颈长度及宫颈内口漏斗形成情况，如宫颈内口漏斗长度大于宫颈总长度的 25%，或功能性宫颈内口长度 <30 mm，提示早产的可能性大，应予治疗；②阴道后穹隆棉拭子检测胎儿纤维联结蛋白（fFN），fFN 是一种细胞外基质蛋白，通常存在于胎膜及蜕膜中，在妊娠最初 20 周内，宫颈、阴道分泌物中可测出 fFN。若妊娠 20 周后，上述分泌物中fFN >50 ng/ ml，则提示胎膜与蜕膜分离，有早产可能。其预测早产的敏感性可达 93%，特异性为 82%。

（五）窥阴器检查及阴道流液涂片

窥阴器检查及阴道流液涂片可了解有无胎膜早破。

（六）宫颈及阴道分泌物培养

宫颈及阴道分泌物培养排除 B 族链球菌感染及沙眼衣原体感染。

（七）羊膜穿刺

胎膜早破者羊膜穿刺可抽取羊水送细菌培养，排除绒毛膜羊膜炎，以及检测卵磷脂与鞘磷脂比值或磷脂酰甘油等，了解胎儿肺成熟度。

四、诊断

妊娠满 28 孕周至不足 37 周期间出现不规则子宫收缩，多伴有少量阴道血性分泌物，临床上可诊断为先兆早产。一旦有规律宫缩，即宫缩每次间隔 5~6 分钟，持续 30 秒以上，伴宫颈管缩短≥75%、宫口扩张达到或超过 2 cm 或胎膜已破，可诊断为早产临产。

五、鉴别诊断

（一）前置胎盘

前置胎盘为无痛性出血，不伴规律宫缩。

（二）胎盘早剥

胎盘早剥出血常伴腹痛及压痛，宫缩间歇时亦存在，严重者胎位、胎心不清，如板样腹肌，多伴内出血。

（三）宫颈局部病变出血

宫颈局部病变出血可通过窥阴器检查或指检发现。

（四）假临产及妊娠晚期子宫生理性收缩

假临产及妊娠晚期子宫生理性收缩一般子宫收缩不规则，无痛感，且宫口不开大，经休息或应用镇静剂治疗后消失。

六、治疗

早产的治疗原则：如胎儿存活、胎膜未破、无宫内感染、宫颈扩张在 4 cm 以下者，尽量设法抑制宫缩，使妊娠继续，让胎儿在子宫内继续生长与发育。如胎膜已破、宫颈口进行性开张，妊娠已无法继续，应积极做好新生儿复苏准备，尽量提高早产儿的存活率。治疗方法如下。

（一）一般治疗

1. 卧床休息

一旦出现早产先兆症状，应卧床休息，宜多采用左侧卧位，以减少自发性宫缩，增加子宫血流量，改善胎盘功能。

2. 吸氧

吸氧每日 2 次，每次 30 分钟。

3. 避免刺激及干扰

避免刺激及干扰，尽量减少阴道及肛门及腹部检查，必须检查时动作要轻柔，减少局部刺激。

（二）病因治疗

1. 去除早产的病因

去除早产的病因是治疗早产的重要措施之一，对于妊娠并发症，积极治疗原发病可避免医源性（干预性）早产的发生；对于宫颈功能不全者，孕妇可于妊娠 14～28 周行宫颈环扎术。

2. 使用抗生素

对于先兆早产和早产患者，建议使用抗生素（用药量及方法按具体情况而定）。抗生素既可防止下生殖道感染的扩散，也能延长破膜后的潜伏期（从破膜开始到有规律宫缩的一段时间）。因宫缩有负吸作用，能促进和加重感染，一旦出现宫缩，则应该应用抗生素。

抗生素多选用氨苄西林和（或）红霉素。用药方法如下：

1）对仅有胎膜早破者，用阿莫西林 750 mg，3 次/日，口服，共 7 天。

2）有规律宫缩、宫口未开、无破膜者，口服氨苄西林 2～3 g/d；或红霉素 1～1.2 g/d，共 7 天。

3）有规律宫缩、宫口扩张＜3 cm、无破膜者，采用负荷量加维持量治疗：氨苄西林 4～5 g/d，静脉滴注；或红霉素 2 g/d，静脉滴注，共 2 天，然后口服氨苄西林 0.75～2 g/d 或红霉素 1 g/d，共 5 天。

（4）有规律宫缩合并胎膜早破者，采用氨苄西林 6～8 g/d，静脉滴注，共 4 天，继以口服 1.5～2 g/d 至分娩。

（5）进入活跃期，静脉滴注氨苄西林 5 g，2～4 小时后重复使用。

随着头孢类抗生素药物的发展，目前临床上经常用头孢二代和三代抗生素预防和治疗感染，且效果较好。因此，在经济条件允许的情况下，不妨选用头孢类抗生素药物。如：①头孢噻吩 0.5～1 g，4 次/日，肌内注射或静脉注射；②头孢曲松（头孢三嗪、菌必治）1 g，1 次/日，肌内注射；严重感染 1 g，2 次/日，溶于生理盐水或 5%～10% 葡萄糖液 100 ml 中，静脉滴注，于 0.5～1 小时滴完；③头孢唑啉 0.5～1.0 g，2 次或 3 次/日，肌内注射或静脉注射；④头孢拉定 1～2 g，分 3 次或 4 次服用。对青霉素过敏者头孢类药须慎用。

实验证明，使用抗生素平均延长孕期7～42天，以宫口未开、无破膜者最显著，胎膜早破者效果较差。

（三）药物抑制宫缩

1. β$_2$肾上腺素能受体激动剂

1）利托君（羟苄羟麻黄碱）：适用于妊娠20周以上的孕妇抗早产治疗。150 mg加入5%葡萄糖液500 ml中静脉滴注，于48小时内滴入。患者应保持左侧卧位，以减少低血压危险。开始滴速为每分钟0.1 mg，逐渐增加至每分钟0.15～0.35 mg，待宫缩停止后，至少持续输注12小时。静脉滴注结束前30分钟，可以维持治疗。头24小时内口服剂量为每2小时10 mg，此后每4～6小时10～20 mg，每日总剂量不超过120 mg。本品可激动子宫平滑肌中的β$_2$受体，抑制子宫平滑肌收缩，减少子宫活动，从而延长妊娠期。不良反应，静脉注射时可发生心悸、胸闷、胸痛和心律失常等反应（严重者应中断治疗），还可有震颤、恶心、呕吐、头痛和红斑以及心烦意乱、焦虑不适等。本品通过胎盘屏障可使新生儿心率、血糖出现改变，应密切注意。糖尿病患者及使用排钾利尿剂的患者慎用。与糖皮质激素合用可出现肺水肿，极严重者可导致死亡。

2）沙丁胺醇（舒喘灵）：本品具有抑制子宫收缩，使血管扩张，增加胎盘血流量的作用。据报道，54例早产者应用本品进行抑制宫缩治疗，并与同期47例早产未用宫缩抑制剂者做对照，结果显示：沙丁胺醇组抑制宫缩成功45例，成功率为83.33%，平均延长妊娠时间7.47天，最长达28天；对照组仅1例宫缩自行缓解，其余全部在48小时内分娩，沙丁胺醇组新生儿窒息率低于对照组，产后出血率及出血量两组无差异。仅2例服用沙丁胺醇后出现心动过速，停药后自行缓解。故认为对早产应用本品进行抑制宫缩治疗安全、有效。用法：每片2 mg，每次4 mg，每日3次，口服。宫缩消失后继续服2～3天停药。

2. 硫酸镁

静脉滴注硫酸镁可提高细胞外液镁离子浓度，镁离子直接作用于子宫肌细胞，拮抗钙离子对子宫收缩的作用，从而抑制子宫收缩。常用方法为25%硫酸镁16 ml加于25%葡萄糖液20 ml内，5分钟内缓慢静脉推注；再用25%硫酸镁60 ml加于5%葡萄糖液1 000 ml内，以每小时硫酸镁8 ml速度静脉滴注，直至宫缩停止。用药过程中注意膝腱反射（应存在）、呼吸（应每分钟不少于16次）和尿量（应每小时不少于25 ml）。

3. 前列腺素合成酶抑制剂

前列腺素合成酶抑制剂减少前列腺素的合成或释放，以抑制子宫收缩。

1）吲哚美辛：本品可通过抑制前列腺素的合成，减弱子宫收缩。其特点及不良反应为：可使胎儿动脉导管提早关闭或狭窄，引起肺动脉高压甚至导致心力衰竭而死亡。此外，尚能引起胃肠反应，出现恶心、呕吐、腹泻、黏膜溃疡、出血、少尿等。现已不提倡在妊娠期使用。

2）阿司匹林：0.5～1 g，每日3次，口服。

4. 其他

1）孕激素：对胎盘功能不全或孕妇血孕酮下降，雌二醇上升，或两者比例失调引起的早产，给孕酮制剂效果较好。但对已临产的早产无效。可每周肌内注射 1 次己酸羟孕酮 250 mg，根据情况及反应调整用药量，但不宜过多、过频使用。

2）硝苯地平：该药能有效地抑制妊娠子宫肌自发性收缩及中期妊娠流产时羊膜腔注射前列腺素 $F_2\alpha$ 引起的宫缩与阵痛，因而可以治疗早产。据报道，在 10 例怀孕不足 33 周的早产患者中使用本品后，使分娩至少延期 3 天。

3）缩宫素受体拮抗药：是目前研究的热点，可分为肽类和非肽类。缩宫素受体拮抗药可妨碍缩宫素发挥作用，减少前列腺素的合成，降低子宫平滑肌的收缩性并对缩宫素受体有下调作用。2000 年，欧洲奥地利、丹麦、瑞典等国有第一个肽类缩宫素受体拮抗药上市。国内亦有多个单位在加紧这方面的研究工作。

（四）镇静

在孕妇精神紧张时，镇静剂可用于辅助用药，但这类用药既不能有效抑制宫缩，又对新生儿呼吸有很大影响，故临产后忌用。

（五）促胎肺成熟

应用糖皮质激素 24 小时后至 7 日内，能促进胎儿肺成熟，预防新生儿呼吸窘迫综合征，明显降低其发病率。同时，也能使脑室周围及脑室内出血减少，坏死性小肠炎发生率降低。应用糖皮质激素的指征为：①妊娠未满 34 周、7 日内有早产分娩可能者；②孕周 >34 周但有临床证据证实胎肺未成熟者。

常用药物、剂量及方法为：地塞米松 6 mg，肌内注射，每 12 小时 1 次，共用 2 日；或倍他米松 12 mg，肌内注射，每天 1 次，连续 2 天；或羊膜腔内注射地塞米松 10 mg/次。

糖皮质激素治疗的不良反应有：①孕妇血糖升高；②降低母儿免疫力。多疗程应用可能对胎儿神经系统发育产生一定的影响，所以，不推荐产前反复、多疗程应用。

（六）早产分娩处理

对不可避免的早产，停用一切抑制宫缩的药物，严密观察产程进展并做好产时处理，设法降低早产儿的发病率与死亡率。

1. 经阴道分娩

大部分早产儿可经阴道分娩。产程中孕妇应左侧卧位，间断面罩给氧。肌内注射维生素 K_1，以减少早产儿颅内出血的发生。密切监测胎心，慎用可能抑制胎儿呼吸的镇静剂。第二产程常规行会阴后斜切开，缩短胎头在盆底的受压时间，从而减少早产儿颅内出血的发生。

2. 剖宫产

为减少早产儿颅内出血的可能性，一些学者提出对早产胎位异常者可考虑剖宫产结束分娩。但这一分娩方式的决定需在评估早产儿存活可能性的基础上加以权衡。

（金明红）

第二章　妊娠合并症

第一节　妊娠合并心脏病

心脏病本身就是一种严重疾病，再加上妊娠的额外负担，使这类患者更具危险性，因而妊娠合并心脏病一直是威胁母儿安全的重要原因之一。孕产妇死因调查结果表明，孕产妇死因顺位依次为：产科出血（46.7%），心脏病（10.2%），妊高征（10.1%）。妊娠合并心脏病是孕产妇第 2 位死因，而且，国外有统计报道其孕产妇死亡率约为 2.7%。正常妊娠加重了心血管系统功能的负荷量，以妊娠28周、分娩期（尤其是第二产程）及产褥期第 3~4 天为最重。因此，产科医生对心脏负荷量最重时期的孕产妇，特别是合并心脏病者，应密切监护，必要时需要内科等多学科医生协同处理，以防发生意外。严格的围生期保健和及早的风险评价应该作为防范的基本措施，可明显改善妊娠合并心脏病患者的预后。

一、妊娠与心脏病的相互影响

（一）妊娠期

妊娠期孕妇体内总循环血量随孕周增长逐渐增加，至 32~34 周达高峰，比非孕期约增加35%。心排血量比非孕期增加20%~40%。此外，妊娠晚期子宫增大、膈肌上升，使心脏向左、向上移位，出入心脏的大血管扭曲，机械性地增加了心脏负担。故患心脏病的孕妇若孕期监护不周，可因受劳累、感染或其他合并症影响，发生心力衰竭。

（二）分娩期

分娩期为心脏负担最重的时期。

第一产程时，每次子宫收缩约有 500 ml 的血液被挤入周围循环，回心血量增加，随子宫收缩，右心房压力增高，心脏负担进一步加重。由于心排血量也相应增加，平均动脉压增高10%，左心室负担更重。

第二产程时，除子宫收缩外，产妇屏气用力，腹壁肌及骨骼肌同时工作，肺循环压力增高，同时腹压增加，内脏血液涌向心脏，此期心脏负担最重。

第三产程时，胎儿娩出后，子宫迅速缩小，腹压骤减，血液淤积于内脏血管床，回心血量急剧减少；产后胎盘排出，胎盘循环消失，排空的子宫收缩时，大量的血液从子宫突然进入体循环，使回心血量急剧增加，两者引起的血流动力学改变，使心脏负担加重，心功能不全时，易发生心力衰竭。

（三）产褥期

产后 3 日内仍是心脏负担较重的时期。除子宫收缩导致大量血液进入体循环以外，同时产妇体内组织中滞留的大量液体回到体循环，使循环血量再度增加，易诱发心力衰竭。

综上所述，妊娠 32～34 周、分娩期及产褥期的最初 3 日内，心脏的负担最重，是患有心脏病的孕产妇最危险的时期，临床上应给予密切监护。

心脏病不影响受孕，心功能 Ⅰ 级或 Ⅱ 级患者，受孕后通过适当处理多能继续妊娠。心功能不佳的孕妇，尤其是存在合并症，如贫血、妊高征、感染等极易发生心力衰竭。由于缺氧可引起子宫收缩，易致流产、早产；缺氧可致胎儿宫内发育迟缓、胎儿窘迫，甚至胎儿死亡，故围生儿死亡率高。

二、妊娠合并心脏病的种类

随着心血管疾病诊疗技术的发展，先天性心脏病女性生存至生育年龄且妊娠者逐渐增多。在妊娠合并心脏病的患者中，先天性心脏病已占 35%～50%，位居第一。以往发病率较高的风湿性心脏病随着广谱抗生素的应用，发病率逐年下降。此外，由于诊断水平的提高，妊高征性心脏病、围生期心肌病、心肌炎、各种心律失常、贫血性心脏病等，在妊娠合并心脏病中也占有一定比例。二尖瓣脱垂、慢性高血压心脏病、甲状腺功能亢进性心脏病等则较少见。不同类型心脏病的发病率，因不同国家及地区的经济发展水平差异较大而不同。在发达国家及我国沿海经济发展较快的地区，风湿热已少见。在发展中国家及贫困、落后的边远地区仍未摆脱风湿热的困扰，妊娠合并风湿性心脏病者仍多见。

近年来病毒性心肌炎呈增多趋势，妊娠合并心肌炎及其后遗症的比率也在增加。急慢性心肌炎个体表现差异较大，临床诊断较为困难。主要表现为既往无心瓣膜病、冠状动脉粥样硬化性心脏病（简称冠心病）或先天性心脏病（简称先心病），在病毒感染后 1～3 周出现乏力、心悸、呼吸困难和心前区不适。检查可见心脏扩大，出现与发热不相称的持续性心动过速、室性期间收缩、房室传导阻滞和 ST 段及 T 波异常改变等。病原学检查和心肌酶谱可协助诊断。一部分患者呈慢性病程，表现为扩张型心肌病。心肌炎及扩张型心肌病患者一旦妊娠，发生心力衰竭的危险性很大，一般不宜妊娠。急性心肌炎病情控制良好者，可在密切监护下妊娠。

三、妊娠合并心脏病对胎儿的影响

不宜妊娠的心脏病患者一旦妊娠，或妊娠后心功能恶化者，流产、早产、死胎、胎儿宫内发育迟缓、胎儿窘迫及新生儿窒息的发生率均明显增高。心脏病孕妇心功能良好者，胎儿相对安全，剖宫产机会多。某些治疗心脏病的药物对胎儿也存在潜在毒性反应，如地高辛可以自由通过胎盘到达胎儿体内。一部分先心病与遗传因素有关。国外报道，双亲中任何一方患有先心病，其后代的先心病及其他畸形的发生机会较对照组增加 5 倍。如室间隔缺损、肥厚型心肌病、马方综合征等均有较高的遗传性。

四、诊断

（一）妊娠合并心脏病的诊断

妊娠本身可以出现一系列酷似心脏病的症状和体征，如心悸、气短、踝部水肿、乏力、心动过速等。心脏检查可以发现心脏轻度扩大、心脏杂音。妊娠还可使原有心脏病的某些体征发生变化，增加了心脏病诊断的难度。诊断时应注意以下有意义的诊断依据：

1）妊娠前有心悸、气短、心力衰竭史或曾有风湿热的病史，体检、X 线检查、心电图检查曾被诊断为有器质性心脏病。

2）有心功能异常的某些症状，如劳力性呼吸困难、经常性夜间端坐呼吸、咯血、经常性胸闷、胸痛等。

3）查体可发现有发绀、杵状指、持续性颈静脉怒张。心脏听诊有 2 级以上舒张期或粗糙的 3 级以上全收缩期杂音。有心包摩擦音、舒张期奔马律、交替脉等。

4）辅助检查：心电图有严重的心律失常，如心房颤动、心房扑动、Ⅲ度房室传导阻滞、ST 段及 T 波异常改变等；X 线检查显示心脏明显扩大，个别患者有心腔扩大；超声心动图示心腔扩大、心肌肥厚、瓣膜运动异常、心脏结构畸形等。

（二）妊娠合并心脏病早期心力衰竭的诊断

轻微活动后即出现胸闷、心悸、气短；休息时心率每分钟超过 110 次，呼吸每分钟超过 20 次；夜间常因胸闷坐起呼吸，或到窗口呼吸新鲜空气；肺底部出现少量持续性湿啰音，咳嗽后不消失。

（三）心脏病心功能分级

Ⅰ级：一般体力活动不受限制。

Ⅱ级：一般体力活动稍受限制，活动后心悸、轻度气短，休息时无症状。

Ⅲ级：一般体力活动显著受限制，休息时无不适，轻微日常工作即感不适、心悸、呼吸困难，或既往有心力衰竭史者。

Ⅳ级：不能进行任何活动，休息时仍有心悸、呼吸困难等心力衰竭表现。

心功能分级应动态进行，每月 1 次。它与决定可否妊娠、分娩时机、分娩方式及判断预后有关。

（四）心脏病患者对妊娠耐受能力的判断

能否安全度过妊娠期、分娩期及产褥期，取决于心脏病的种类、病变程度、是否进行手术矫治、心功能级别及具体医疗条件等因素。

1. 可以妊娠

心脏病变较轻，心功能Ⅰ级及Ⅱ级患者，一般可以妊娠，在适当的治疗后，估计能承受妊娠和分娩而很少发生心力衰竭。

2. 不宜妊娠

心脏病变较重，心功能Ⅲ级或以上，风湿性心脏病有肺动脉高压，慢性心房颤动，高度房室传导阻滞，活动性风湿热，并发细菌性心内膜炎，先天性心脏病有明显发绀或肺动脉高压者，孕、产期心力衰竭或休克的发生率显著增高，皆不宜妊娠，应劝告其避孕；如已妊娠，则应在孕早期人工终止。

五、治疗

心脏病孕妇的主要死亡原因是心力衰竭与严重感染。未经产前检查的心脏病孕妇，心力衰竭发生率与孕产妇死亡率较有产前检查者高数倍至 10 倍。

（一）未妊娠时

对有器质性心脏病的育龄妇女，做好宣教工作，使其了解妊娠和分娩对心脏病的影响。并根据心脏病的种类、心脏病代偿功能和病情等，决定是否可以妊娠。

（二）妊娠期的处理

能否继续妊娠取决于孕妇的心脏代偿功能情况、心脏病的类型、具体医疗条件等诸多方面。一般心功能Ⅲ级及以上者，不宜妊娠。心功能Ⅰ～Ⅱ级者虽可妊娠但也应密切观察，防止发生心力衰竭。心脏手术后妊娠，如心脏瓣膜置换术后的妇女可否妊娠则取决于原发病变是否消除和心功能改善的程度。此类孕妇在妊娠期应加强监护，用药时选用对胎儿影响小的药物。

1. 终止妊娠的指征

心功能Ⅲ～Ⅳ级、有心力衰竭病史者，风湿活动期、心房纤颤、发绀型先天性心脏病、原发性肺动脉高压、主动脉狭窄的患者，或有其他严重合并症，如肺结核、慢性肾炎、高血压、重度贫血等。

终止妊娠的方法：最好在妊娠 3 个月内行人工流产术。已发生心力衰竭者应待病情控制后，再根据孕周选择相应的终止妊娠方式。

2. 继续妊娠的处理

①加强孕期检查。②保证充分休息和睡眠，避免劳累。③纠正贫血，给予营养丰富的饮食，妊娠 4 个月后宜低盐饮食。④积极防治各种并发症，如上呼吸道感染、妊娠期高血压疾病等。⑤最好在预产期前两周入院待产。有心力衰竭征象者应及时入院治疗。

（三）分娩期的处理

妊娠晚期应提前选择适宜的分娩方式。

1. 经阴道分娩及分娩期处理

心功能Ⅰ～Ⅱ级，胎儿不大，胎位正常，宫颈条件良好者，可考虑在严密监护下经阴道分娩。

1）第一产程：安慰及鼓励产妇，消除紧张情绪。适当应用地西泮、哌替啶等镇静剂。密切注意观察血压、脉搏、呼吸、心率等情况。一旦发现心力衰竭征象，应取半卧位，高浓度面罩吸氧，并给毛花苷 C 0.4 mg 加入 25% 葡萄糖液 20 ml 中缓慢静脉注射，必要时 4~6 小时重复给药 0.2 mg。产程开始后即应给予抗生素预防感染。

2）第二产程：要避免屏气增加腹压，应行会阴后侧切手术、胎头吸引术或产钳助产术，尽可能缩短第二产程。

3）第三产程：胎儿娩出后，在产妇腹部放置沙袋，以防腹压骤降诱发心力衰竭。要防止产后出血过多加重心肌缺血，诱发先心病出现发绀，加重心力衰竭。可静脉注射或肌内注射缩宫素 10~20 U，禁用麦角新碱，以防静脉压增高。产后出血过多者，应适当输血、输液，注意输液速度不可过快。

2. 剖宫产

近年来越来越多的心脏病产妇以剖宫产结束分娩。由于手术技术提高及术中监护手段不断进步，心功能Ⅲ级及以上的心脏病产妇能安全度过手术。主要是改用了全身麻醉（简称全麻），避免了产妇血压波动大；术中操作快，5 分钟内可将胎儿娩出；术中尽量不用宫缩剂；术中内科医生在场监测心脏。

（四）产褥期

产后 1~3 日，特别是 24 小时内应注意回心血量的增加仍可导致心力衰竭。故根据病情给予地高辛或洋地黄类药物。为避免感染应给予抗生素。心功能在Ⅲ级及以上者不宜给婴儿哺乳。产后一周行绝育术。

（五）胎、婴儿的处理

由于胎儿与新生儿属高危儿，产程中应注意缺氧导致的宫内窘迫及出生后窒息，做好抢救准备。

（六）心脏手术的指征

妊娠期血流动力学的改变使心脏储备能力下降，影响心脏手术后的恢复，加之术中用药及体外循环对胎儿的影响，一般不主张孕妇在孕期手术，尽可能在孕前或延至分娩后再行心脏手术。如果妊娠早期出现循环障碍症状，孕妇不愿做人工流产，内科治疗效果又不佳且手术操作不复杂，可考虑手术治疗。手术时期：宜在妊娠 12 周以前进行，手术前注意保胎及预防感染。

（七）妊娠合并心脏病的疗病流产及计划生育

心脏病育龄妇女有下列情况之一者不宜妊娠：心功能Ⅲ级及以上、有心力衰竭史、伴有心房颤动者、心脏明显扩大者、严重先心病而又不能手术者、高血压心脏病患者、年龄 >35 岁初产者。

如已妊娠，具有下列情况之一者应终止妊娠并进行疗病流产：上次妊娠曾有严重心力衰竭史再次妊娠、急性风湿活动、二尖瓣狭窄合并主动脉瓣膜病、先心病（法洛四联症、艾森门格综合征）而又不能手术者、风心病有心力衰竭和（或）心房颤动者、收缩压 >200 mmHg、心脏扩大者。孕早期即出现心力衰竭者，待心力衰竭控制后终止妊娠。妊娠3个月以内人工流产，妊娠12～20周中期妊娠引产，以羊膜腔注射雷夫奴尔引产较为安全，可避免感染。引产过程中应与足月分娩同样处理。

经阴道分娩者的输卵管绝育手术最好延迟至孕妇肯定无感染、无其他症状及能稍活动后进行，一般在产后1周为妥。也有人提出推迟到产后2个月进行，因手术可加重产妇一系列负担。

口服避孕片有可能引起血栓栓塞、高血压、液体潴留及血清脂类增加等危险，故心脏病患者不宜选用；最好采用宫腔节育器避孕。

六、康复

1）住单人房间，保持环境安静及空气清新，每日至少睡10小时，睡眠时多取侧卧位。心力衰竭者需绝对卧床，取半卧位或坐位。

2）饮食宜低盐、易消化、无刺激性并含丰富维生素和适量纤维素，少食多餐。

3）防止便秘，避免受凉。

4）加强心理护理，消除患者精神紧张、忧虑、恐惧等不良情绪，使其建立安全分娩的信心。

5）对心脏病孕妇要注意观察其病情变化，如有气急、发绀、端坐呼吸、咳嗽或痰中带血，肺底部持续性啰音，颈静脉过度充盈、上肢静脉压增高，循环时间延长，肝脏肿大及压痛等症状和体征时，均为心力衰竭的表现，应及时报告医生处理。

6）使用洋地黄类药物时，要遵医嘱定时、定量给药，并注意观察药物疗效及反应，如发现中毒症状，及时报告医生，暂停给药，并做相应处理。

7）分娩期要使产妇保持安静，密切注意宫缩和胎心音，适当使用镇静剂，给氧。做好心理护理，使产妇积极配合分娩。第二产程时，应备好手术助产、新生儿窒息的抢救器械、氧气和急救药品。胎儿娩出后，立即在产妇腹部放置沙袋，并用腹带包扎固定。

8）产褥期应密切观察心率、心律、呼吸、血压及体温等变化，使产妇充分休息，防止心力衰竭的发生。

9）心力衰竭时，应派专人护理，并进行心脏监护，严密观察病情变化，做好记录。

10）静脉输液时，严格控制滴速，每分钟不能超过30滴。

11）心功能Ⅲ级及以上者，不宜哺乳，禁用雌激素回奶，以免引起水、钠潴留而致心力衰竭或静脉血栓形成。

12）康复护理

（1）认真宣传计划生育对心脏病患者的重要性，对心功能Ⅲ、Ⅳ级者应劝其绝育，不绝育者也须严格避孕。

（2）心功能Ⅰ～Ⅱ级者，鼓励并指导其正确执行母乳喂养过程；心功能Ⅲ级或以上者，宜退奶，指导家属协助人工喂养。

（3）患有心脏病的产妇可延迟1～2周出院；并指导产妇选择有效的计划生育措施。

（4）对婴儿出现意外的产妇可先避孕一年后视情况再育。

（5）出院时需与产妇、家属讨论并制订出产妇休息、饮食、活动及新生儿照顾的计划，使产妇具备识别心功能不全症状的能力，以便随时按需回医院复诊。

（金明红）

第二节　妊娠合并病毒性肝炎

病毒性肝炎是常见的传染病，病原体主要包括甲型肝炎病毒（HAV）、乙型肝炎病毒（HBV）、丙型肝炎病毒（HCV）、丁型肝炎病毒（HDV）、戊型肝炎病毒（HEV）5种病毒，以乙型肝炎常见，可发生在妊娠任何时期。孕妇肝炎的发生率约为非孕妇的6倍，而急性重型肝炎为非孕妇的66倍。据全国监测资料报道，本病占孕产妇间接死因的第二位，仅次于妊娠合并心脏病。

一、妊娠时肝脏的生理变化

妊娠期肝脏大小形态不变，组织学正常。肝糖原稍增加。孕妇的肝功能部分正常，于妊娠晚期轻度超过正常值，分娩后多能迅速恢复正常。

（一）血清总蛋白

血清总蛋白值因血液稀释，约半数低于60 g/L，主要是白蛋白降低。

（二）血清酶活性

丙氨酸氨基转移酶（ALT）和门冬氨酸氨基转移酶（AST）多在正常范围内，少数在妊娠晚期稍有升高。碱性磷酸酶（AKP）在妊娠前半期轻度升高，妊娠7个月后可达非孕时2倍，其升高原因主要来自胎盘。

（三）凝血功能检查

妊娠晚期时，血浆纤维蛋白原较非孕时增加50%，凝血因子Ⅱ、Ⅴ、Ⅶ、Ⅷ、Ⅸ、Ⅹ均增加0.2～0.8倍，凝血酶原时间正常。

二、妊娠对病毒性肝炎的影响

由于妊娠期间母体所需要消耗的营养物质大大增加以及胎儿废弃物质的代谢作用均需由母体肝脏来完成，加上分娩时的出血，手术时的麻醉以及坏死组织的吸收等，都给本已不堪重负的肝脏增添了新的负担，因此，在妊娠期、分娩期和产褥期容易使原有的肝病恶化，甚至发展成为重症肝炎，且越接近妊娠晚期，其危险性就越大。若同时合并有可能对肝功能产生影响的其他情况如妊高征、妊娠期肝内胆汁淤积症等，则更容易发生急性重型肝炎甚至肝脏衰竭。

至于妊娠本身能否增加病毒性肝炎的发病率，目前还有争论，在发达国家，由于孕期保健工作做得比较完善以及人们生活水平普遍较高，文献报道这些国家中妊娠并不增加病毒性肝炎的发病率，而在广大的发展中国家，受经济条件和孕期保健水平的限制，妊娠期特殊的生理特征在一定程度上确实成为易感染病毒性肝炎的高危因素。妊娠期合并重症肝炎的孕产妇死亡率远远高于非妊娠者，可达数十倍。

三、病毒性肝炎对妊娠的影响

（一）对母体的影响

妊娠早期合并病毒性肝炎，可使妊娠反应加重，妊娠中、晚期合并病毒性肝炎者，易发展为重症肝炎，病死率高；同时易并发妊高征。患者肝功能受损，凝血因子合成功能减退，易导致产后出血，重者分娩时常并发 DIC，出现全身出血倾向，威胁母儿生命。

（二）对胎儿的影响

妊娠早期患肝炎时胎儿畸形发生率较正常孕妇高 2 倍，流产、早产、死胎、死产和新生儿死亡率明显升高。有资料报道，肝功能异常孕妇的围生儿死亡率高达 4.6% 。

（三）母婴传播

病毒的种类不同，传播的方式也不同。

1. 甲型肝炎病毒

主要经过粪—口传播，不通过胎盘、不传给胎儿。

2. 乙型肝炎病毒

通过注射、输血或生物制品、密切的生活接触等途径传播。母婴传播为重要途径。其方式有子宫内经胎盘传播；分娩时，通过软产道接触母血或羊水传播；产后接触母亲的唾液及乳汁传播。

3. 丙型肝炎病毒

传播方式基本同 HBV，但 HCV 易导致慢性肝炎，最后发展为肝硬化和肝癌。

4. 丁型肝炎病毒

必须同时有 HBV 感染。传播方式基本同 HBV，与 HBV 相比，HDV 的母婴垂直传播少，而性传播相对较多，易发展为重症肝炎。

5. 戊型肝炎病毒

通过粪—口传播，一旦感染，病情重，孕妇于妊娠后期病死率为 10% ~ 20% 。

四、临床表现

病毒性肝炎的潜伏期因类型不同而异，甲型肝炎为 2 ~ 7 周，乙型肝炎为 1.5 ~ 5 个月，丙型肝炎为 2 ~ 26 周，丁型肝炎为 4 ~ 20 周，戊型肝炎为 2 ~ 8 周。甲型肝炎起病快而突然，病程短，14~21 天可完全恢复。乙型肝炎起病缓慢，病程长，恢复期可持续 3~5 个月，易迁延成慢性。甲、乙两型肝炎的临床表现类似，前驱症状常见为乏力、衰弱、恶心、呕吐、食欲下降、上腹隐痛、关节痛和肌痛等。发病时出现肝大、压痛，可伴有皮疹、瘀斑、黄疸和皮肤瘙痒。普通型肝炎患者全身症状和发热多在 7~10 天缓解，黄疸则可持续 2~4 周。妊娠晚期易发生急性重型肝炎，表现为起病急骤、寒战、高热、黄疸进行性加重等，进一步加剧则出现持续呕吐、消化道出血、腹水、肝浊音界缩小，最后可出现神志障碍、昏迷，甚至死亡。

五、实验室及其他检查

（一）超声检查

超声检查可了解肝脏大小。

（二）肝脏穿刺活检

肝脏穿刺活检对诊断及鉴别诊断有较大意义。

（三）血清学检查

血清学检查是诊断的重要手段。血清 ALT 增高。病原学检查，相应肝炎病毒血清学抗原、抗体检测出现阳性。

（四）肝功能的测定

肝功能的测定对肝炎的诊断及了解病变程度意义较大。

（五）胆红素测定

胆红素测定可以反映肝内胆汁淤积及肝细胞受损情况。血清总胆红素在 17 μmol/L 以上，尿胆红素阳性等，均有助于诊断。

（六）血清蛋白电泳

血清蛋白电泳 A/G 多用来了解慢性肝炎情况。

六、诊断

妊娠合并肝炎的诊断比非孕期困难，尤其在妊娠晚期，因可伴有其他因素引起的肝功能异常，不能仅凭氨基转移酶升高做出肝炎诊断，应根据临床症状、体征、实验室检查综合判断。

1. 病史

有较明确的流行病学史（如与肝炎患者接触史或输血史等）。

2. 症状、体征

孕妇出现不明原因乏力、食欲下降、黄疸、恶心、呕吐、上腹胀满、肝区疼痛，伴肝大。

3. 肝炎病原学诊断

1）甲型肝炎：血清抗 HAV IgM 阳性或恢复期血清抗 HAV IgM 效价比急性期增高 4 倍以上。

2）乙型肝炎：急性早期 HBsAg 阳性或 HBeAg 阳性；急性期抗 HBe IgG 阳性；急性期 HBsAg 阴性，病后 2~9 个月抗 HBs 或 HBe 转阳性；急性期后 6 个月 HBsAg 持续阳性，抗 HBe 效价不下降，诊断为慢性肝炎。

3）丙型肝炎：血清抗 HCV 阳性。

4）丁型肝炎：血清测到 HDAg 或 HDV－mA、HBsAg 阳性。血清抗 HDV IgM（或）抗 HDV IgG 阳性。

5）戊型肝炎：HEAg 及抗 HEV IgM 阳性。

4. 血清 ALT 上升

急性肝炎症出现血清 ALT 上升，在 100 U/L 以上或更高。

5. 重症肝炎的诊断要点

1）消化道症状严重，表现为食欲极度减退、频繁呕吐、腹胀、出现腹水。

2）黄疸迅速加深，血总胆红素高于 171 μmol/L。

3）肝进行性缩小，有肝臭气味，肝功能严重损害，酶胆分离，白/球蛋白倒置。

4）凝血酶原时间延长，全身有出血倾向。

5）迅速出现精神、神经症状（嗜睡、烦躁不安、神志不清、昏迷），即肝性脑病表现。

6）出现急性肾衰竭，即肝肾综合征。

七、鉴别诊断

（一）妊娠期急性脂肪肝

妊娠期急性脂肪肝起病急，突发上腹部疼痛，无诱因的恶心、呕吐，迅速出现严重黄疸、神志障碍，很快出现肝性脑病，严重出血倾向，皮下黏膜出血。

实验室检查：肝炎病毒标志物阴性，肝功能变化不明显，血胆红素增高，但尿胆红素阴性，碱性磷酸酶显著增高，血尿酸、血氨增高，持续性低血糖。发病后很快胎死宫内，产后病情继续恶化，常在产后 2~3 天出现高热，肝、肾衰竭死亡。

（二）妊娠期肝内胆汁淤积症

患者曾有类似发作病史，可能有家族病史，全身性剧烈瘙痒，轻度黄疸，一般情况无大影响，ALT、AST 正常或轻度升高，血清胆红素直接反应阳性，碱性磷酸酶增高，产后黄疸迅速消退，预后良好。

（三）妊娠高血压综合征引起的肝损害

妊娠高血压综合征引起的肝损害有溶血、氨基转移酶升高及血小板减少三大特征的

HELLP 综合征、是妊娠高血压综合征的严重并发症，可出现黄疸、右上腹疼痛、呕吐，但在该病发生前，已有高血压、水肿、蛋白尿等妊娠高血压综合征特征，不难鉴别。

八、治疗

妊娠期病毒性肝炎与非孕期的病毒性肝炎的处理原则是相同的。

（一）轻症病毒性肝炎的治疗

1. 一般处理

急性期应卧床休息，给予高碳水化合物及维生素饮食。对有胆汁淤积或肝昏迷者，应限制蛋白质及脂肪的摄入，必要时静脉输液，纠正水电解质紊乱。避免应用可能损害肝的药物，如镇静药、麻醉药、雌激素等。注意预防感染，产时严格消毒，并用广谱抗生素，以防内源性感染诱发肝昏迷。防止产后出血，观察凝血功能指标，若有异常应及早补充凝血因子，并给予大量宫缩剂加强宫缩。

2. 保肝治疗

补充大量的葡萄糖和多种维生素，如每日给予维生素 C 600 mg，能促进肝细胞增生，改善肝功能。每日肌内注射维生素 K_1 10 mg，以促进一些凝血因子的合成。给予三磷酸腺苷（ATP）、辅酶 A、细胞色素 C 可促进肝细胞代谢。输新鲜血、血浆、白蛋白等，可纠正血浆低蛋白，起保肝作用，并可以改善造血功能。慢性病毒性肝炎患者，可选用具有去脂作用的药物，如肝宁、二异丙胺（肝乐）、胆碱等。

3. 产科处理

1）妊娠期：妊娠早期的急性病毒性肝炎，若为初次感染发病，且病情不重，经积极保肝治疗后尚可继续妊娠。若既往有肝炎病史，此次妊娠又急性发作，因可能出现重症病毒性肝炎并导致病情恶化可于症状控制后行人工流产；妊娠中、晚期应在积极护肝治疗并给予维生素 C、维生素 K_1 的情况下严密监护，若病情得到控制可继续妊娠，若病情反复或得不到控制，有恶化倾向者应考虑终止妊娠。

2）分娩期：若产道无异常，无明显头盆不称迹象，宫颈条件好，已临产者，可经阴道分娩。在准备分娩的同时严密观察产程进展，进入第二产程后应尽早行胎头吸引术和产钳助产以缩短第二产程时间，胎儿娩出后应立即宫底注射缩宫素 20 U 以减少产后出血。新生儿出生后常规肌内注射维生素 K_1 5 mg。产后应选用对肝脏毒性小的广谱抗生素，如青霉素、氨苄西林等预防感染。

（二）妊娠合并急性重症病毒性肝炎的处理

1. 一般治疗

在昏迷前期应禁食蛋白质，保持大便通畅，以减少氨及毒素的吸收。

2. 药物治疗

1）维生素：给予多种维生素，同时给予大量葡萄糖，每日 200～300 g。

2）高血糖素—胰岛素联合疗法：高血糖素 1～2 mg 加胰岛素 4～8 U，溶于 5% 葡萄糖液 250 ml 中，静脉滴注，每日 1 次。可减少肝细胞坏死，促进肝细胞再生。

3）降氨药物：重症病毒性肝炎时蛋白质代谢异常，出现高血氨、高血胺及高芳香类氨基酸。控制血氨的传统办法除限制蛋白质摄入，每日 <0.5 g/kg，增加碳水化合物，保持大便通畅，减少氨及毒素的吸收之外，可口服新霉素抑制大肠杆菌，减少游离氨及其毒性物质的形成。如出现肝昏迷前驱症状或发生肝昏迷时，每日静脉滴注谷氨酸钠或钾盐 23～46 g，精氨酸 25～50 g，或 γ-氨酪酸 2～6 g。左旋多巴开始以 0.1 g，静脉滴注，以后每 12 小时增加 0.05 g，直至神志明显好转再逐渐减量。近年来主张用支链氨基酸，将此注射液 250 ml 加于等量葡萄糖液中，缓慢静脉滴注，每日 1 次，10～15 天为 1 个疗程。因其能调整血清氨基酸比值，使昏迷者清醒。

4）脱水剂：可选用 20% 甘露醇 200 ml，快速静脉滴注，每 6～8 小时 1 次。并酌情应用糖皮质激素，如地塞米松等。

5）肝素：DIC 是重症病毒性肝炎的致死原因之一，应积极处理病毒性肝炎，防止DIC 的发生。若合并 DIC，需用肝素治疗，量宜小而不宜大，还应补充新鲜血。但临产期和产后 12 小时内不宜应用肝素，以免发生创面大出血。

（三）产科处理

上述药物治疗同时，应及时进行产科处理。

1. 妊娠期

妊娠早期应积极治疗，待病情好转后行人工流产。中、晚期妊娠者给维生素 C 和维生素 K_1，并防治妊高征。经治疗，病情仍继续发展者，终止妊娠。

2. 分娩期

做好分娩出血的预防工作，可提前用氨甲苯酸（止血芳酸）、酚磺乙胺（止血敏）、维生素 K_1、纤维蛋白原等。分娩方式可根据产科情况而决定。乙型肝炎产妇，新生儿娩出 24 小时后，应肌内注射高效价乙型肝炎免疫球蛋白或乙型肝炎病毒疫苗，母婴应隔离，不用母乳喂养。

3. 产褥期及对新生儿的处理

选用对肝脏损害较轻的抗生素预防感染，如氨苄西林、先锋霉素，避免用四环素及红霉素。乙肝患者不宜给新生儿哺乳，一是耗损体力不利恢复，再者，乙肝病毒可经乳汁垂直传递给新生儿。回乳时可用皮硝包敷乳房，或服用炒麦芽，避免使用雌激素。新生儿于 24 小时内接受乙型肝炎病毒疫苗，肌内注射 30 μg，一月时注射 20 μg，半岁时注射 10 μg。

九、护理及健康教育

（一）护理

1）急性期严格卧床休息，直至症状与肝功能显著好转。当黄疸减轻、肝区疼痛消失、肝功能正常时，逐渐增加活动，一般需 1 个月左右。病情严重者应专人护理。

2）给予高糖、高蛋白、低脂肪、含大量维生素的饮食，忌用酒类饮料。晚期肝功能不良者给予低蛋白饮食。

3）停止哺乳，回奶者避免应用雄激素制剂，以免加重肝脏负担。可选中药退奶方法。

4）医护人员接触患者时必须穿隔离衣、戴口罩，出入病房要用消毒水如 0.5% 过氧乙酸液洗手。患者的食具、便器应单独使用，用后及时消毒。呕吐物、排泄物（包括羊水、阴道流出的血液、恶露等）均须严格消毒处理。

5）新生儿应注意与患者及其他新生儿隔离 4 周，并密切观察有无肝炎症状。产妇不应哺乳，以防母婴感染。

6）妊娠合并急性病毒性肝炎者，应定期产前检查，必要时与传染科共管。产前检查时如发现孕妇皮肤、巩膜黄染加深，尿色黄，皮肤瘙痒等，需按医嘱立即做辅助检查及治疗，以免病情恶化。

7）分娩期应严密观察孕妇的一般情况，尽量解除孕妇因宫缩引起的紧张、恐惧和不适感。在密切观察产程进展的同时注意孕妇的出血倾向，注意产妇血压、神志、尿量情况，以防肝、肾衰竭。

8）产后应严格观察出血量及子宫收缩情况，观察恶露性质，预防感染。

（二）健康教育

1）加强宣传教育工作，肝炎流行地区的孕妇尤应注意加强营养，摄入富含蛋白质、碳水化合物和维生素的食物，否则患者可因营养不良增加对肝炎病毒的易感性。患病毒性肝炎的育龄妇女必须避孕，待肝炎痊愈后至少半年，最好 2 年后怀孕。

2）加强围产保健，重视孕期监护，警惕病情恶化。HBsAg 及 HBeAg 阳性孕妇分娩时，应严格执行消毒隔离制度，特别注意防止产道损伤及新生儿产伤、窒息、羊水吸入等，以减少母源传染。

3）向产妇及家属宣讲不宜哺乳的理由，并提供人工喂养常识及技能，使产妇及家属理解并配合；指导产妇选择相应的避孕措施，以免再度怀孕影响身体健康，加重病情。宣讲新生儿应隔离 4 周的理由，确保新生儿出生后接种乙型肝炎免疫球蛋白，即刻获得被动免疫，或应用乙型肝炎病毒疫苗，使新生儿获得主动免疫。

（金明红）

第三节　妊娠合并糖尿病

糖尿病是一种伴有遗传倾向的代谢障碍性内分泌疾病。它是对糖类耐受性降低而引起的糖、蛋白质及脂肪等代谢紊乱，以高血糖、糖尿、三多（多饮、多食、多尿）及乏力等为主要临床特征的综合征。自胰岛素问世以来，糖尿病得到了有效控制，使很多糖尿病育龄妇女恢复了生殖功能，故糖尿病合并妊娠者日益增多。由于妊娠本身是一个致糖尿病因子，随着妊娠进展，造成胰岛素分泌相对不足而出现或发现的糖尿病，被称为妊娠期糖尿病（GDM）。它与妊娠前已患糖尿病（显性糖尿病）合并妊娠在概念上有所区别，WHO将其列为糖尿病的一个独立类型，但对妊娠、胎儿和新生儿的负性影响，两者是一致的，因而提高对妊娠期糖尿病的认识、早期诊断和治疗显得更为重要。

一、妊娠对糖尿病的影响

（一）妊娠使孕妇对胰岛素的需求量增加

妊娠期甲状腺素、肾上腺皮质激素、生长激素分泌增加，尤其是妊娠中晚期胎盘激素，如胎盘催乳素、雌激素、孕激素显著增多，这些激素可降低周围组织对胰岛素的敏感性。另外，胎盘产生的胰岛素酶又增加了胰岛素的降解，无疑增加了孕妇的胰岛负担，对胰岛素的需要量与非孕时相比约增加了1倍。

（二）妊娠使糖尿病诊断难度加大

妊娠早期食欲下降和剧吐，分娩期体力消耗加大的同时进食却往往减少，造成大量糖原消耗；分娩后组织对胰岛素的敏感性恢复使胰岛素需要量骤减，种种情况造成糖代谢大幅度变化，再加上肾排糖阈降低，尿糖不能准确反映病情，影响对胰岛素需要量的正确计算。妊娠的各种并发症、哺乳和产后感染也增加病情的复杂性。孕期糖尿病患者若不及时调整胰岛素用量，较易发生酮症酸中毒、低血糖等并发症。

二、糖尿病对围产儿的影响

（一）巨大儿的发生率增高

糖尿病孕妇血中的葡萄糖值高，葡萄糖容易通过胎盘进入胎儿血循环，而胰岛素不能通过胎盘，致使胎儿长期处于高血糖状态，刺激胎儿胰岛 β 细胞数目增多，产生较多的胰岛素，活化氨基酸转移系统，促进蛋白质和脂肪合成，抑制脂解作用，使胎儿全身脂肪聚集增多、脏器增大，导致胎儿巨大。

（二）畸形胎儿的发生率增高

糖尿病合并妊娠时的畸胎率为正常孕妇的 2~3 倍。发生原因尚不清楚，可能与妊娠早期（特别是妊娠7周以前）的高血糖有关，也可能与治疗糖尿病的药物（如 D_{860}、格列吡嗪、格列齐特、格列本脲等）有关，但至今尚缺乏足够的证据。胎儿畸形包括心血管、中枢神经、骨骼、胃肠道等系统的畸形。

（三）死胎的发生率增高

糖尿病孕妇若伴有严重血管性病变或产科并发症（如重度妊娠高血压综合征等），影响胎盘血供可致死胎。预防死胎需加强在妊娠期间对糖尿病的治疗，以及对胎儿健康状况的系统监测。由于死胎多数发生在妊娠36周以后。故应在妊娠35周时住院，在严密监护下待产。根据胎儿肺成熟度、胎盘功能等综合分析，通常以妊娠37周时终止妊娠为宜。若在待产过程中出现胎儿宫内窘迫征象，则应立即终止妊娠。

（四）新生儿低血糖的发生率增高

新生儿脱离母体高血糖环境，胰岛素水平迅速下降，而胎儿时胰岛 β 细胞增生，引起胰岛素分泌过多，故新生儿糖原储备不足，就易发生低血糖。低血糖可使新生儿脑神经组织受到损伤，甚至死亡。

（五）新生儿呼吸窘迫综合征的发生率增高

糖尿病孕妇娩出的新生儿患呼吸窘迫综合征的概率比正常孕妇娩出的新生儿高 5 ~ 10 倍，是新生儿死亡的主要原因。孕妇血糖增高，可以导致胎儿患高胰岛素血症。高胰岛素有拮抗肾上腺皮质激素及促胎儿肺成熟的作用，高胰岛素血症影响胎儿肺泡表面活性物质的形成，而致表面活性物质减少，加之常在妊娠 37 周左右引产或剖宫产，均易导致新生儿发生呼吸窘迫综合征。

三、临床表现和诊断

（一）症状

1）典型的糖尿病症状为易饥多食、口渴多饮、多尿、消瘦、乏力。

2）不典型症状有头晕、头痛、视物模糊、伤口不易愈合，伴有外阴瘙痒、外阴及阴道反复念珠菌感染，皮肤囊肿、毛囊炎。这些症状缺乏特异性，容易被忽视。

（二）体征

1）症状严重者可出现明显消瘦，口唇干燥，以 1 型糖尿病（胰岛素依赖型糖尿病）为主。2 型糖尿病（非胰岛素依赖型糖尿病）则无上述体征，而 80% 的患者为肥胖。

2）一半的糖尿病患者有特征性皮肤病变，位于下肢远端伸侧，表现为皮肤多发性色素沉着斑。

3）合并周围神经病变者可有跟腱或膝腱反射消失，肢体痛觉、温度觉、触觉的受损。

（三）实验室及其他检查

1）初次产前检查时常规查尿糖。

2）空腹血糖检查。

3）50 g 葡萄糖筛查试验：如尿糖阳性，或具有妊娠糖尿病高危因素，于妊娠 24 ~ 28 周行此试验。结果≥7.8 mmol/L，应进一步做糖耐量试验。

4）糖耐量试验：口服 >5 g 葡萄糖耐量试验中空腹血糖及腹腔后 1 小时、2 小时、3 小时四项血糖值有两项分别达到 5.6 mmol/L、10.5 mmol/L、9.2 mmol/L、8.0 mmol/L，可诊断为妊娠期糖尿病。

四、妊娠合并糖尿病分期

糖尿病的严重程度按 White 分级。

A 级：妊娠前已有糖耐量异常，仅需饮食控制，年龄及病程不限。

A1 级：经饮食控制，空腹血糖 <5.8 mmol/L，餐后 2 小时血糖 <6.7 mmol/L。

A2 级：经饮食控制，空腹血糖 ≥5.8 mmol/L，餐后 2 小时血糖 ≥6.7 mmol/L。

B 级：妊娠前已用胰岛素治疗，发病年龄 ≥20 岁，病程 <10 年。

C 级：发病年龄 10～20 岁，或病程 10～20 年。

D 级：发病年龄 <10 岁，或病程 >20 年，或伴慢性高血压，或眼底单纯性视网膜病变，有微血管瘤或小出血点。

E 级：有盆腔血管钙化症。

F 级：糖尿病性肾病，有蛋白尿。

H 级：有冠状动脉病变。

R 级：有增生性视网膜病变。

RF 级：肾病合并视网膜病变。

T 级：有肾移植史。

五、鉴别诊断

妊娠期生理性糖尿发生率为 10%～20%，多因暂时性肾糖阈降低而有糖尿，但血糖正常，可疑时测定空腹血糖和进行糖耐量试验可确诊。

六、治疗

（一）治疗原则

1）糖尿病妇女于下列情况禁忌妊娠，一旦受孕，应及时终止：①严重糖尿病肾病伴肾功能减退；②晚期缺血性心脏病；③增生性视网膜病治疗效果不好；④年龄较大的妇女；⑤年龄小于 20 岁的妇女；⑥血糖控制极差，即糖化血红蛋白（HbA_1）>12%，或 HbA_{1c} >10%；⑦妊娠早期患酮症酸中毒。

2）要求生育的糖尿病妇女应接受孕前咨询：①了解糖尿病对妊娠的影响、妊娠对糖尿病及其并发症的影响、妊娠禁忌证等；②全面检查，对血压、心、肾、视网膜等情况进行评价，以决定是否适宜妊娠；③尽可能严格控制血糖至正常或接近正常，同时避免低血糖，要求空腹血糖 <5.6 mmol/L，餐后 2 小时血糖 <8.0 mmol/L，HbA1c 接近正常上限，即 <6%；④指导患者采取避孕措施至达到上述控制要求 2 个月后才可受孕；⑤对存在的糖尿病并发症进行相应治疗。

3）妊娠期间应在医生指导下，严格控制血糖，达到上述要求。为此，孕妇须密切配合，自我监测，每日查 4 次尿糖及酮体，尽可能自备血糖计，自己监测血糖，按需要测定三餐前及餐后 2 小时血糖。

4）产前首次就诊应做全面检查，包括了解心、肾、眼科情况等。妊娠早、中期每

2 周 1 次，28 周后每周 1 次复诊，进行常规产前检查，尽可能至妊娠足月（40 周）才分娩。近年来仅通过门诊处理也可得到良好母婴预后。产前住院指征包括先兆子痫、胎膜早破及早产等，妊娠期任何时候若血糖控制不佳均应住院治疗。

（二）妊娠合并糖尿病的母、儿监护

患者应在有经验的产科、内分泌科和儿科医生共同监护下度过妊娠及分娩期。

1. 母体监护

1）妊娠前

（1）血糖控制：受孕后最初几周是胚胎发育的关键时期，该阶段孕妇高血糖可致胎儿发生严重结构畸形。孕前已确诊糖尿病的妇女在计划妊娠前应进行血糖控制，确保孕前及孕早期血糖正常。

（2）检测血压、眼底及心肾功能，收缩压≥150/100 mmHg、眼底检查有增生性视网膜病变、心电图示冠状动脉硬化、肾功能减退等患者均不宜妊娠，如已妊娠应早日终止妊娠并落实绝育措施。

2）早孕反应：呕吐严重者容易产生低血糖及尿酮症，可影响胎儿脑发育和智力，应每日空腹测尿酮体以调节热能摄入。

3）允许继续妊娠的糖尿病患者应在高危妊娠门诊检查与随访，妊娠 28 周前每月检查 1 次，孕 28 周以后每 2 周检查 1 次，每次均应做尿糖、尿酮体、尿蛋白及血压、体重的测定。

2. 孕期严格的血糖控制

1）康复护理：其目的是提高孕妇及其家属对于妊娠合并糖尿病的认识，提高孕妇自我护理能力并建立良好的家庭和社会支持系统。宣教的对象包括孕妇及其家属，内容包括：有关糖尿病的一般知识，妊娠与糖尿病的关系；饮食指导和运动指导；血糖控制的目标和意义，如何做好血糖自我监测；胰岛素的使用方法、注意事项和皮肤护理；自我心理调节技巧，建立良好的家庭和社会支持系统；远期糖尿病的预防等。

2）定期产前检查：加强对糖尿病孕妇及其胎儿的监护。初诊时应全面评估既往妊娠分娩史，根据 White 分级确定病情严重程度，并做血糖、尿常规、眼底、肾功能及 B 型超声检查等。A1 级糖尿病孕妇产前检查次数同非糖尿病孕妇，A2 级以上的糖尿病孕妇则 28 周前每 2 周一次，28 周以后每周一次，如有特殊情况，须增加检查的次数，必要时住院检查和治疗。

3）饮食控制：饮食控制是糖尿病治疗的基础。由于孕妇对营养有特殊需要，要保证充足热量和蛋白质的摄入，避免营养不良或发生酮症而危害胎儿。每日控制总热量为每日每千克体重（标准体重）35～38 kcal[①]，并根据血糖和酮体情况适当调整。其中碳水化合物占 40%～50%，蛋白质占 12%～20%，脂肪占 30%～35%，并给予维生素，叶酸 0.5 mg，铁剂 15 mg 和钙剂 1.0～1.2 g。提倡少量多餐，适当限制食盐的摄入，勿食糖果，建议多食富含粗纤维的食物。如饮食控制得当，孕妇体重正常增长，血糖在正

---

① 1 kcal≈4.18 kJ。

常范围且无饥饿感，则无须药物治疗。

4）运动治疗：适当的运动可降低血糖，提高对胰岛素的敏感性，并保持体重增加不至过高，有利于糖尿病的控制和正常分娩。运动方式可选择极轻度运动（如散步）和轻度运动（如中速步行），而不提倡过量运动，每次持续 20～40 分钟，每日至少 1 次，于餐后 1 小时左右进行。一般散步 30 分钟，可消耗热量约 90 kcal；中速步行 30 分钟可消耗热量 150 kcal。通过饮食治疗和运动治疗，最好使患者在整个妊娠期体重增加保持在 12 kg 的范围内。

5）药物治疗：不用磺脲类降糖药，因其可通过胎盘导致胎儿胰岛素分泌过多，致使胎儿低血糖死亡，亦有致畸报道。故多采用胰岛素治疗，剂量应根据血糖值确定。血糖控制标准为：0 点和三餐前血糖值 ≤5.6 mmol/L，三餐后 1 小时 ≤7.8 mmol/L，餐后 2 小时 ≤6.7 mmol/L。药物治疗时应注意防止低血糖或酮症酸中毒。若发生酮症酸中毒，现主张应用小剂量治疗法，胰岛素首次剂量 0.1 U/kg 静脉滴注，直至酸中毒纠正（血 pH 值 >7.34），尿酮体转阴。如小剂量治疗 2 小时血糖仍无变化，可增大剂量。

3. 胎儿监护

1）早孕时孕妇糖化血红蛋白测定：大于 8% 者，则胎儿畸形率增加，经 B 型超声等检查确定为畸胎者，应终止妊娠。

2）B 型超声检查：妊娠 18～20 周常规检查，以后密切随访胎儿生长发育情况，及时发现异常情况。

3）胎儿情况监护：胎动计数，胎儿心率数，生物生理监测。36 周前发现有胎儿宫内窘迫时测羊水卵磷脂/鞘磷脂（L/S）比值，以适时计划分娩。

（三）分娩期管理

1. 分娩时间选择

分娩时间应根据胎儿大小、成熟程度、胎盘功能和孕妇血糖控制情况及并发症情况综合考虑终止妊娠时间，力求使胎儿达到最大成熟度而又避免胎死宫内。妊娠 35 周前早产儿死亡率较高，而妊娠 36 周后胎死宫内的发生率又逐渐增加，故主张选择 36～38 周终止妊娠。

出现以下情况考虑随时终止妊娠：①严重妊高征，特别是发生子痫者；②酮症酸中毒治疗效果不佳时；③严重肝肾损害、增生性视网膜病变、动脉硬化性心脏病；④严重感染；⑤孕妇重度营养不良；⑥重度胎儿发育迟缓；⑦严重胎儿畸形或重度羊水过多；⑧胎盘功能不良或胎儿处境危险时。

2. 分娩方式的选择

糖尿病本身不是剖宫产指征，有巨大儿、胎盘功能不良、糖尿病病情重、胎位异常或其他产科指征者，应行剖宫产。术前 3 小时需停用胰岛素，以防新生儿发生低血糖。

（四）终止妊娠过程中的注意事项

1. 促胎肺成熟

引产或剖宫产前遵医嘱应用地塞米松，以减少新生儿呼吸窘迫综合征的发生。

2. 防止低血糖

产程中遵医嘱应用葡萄糖与胰岛素，防止低血糖的发生。

3. 密切观察产程

阴道分娩时严密观察宫缩与胎心，避免产程过长导致胎儿缺氧与产妇发生酮症酸中毒。

4. 预防产后出血

遵医嘱于胎肩娩出时肌内注射缩宫素。

5. 预防感染

保持腹部及会阴部伤口清洁干燥。遵医嘱继续应用抗生素，适当推迟伤口拆线时间。

6. 及时调整胰岛素用量

胎盘娩出后抗胰岛素物质急剧下降，产后24小时内胰岛素用原量的1/2，第二天用原量的2/3，并根据空腹血糖值调整用量。胰岛素的用量一般在产后1~2周逐渐恢复至孕前水平。

7. 新生儿的处理

糖尿病孕妇所生的婴儿抵抗力较弱，均应按早产儿处理。密切观察新生儿有无低血糖、呼吸窘迫综合征、高胆红素血症及其他并发症的发生。为防止新生儿低血糖，出生后30分钟开始定时滴服25%葡萄糖液，多数新生儿在生后6小时内血糖可恢复至正常值，必要时静脉缓慢滴注10%葡萄糖液30~40 ml（每分钟10~15滴）。

（五）产褥期

预防产褥期感染，除保持腹部和会阴部伤口清洁外，还应注意皮肤清洁。如产妇未用对婴儿有害的药物，鼓励母乳喂养；但母乳喂养可使母体血糖降低，对于使用胰岛素者需调整胰岛素用量。指导产妇定期接受产科及内科复查，动态评估糖尿病情况。产后应长期避孕，根据情况选择适宜的避孕方式。与放置宫内节育器的避孕方式相比，口服避孕药的避孕成功率较高，但有血管病变或高血压、血栓性疾病的妇女慎用雌孕复合激素；单纯孕激素的口服避孕药较复合避孕药容易发展成糖尿病，所以，有糖尿病家族史者不宜使用；无生育要求者可选择绝育手术。

七、糖尿病妇女的避孕问题

糖尿病妇女避孕具有特殊重要意义。血糖控制不好时，卵母细胞成熟和胚胎发育前的损伤可能与自发性流产发生率增高有关，而妊娠2~8周（胎儿器官形成期）的损伤则与胎儿先天畸形之间存在着密切关系。因此，糖尿病妇女必须在达到良好代谢控制以后才能受孕。

糖尿病患者避孕方法与一般人群相同。屏障方法（阴道隔膜或避孕套）不影响糖代谢，但失败率较高。糖尿病妇女常常有排卵和月经紊乱，采用安全期避孕比较困难。一般认为宫内避孕装置有效，但也有报道称，糖尿病妇女使用宫内避孕装置效果降低，而且由于糖尿病妇女易于发生感染和盆腔炎症，因而未怀过孕的妇女不宜采用。口服避孕药对年轻、不吸烟的妇女仍较安全有效，其绝对禁忌证与非糖尿病患者相同，包括雌激素依赖的肿瘤、血栓栓塞性疾病或血栓性静脉炎、冠心病、脑血管疾病、严重肝病、原因不明的阴道流血、年龄超过 35 岁的吸烟妇女及先天性高脂血症等。口服避孕药有可能使糖、脂代谢情况恶化，需密切观察，必要时调整胰岛素剂量及（或）用药方案。

八、预防及护理

（一）孕前期

怀孕前应征求医务人员意见，以制订适宜的怀孕时间，合理饮食、用药和运动方案。对病情严重不能妊娠者，应当指导其避孕。可以妊娠者应当控制血糖在正常或接近正常后再怀孕，怀孕前至少是在怀孕开始应停止使用口服降糖药。

（二）妊娠期

1. 加强产前检查

妊娠早期每 2 周检查 1 次，妊娠中、晚期每周检查 1 次。除产科常规检查内容以外，还应进行尿糖、尿酮体的测定，监测胎儿发育情况，以便及早发现胎儿畸形、巨大儿。

2. 监测胎儿宫内情况

测量子宫底高度、胎动、胎心音、胎方位，评估胎儿生长速度、胎儿成熟度及胎盘成熟度等。教会孕妇及家属进行自我监护。

3. 饮食控制

见前述。

4. 药物治疗

应严格在内分泌科医生指导下用药。磺脲类降糖药可通过胎盘影响胎儿，故不宜使用。使用胰岛素用量必须准确，一般饭前半小时皮下注射，每日 3～4 次，用药期间仔细观察用药反应。

5. 预防感染

由于血糖高使渗透压增高而抑制白细胞的吞噬能力，降低了机体对感染的抵抗力，同时又有利于某些细菌的生长，导致孕产妇的上呼吸道、泌尿生殖系统和皮肤均易感染。因此，应注意指导孕产妇注意个人卫生，避免皮肤、黏膜破损。尤其要加强口腔、皮肤、会阴部的清洁，以防止感染。

（三）分娩期

剖宫产或引产当日早晨的胰岛素用量一般仅为平时的一半，临产及手术当天应每 2 小时测 1 次血糖或尿糖，以便随时调整胰岛素用量；鼓励孕妇正常进食，保证热量供应；注意听胎心，有条件者给予连续胎心监护；分娩前做好产钳助产准备，预防肩难产；胎儿前肩娩出后立即给 20 U 缩宫素肌内注射，以减少产后出血。

（四）产褥期

1）密切观察低血糖表现，如出汗、脉搏快等。产后主要的护理目标是控制血糖及建立亲子关系。如果新生儿需要住在新生儿监护室时，护理人员需提供支持及有关新生儿的信息，并尽可能提供亲子互动的机会。

2）糖尿病产妇娩出的新生儿的抵抗力弱，无论其体重高低，均应按早产儿护理，注意观察有无低血糖、低血钙、高胆红素血症和新生儿呼吸窘迫综合征等症状。由于产后血糖来源断绝，而新生儿本身又有胰岛 β 细胞增生，极易发生反应性低血糖，因此，新生儿娩出 30 分钟应开始定期喂服糖水。

（金明红）

第三章　正常分娩

妊娠满 28 周 (196 日) 及以上的胎儿及其附属物, 从临产发动到从母体全部娩出的过程称分娩。妊娠满 28 周至不满 37 足周 (196~258 日) 分娩称早产; 妊娠满 37 周至不满 42 足周 (259~293 日) 分娩称足月产; 妊娠满 42 周及其后 (294 日及以上) 分娩称过期产。

第一节　分娩动因

分娩发动原因复杂, 至今不明, 不少学说试图解释, 但均难以完整地阐明, 公认是多因素综合作用的结果。

一、机械性理论

随妊娠进展, 子宫发生相应变化。妊娠早、中期子宫处于静息状态, 对机械性和化学性刺激不敏感, 加之宫颈解剖结构稳定, 保证子宫能够耐受胎儿及其附属物的负荷。据统计, 95% 的妊娠子宫能保持稳定状态至足月分娩, 5% 发生早产。妊娠末期子宫腔内压力升高, 子宫肌壁和蜕膜受压, 刺激肌壁的机械感受器, 同时胎先露部压迫子宫下段及宫颈内口, 发生机械性扩张作用, 通过交感神经传至下丘脑, 使神经垂体释放缩宫素, 引起子宫收缩。过度增大的子宫 (如双胎妊娠、羊水过多) 导致早产支持机械性理论, 但发现孕妇血中缩宫素增高却是在分娩发动之后, 故不能认为机械性理论是分娩发动的始发原因。

二、内分泌控制学说

(一) 雌激素和孕激素的作用

妊娠末期, 雌激素能增加催产素受体, 促进前列腺素合成, 提高子宫平滑肌对催产素的敏感性。孕激素抑制子宫收缩运动, 称之为 "孕酮阻滞"。临产前, 雌激素量逐渐升高, 而孕激素逐渐下降。

(二) 催产素的作用

催产素对子宫的作用一方面是调节膜电位、增加肌细胞内钙离子浓度、使肌肉收缩, 另一方面是与受体结合, 作用于蜕膜受体, 刺激前列腺素合成与释放, 使分娩发动。

(三) 前列腺素

分娩前, 羊水中的 $PGF_{2\alpha}$ 含量明显升高, 蜕膜中的含量更高。在分娩过程中, 子宫肌层、宫颈、胎盘、胎膜等局部组织均参与合成前列腺素 (PG)。胎膜和绒毛膜中含有大量 PG 前身物质——花生四烯酸。在磷酸酯酶 A_2 作用下，转化为 PG 或 PG 样物质，该物质扩散至子宫并导致子宫收缩。PG 在宫颈成熟过程中起重要作用，阴道内或宫颈内局部使用 PG 或口服 PG，均可使宫颈变软而达成熟。

（四）肾上腺皮质激素

随妊娠进展，胎儿下丘脑—垂体—肾上腺轴逐渐建立。待足月妊娠时，胎儿对氧和营养物质需要增加，胎盘供应相对不足，于是胎儿下丘脑活跃，通过垂体分泌 ACTH，刺激胎儿肾上腺皮质分泌皮质醇及 C_{19} 类固醇。上述产物经胎儿肝脏中胎盘酶类的作用转化为雌三醇，后者进入母血后使雌/孕激素升高。游离雌激素增加，可促进蜕膜内 $PGF_{2\alpha}$ 合成的增加。

三、神经介质学说

近年来关于受体学说的研究已应用于产科临床，子宫肌层有 α、β 两种肾上腺能受体：兴奋 α 受体刺激子宫收缩；刺激 β 受体抑制子宫收缩。

由于某些因素，如胎先露压迫、人工剥膜、放置水囊等，刺激宫颈旁神经节及神经丛，可反射性引起子宫肌肉收缩或垂体后叶释放催产素从而引起宫缩。

四、机械扩张学说

随着妊娠的进展，当子宫腔内容物增长超过子宫腔容积时，子宫壁的感受器受到刺激而反射性引起宫缩，使分娩发动。例如，羊水过多、多胎妊娠等可发生早产。另外，在胎先露过低及放置水囊时，子宫下段及宫颈部伸张力增加，亦可刺激宫旁神经感受器。

分娩的发动虽然和上述学说有关，但单一学说都不能很好地解释分娩是如何启动的。目前认为分娩的发动是综合因素作用的结果，其中胎儿成熟是主要方面，母体方面包括子宫平滑肌结构与功能的转变、宫颈成熟及子宫下段的形成和复杂的内分泌变化。

（杨华）

第二节 影响分娩的因素

分娩能否顺利取决于产力、产道、胎儿及精神心理因素。若各因素均正常且能相互适应，胎儿能顺利经阴道自然娩出，为正常分娩。

一、产力

将胎儿及其附属物从子宫内逼出的力量，称为产力。产力包括子宫收缩力（简称宫缩）、腹肌和膈肌收缩力及肛提肌收缩力。

（一）子宫收缩力

子宫收缩力是临产后的主要产力，贯穿于整个分娩过程。临产后子宫收缩力能使宫颈管缩短消失、宫口扩张、胎先露下降、胎儿及胎盘娩出。正常的宫缩具有以下特点：

1. 节律性

宫缩的节律性是临产的重要标志。正常宫缩是子宫体部不随意、有节律的阵发性收缩，产妇有疼痛感，故有阵痛之称。每次阵缩总是由弱渐强（进行期），维持一定时间（极期），随后由强渐弱（退行期），直至消失进入间歇期。间歇期子宫肌肉松弛。阵缩如此反复出现，直至分娩全过程结束。

宫缩时，子宫肌壁血管及胎盘受压，致使子宫血流量减少。但于宫缩间歇期子宫血流量又恢复到原来水平，利于胎儿与母体之间的物质交换。宫缩的这一节律性，既能迫使胎儿娩出，又不致胎儿缺氧，对胎儿有利。

2. 对称性和极性

正常宫缩起自两侧子宫角部，迅速向子宫底中线集中，左右对称，向子宫下段扩散，此为宫缩的对称性。宫缩以子宫底部最强、最持久，向下逐渐减弱，子宫底部的收缩力和强度是子宫下段的 2 倍，此为子宫收缩的极性。

3. 缩复作用

宫缩时宫体部肌纤维缩短变宽，收缩后肌纤维虽又松弛，但不能完全恢复到原来的长度，经过反复收缩，肌纤维越来越短，这种现象称缩复作用。缩复作用随产程进展使宫腔内容积逐渐缩小，迫使胎先露部不断下降及宫颈管逐渐短缩直至消失。

（二）腹肌及膈肌收缩力

腹肌及膈肌收缩力是第二产程时娩出胎儿的重要辅助力量。特别是第二产程末期配以宫缩时运用最有效，否则容易使产妇疲劳和造成宫颈水肿，致使产程延长。在第三产程，此收缩力还可促使已剥离的胎盘娩出。

（三）肛提肌收缩力

肛提肌收缩力有协助胎先露在骨盆腔进行内旋转的作用。当胎头枕部露于耻骨弓下时，能协助胎头仰伸及娩出，胎儿娩出后胎盘降至阴道时，此收缩力有助于胎盘娩出。

二、产道

产道是胎儿娩出的通道，分为骨产道和软产道两部分。

（一）骨产道

骨产道指真骨盆，是产道的重要部分，其形状、大小与分娩关系密切。

骨盆平面及其主要径线：为了便于了解分娩时胎先露部通过骨产道的过程，临床上将骨盆分为 3 个假想平面。

1. 骨盆上口平面及其径线

真假骨盆的交界面，前起耻骨联合上缘，两侧经髂耻缘，至后面的骶骨岬上缘。其特点是前后径短而横径长。上口平面有四条径线。

1）上口前后径：又称真结合径。为耻骨联合上缘中点至骶岬前缘正中间的距离，平均值为 11 cm，是胎儿先露部进入骨盆上口的重要径线。

2）上口横径：左右髂耻缘间最大距离，平均值为 13 cm。

3）上口斜径：左斜径为左骶髂关节至右髂耻隆突间的距离，右斜径为右骶髂关节至左髂耻隆突间的距离，平均值为 12.75 cm。

2. 中骨盆平面

中骨盆平面为骨盆最小平面，具有重要的产科临床意义。其前方为耻骨联合下缘，两侧为坐骨棘，后为骶骨下端。中骨盆平面有两条径线，即中骨盆横径和中骨盆前后径。

1）中骨盆横径：中骨盆横径是指两坐骨棘间的距离，故也称坐骨棘间径。是胎先露部通过中骨盆的重要径线，平均值为 10 cm。其长短与分娩关系密切。

2）中骨盆前后径：中骨盆前后径是指耻骨联合下缘中点通过两坐骨棘间连线中点到骶骨下端间的距离，平均值为 11.5 cm。

3. 骨盆下口平面

骨盆下口平面即骨盆腔的下口，由两个在不同平面的三角形所组成。前三角的顶端为耻骨联合下缘，两侧为耻骨降支；后三角的尖端为骶尾关节，两侧为骶结节韧带。有 4 条径线。

1）下口前后径：下口前后径为耻骨联合下缘至骶尾关节间的距离，平均值为 11.5 cm。

2）下口横径：下口横径又称坐骨结节间径。两坐骨结节间的距离，平均值为 9 cm。下口横径长者，耻骨弓角度也大。

3）下口前矢状径：下口前矢状径为耻骨联合下缘至坐骨结节间径中点间的距离，平均值为 6 cm。

4）下口后矢状径：下口后矢状径为骶尾关节至坐骨结节间径中点间的距离，平均值约为 8.5 cm。若下口横径稍短，而下口后矢状径较长，两径之和 >15 cm，一般大小的胎头可通过后三角区经阴道娩出。

4. 骨盆轴

骨盆轴为连接骨盆各假想平面中点的曲线，称为骨盆轴。此轴上段向下、向后，中段向下，下段向下向前。

5. 骨盆倾斜度

骨盆倾斜度是妇女直立时，骨盆上口平面与地平面所形成的角度，一般为 60°。若角度过大，常影响胎头衔接。

（二）软产道

软产道由子宫下段、宫颈、阴道、骨盆底软组织构成。

1. 子宫下段的形成

由非孕时长约 1 cm 的子宫峡部伸展形成。妊娠 12 周后的子宫峡部已扩展成宫腔的一部分，至妊娠末期被逐渐拉长形成子宫下段。临产后的规律宫缩使子宫下段快速拉长为 7~10 cm，肌壁变薄成为软产道的一部分。由于子宫肌纤维的缩复作用，子宫上段肌壁越来越厚，子宫下段肌壁被牵拉越来越薄。由于子宫上下段的肌壁厚薄不同，在两者间的子宫内面形成一环状隆起，称为生理缩复环。正常情况下，此环不易自腹部见到。

2. 宫颈的变化

（1）展平：宫颈内口受宫缩牵拉及胎先露与羊水囊的支撑，向上向外扩张成漏斗状，颈管展平成为子宫下段的一部分。临产后初产妇的宫颈先展平后扩张，经产妇则二者同时进行。

（2）扩张：临产前初产妇的宫颈外口仅容指尖，而经产妇则容一指。临产后的宫缩使宫颈向上牵拉，胎先露或羊水囊的直接压迫使宫颈逐渐扩张，宫口开全时为 10 cm。

3. 盆底、阴道、会阴的变化

胎先露及羊水囊将阴道上部撑开，使之成为向前弯的筒状，阴道黏膜皱襞展平，肛提肌向下、向两侧扩展，肌束分开，肌纤维拉长，会阴体变薄以利胎儿顺利通过。

三、胎儿

胎儿能否顺利通过产道，除产力和产道因素外，还取决于胎儿大小、胎位以及胎儿有无畸形。

（一）胎儿大小

胎头是胎儿最大、可塑性最小、最难通过骨盆的部分。

1. 胎头颅骨

由顶骨、额骨、颞骨各两块及一块枕骨构成。在胎儿期各骨尚未愈合在一起，其间留有缝隙称颅缝，有冠状缝、矢状缝、人字缝、颞缝及额缝；两颅缝交界空隙较大处称囟门，在胎头前部呈菱形的称前囟（大囟门），后部呈三角形的称后囟（小囟门）。颅缝与囟门的存在，使骨板有一定的活动余地，胎头有一定的可塑性。头颅通过产道时通过颅缝轻度重叠使其变形、体积缩小，有利于胎头娩出。

2. 胎头径线

主要有①双顶径：为两顶骨隆突间的距离，是胎头最大横径，足月时平均值约为 9.3 cm，临床上通过 B 超测量此径线来估计胎儿大小；②枕额径（前后径）：为鼻根至枕骨隆突下方的距离，胎头常以此径衔接，足月时平均值约为 11.3 cm；③枕下前囟径（小斜径）：为前囟中点至枕骨隆突下方的距离，胎头俯屈后以此径通过产道，足月时平均值约为 9.5 cm；④枕颏径（大斜径）：为颏骨下方中央至后囟顶部的距离，足月时平均值约为 13.3 cm。

（二）胎位

产道为一纵行管道。若为纵产式（头位或臀位），胎体纵轴与骨盆轴相一致，容易通过产道。枕先露是胎头先通过产道，较臀先露易娩出，但需触清矢状缝及前后囟，以便确定胎位。矢状缝和囟门是确定胎位的重要标志。头先露时，在分娩过程中颅骨重叠，使胎头变形、周径变小，有利于胎头娩出。臀先露时，胎臀先娩出，较胎头周径小且软，阴道不会充分扩张，当胎头娩出时又无变形机会，使胎头娩出困难。肩先露时，胎体纵轴与骨盆轴垂直，妊娠足月活胎不能通过产道，对母儿威胁极大。

（三）胎儿畸形

胎儿某一部分发育异常，如脑积水、联体儿等，由于胎头或胎体过大，通过产道常发生困难。

四、精神心理因素

分娩虽是生理现象，但分娩对于产妇确实是一种持久而强烈的应激源。分娩应激既可以产生生理上的应激，也可以产生精神心理上的应激。产妇精神心理因素能够影响机体内部的平衡、适应力和健康。产科医生必须认识到影响分娩的因素除了产力、产道、胎儿之外，还有产妇的精神心理因素。

由于产妇受多种心理因素如怕陌生环境及宫缩痛、担心难产、产后出血、胎儿性别及畸形，甚至担心危及生命等影响，临产后，常常处于焦虑、不安和恐惧状态，会使机体产生一系列变化，致使子宫收缩乏力、宫口扩张缓慢、胎先露下降受阻、产程进展缓慢或停滞，同时也使产妇神经内分泌发生变化，血压升高，导致胎儿缺血缺氧，出现胎儿窘迫。

在分娩过程中，产科医生和助产士应耐心安慰产妇，鼓励产妇进食，保持体力，并告知其分娩是一生理过程，让其掌握必要的呼吸技术和躯体放松的技术，尽可能消除产妇的焦虑和恐惧心情。同时，开展家庭式产房，允许丈夫或家人陪伴分娩，以便顺利度过分娩全过程。

（杨华）

第三节　枕先露的分娩机制

分娩机制是指胎儿先露部为适应骨盆各平面的不同形态，被动地进行一系列的转动，以其最小的径线通过骨盆各平面的过程。正常分娩以枕先露为最多，占 95.75% ~ 97.75%，又以枕左前位多见，故现以枕左前位为例进行说明。

分娩机制应被视为一个连续的过程，下降是贯穿始终的动作，胎头的各种适应性转动都是伴随下降逐渐完成的，每个动作之间没有明显的界限，在经产妇尤其如此。

一、衔接

胎头双顶径进入骨盆入口平面，胎头颅骨最低点接近或达到坐骨棘水平，称衔接。胎头以半俯屈状态进入骨盆入口，以枕额径衔接，由于枕额径大于骨盆入口前后径，胎头矢状缝坐落在骨盆入口右斜径上，胎头枕骨在骨盆左前方。若临产后胎头仍未衔接应考虑有无头盆不称。

二、下降

胎头沿骨盆轴前进的动作称为下降。下降贯穿在整个分娩。下降总是与其他动作同时进行，促使胎头下降。当宫缩时，通过羊水压、腹压以及宫底直接压在胎儿臀部，通过胎轴压使胎头下降；腹压能加强宫缩的力量，使先露部下降；子宫收缩时，宫腔变长，胎身随之伸直，胎身的变长也能促使胎头下降。胎头的下降动作呈间歇性，当子宫收缩时胎头下降，间歇时胎头又稍退回，因此，胎头与骨盆之间的相互挤压也呈间歇性，这样对母婴均有利。

三、俯屈

当胎头继续下降至骨盆底，遇到阻力，处于半俯屈状态的胎头进一步俯屈，使胎儿的颏部更加接近胸部，使胎头衔接时的枕额径（11.3 cm）俯屈后改变为枕下前囟径（9.5 cm），有利于胎头进一步下降。

四、内旋转

胎头为适应骨盆纵轴而旋转，使矢状缝与中骨盆及下口前后径相一致，称为内旋转。内旋转使胎头适应中骨盆及骨盆下口前后径大于横径的特点，有利于胎头下降。枕先露时，胎头枕部位置最低，先到达骨盆底，肛提肌收缩将胎头枕部推向阻力小、部位宽的前方。枕左前位内旋转时，胎头向前、向中线（即向右）旋转45°，后囟转至耻骨弓的下方，胎头于第一产程末完成内旋转动作。

五、仰伸

完成内旋转后，胎头下降达阴道外口时，宫缩和腹压继续迫使胎头下降，而肛提肌收缩力又将胎头向前推进，两者的共同作用使胎头沿骨盆轴下段向下向前的方向转向上，胎头枕骨下部达耻骨联合下缘时，以耻骨弓为支点，使胎头逐渐仰伸，胎头的顶、额、鼻、口、颏相继娩出。当胎头仰伸时，胎儿双肩径沿左斜径进入骨盆上口。

六、复位及外旋转

胎头娩出时，胎儿双肩径沿骨盆入口左斜径下降。胎头娩出后，为使胎头与胎肩恢复正常解剖关系，胎头枕部向左旋转45°，称复位。胎肩在盆腔内继续下降，前（右）肩向前向中线旋转45°时，胎儿双肩径转成与骨盆出口前后径相一致的方向，胎头枕部需在外继续向左旋转45°，以保持胎头与胎肩的垂直关系，称外旋转。

七、胎儿娩出

外旋转完成后，胎儿前肩由耻骨弓下先娩出，后肩即由会阴前缘娩出，然后胎身及下肢随之娩出。

（杨华）

第四节　分娩的临床经过

一、先兆临产

分娩发动之前，孕妇往往出现一些预示不久将临产的症状，称为先兆临产。

（一）假临产

临产前1~2周子宫较敏感，常有不规则收缩，称为"假临产"。其特点：宫缩常在夜间出现而于清晨消失；持续时间短（＜30秒）而不恒定，间歇时间长且不规律；宫缩强度并不逐渐增强；宫颈管不缩短，宫口不扩张；给予强镇静药物能抑制宫缩。

（二）胎儿下降感

因胎先露部下降进入骨盆入口，使子宫底位置也随之下降，孕妇感到上腹部受压消失，并有轻松感，进食量增多，呼吸较顺畅。

（三）见红

见红是分娩即将开始比较可靠的征象。分娩发动前24~48小时，因宫颈内口附近的胎膜与子宫壁分离，毛细血管破裂而有少量出血，血液与宫颈管内黏液栓相混后从阴道排出，称为见红。若阴道流血量较多，超出平时月经量，应考虑妊娠晚期出血性疾病。

二、临产的诊断

临产开始的重要标志为有规律且逐渐增强的子宫收缩，持续30秒钟或以上，间隙5~6分钟，同时伴随进行性宫颈管消失、宫口扩张和胎先露下降。

三、产程的分期

分娩全过程是从规律性宫缩开始，到胎儿胎盘娩出为止的全部时间，称总产程。根据分娩阶段的不同特点，临床分为3期：

（一）第一产程（宫颈扩张期）

第一产程从子宫有规律性收缩开始，到宫颈口开全为止。初产妇该期需 12~16 小时，经产妇需 6~8 小时。

（二）第二产程（胎儿娩出期）

第二产程指从宫颈口开全到胎儿娩出。初产妇该期需 1~2 小时，经产妇在 1 小时内或仅数分钟完成。

（三）第三产程（胎盘娩出期）

第三产程指从胎儿娩出到胎盘娩出。该期需 5~15 分钟，一般不超过 30 分钟。

四、分娩的临床经过

（一）第一产程的临床经过

1. 规律宫缩

产程开始时，宫缩弱，间歇时间长，5~6 分钟，持续时间短，约 30 秒钟，随产程进展宫缩持续时间渐长，50~60 秒钟且强度不断增加，间歇期渐短，2~3 分钟。宫口近开全时，宫缩持续时间可长达 1 分钟，间歇期仅 1 分钟或稍长。

2. 宫口扩张

由于宫缩及缩复作用，宫颈管逐渐短缩变薄直至展平，宫颈口逐渐扩张，从第一产程开始时的能容纳一指尖到 10 cm。同时，宫颈口边缘消失，子宫下段、宫颈及阴道形成桶状的软产道。

3. 胎头下降

胎头下降是决定能否经阴道分娩的重要观察项目。伴着宫缩和宫颈的扩张，胎儿先露部逐渐下降，一般在宫口开大 4~5 cm 时，胎头应达坐骨棘水平。

4. 胎膜破裂

胎膜破裂简称破膜，宫缩增强使羊膜腔内的压力增高，胎先露部下降，将羊水阻断为前后两部，分别称"前羊水"和"后羊水"。前羊水有助于扩张宫口。当羊膜腔内的压力增高到一定程度时胎膜自然破裂。破膜多发生在第一产程，也有在正式临产前或第一产程末发生的。除此之外，阴道尚有血性黏液样分泌物流出。

（二）第二产程的临床经过

宫口开全后，胎膜多已自然破裂。若仍未破膜，可影响胎头下降，应行人工破膜。破膜后，宫缩常暂时停止，产妇略感舒适，随后重现宫缩且较前增强，每次持续 1 分钟或以上，间歇期仅 1~2 分钟。当胎头降至骨盆出口压迫骨盆底组织时，产妇有排便感，会不自主地向下屏气。随着产程进展，会阴逐渐膨隆和变薄，肛门括约肌松弛。于宫缩时，胎头露出阴道口，宫缩间歇时，胎头又回缩到阴道内，称胎头拨露；直至胎头双顶径越过骨盆出口，宫缩间歇时胎头也不再回缩，此时称胎头着冠。此时会阴极度扩张，产程继续进展，胎头枕骨于耻骨弓下露出，出现仰伸动作，接着出现胎头复位及外旋转，前肩和后肩相继娩出，胎体很快娩出，后羊水随之涌出。

经产妇第二产程短，有时仅需几次宫缩即可完成胎头娩出。

（三）第三产程的临床经过

胎儿娩出后子宫迅速收缩，宫底在脐下 1~2 cm。此后，有一个短暂的休息期，数分钟后子宫再次收缩。由于子宫腔容积突然明显缩小，胎盘不能相应缩小而与子宫壁发生错位致剥离，剥离面有出血，形成胎盘后血肿，随着子宫的继续收缩，剥离面面积不断增加，最终胎盘完全从子宫壁剥离而排出。

胎盘剥离的征象有：①子宫体变硬，呈球形，胎盘剥离后降至子宫下段，下段被扩张，子宫体呈狭长形被推向上，子宫底升高达脐上；②剥离的胎盘降至子宫下段，阴道口外露的一段脐带自行延长；③用手掌尺侧在产妇耻骨联合上方轻压子宫下段时，子宫体上升而外露的脐带不再回缩；④阴道少量流血。

胎盘排出方式有：①胎盘胎儿面娩出式，是指胎盘胎儿面先排出，系因胎盘从中央开始剥离，再向周围扩大剥离面，其特点是胎盘先排出，随后有少量阴道流血，临床多见；②胎盘母体面娩出式，是指胎盘母体面先排出，系因胎盘从边缘开始剥离，血液沿剥离面流出，其特点是先有较多阴道流血，胎盘后排出，临床少见。

（杨华）

第五节　分娩的处理

一、第一产程的处理

（一）病史及检查

产妇入院后应先了解产前检查的情况，详细询问产程进展情况，如见红时间、规律宫缩开始的时间、宫缩持续时间及间歇时间等。常规进行体格检查、产科检查及必要的辅助检查。根据产妇情况，初步判断可否经阴道分娩，需进行哪些处理。

（二）一般处理

包括精神安慰、血压测量、饮食指导、注意活动与休息、排尿与排便等。

1. 精神安慰

产科医生必须认识到影响分娩的因素除了产力、产道、胎儿之外，还有产妇精神心理因素。在分娩过程中，产科医生和助产士应尽可能安慰产妇，消除产妇的焦虑和恐惧心情；指导分娩时的呼吸技术和躯体放松技术；开展导乐式分娩及无痛分娩；建立家庭式产房让亲人陪伴等。

2. 血压测量

血压测量应在宫缩间歇时进行，因宫缩时血压常升高 5～10 mmHg，而在间歇期恢复。在第一产程中，应每隔 4～6 小时测量 1 次。若发现血压升高，应增加测量次数，并给予相应处理。

3. 饮食指导

鼓励产妇少量多次进食，进高热量、易消化的食物，并注意摄入足够水分，以保证充沛的体力。

4. 注意活动与休息

临产后，若宫缩不强、胎膜未破，产妇可适当在病室内活动，以加速产程进展。若初产妇宫口近开全、经产妇宫口已扩张 4 cm 时，应取左侧卧位。

5. 排尿与排便

临产后，应鼓励产妇经常排尿，以免膀胱充盈影响宫缩及胎头下降。如遇胎头压迫而排尿困难者，应警惕头盆不称，必要时导尿。初产妇宫口扩张 <4 cm、经产妇宫口扩张 <2 cm 时可行温肥皂水灌肠，灌肠能清除粪便避免分娩时的污染，但在胎膜早破、阴道流血、疑有头盆不称、宫缩过强以及有严重心脏病等情况时，均不宜灌肠。

（三）观察产程

为了细致观察产程，做到检查结果记录及时，发现异常能尽早处理，目前多采用产程图。产程图横坐标为临产时间（小时），纵坐标左侧为宫口扩张程度（cm），纵坐标右侧为先露下降程度（cm），画出宫口扩张曲线和胎头下降曲线，对产程进展可一目了然。

1. 子宫收缩

观察的方法是由助产人员用手掌放于产妇腹壁上，宫缩时宫体部隆起变硬，间歇期松弛变软。每 1～2 小时连续观察宫缩 10 分钟，计算出宫缩的平均持续时间、间歇时间。理想的宫缩是 10 分钟内出现 3～5 次宫缩，强度中等。宫缩过弱、过频应给予适当处理。

也可用胎儿监护仪描记的宫缩曲线观察宫缩的强度、频率和每次宫缩持续时间、间歇时间，这是较全面反映宫缩的客观指标。

2. 胎心

1）听诊器听胎心：于宫缩间歇听诊，每次听诊 1 分钟。潜伏期每隔 1～2 小时听胎心 1 次，进入活跃期后每隔 5～30 分钟听胎心 1 次，

2）胎儿监护仪：应用胎儿监护仪描记胎心曲线，观察胎心率的变化及其与宫缩、胎动的关系。此法能判断胎儿在宫内的状态，明显优于听诊器法。

正常胎心率为 120～160 次/分。若胎心率 <120 次/分或 >160 次/分，均提示胎儿有缺氧的可能，应边查找原因边处理，需立即给产妇吸氧、取左侧卧位等。

3. 血压

第一产程期间，宫缩时血压常升高 5 ~ 10 mmHg，间歇期恢复原状。血压应每隔 4 ~ 6 小时测量 1 次。若发现血压升高、头痛、头晕，应增加测量次数，并给予相应处理。

4. 破膜

胎膜多在宫口开全时自然破裂，前羊水流出。一旦胎膜破裂，应立即听胎心，并观察羊水的性状、颜色和流出量，记录破膜时间。若发现胎心变慢、羊水明显被污染，应立即行阴道检查，注意有无脐带脱垂，并给予紧急处理。若胎头浮动未入骨盆时需卧床，以防脐带脱垂。若破膜超过 12 小时尚未分娩者，应给予抗生素预防感染。

5. 宫口扩张及胎头下降

将第一产程分为潜伏期和活跃期。潜伏期是指临产后规律宫缩开始到宫口扩张 3 cm，此期约需 8 小时，最大时限为 16 小时，超过 16 小时称潜伏期延长，活跃期是指宫口扩张 3 ~ 10 cm，此期约需 4 小时，最大时限为 8 小时，超过 8 小时为活跃期延长，可疑有难产因素存在。活跃期又分为 3 期，即加速期（宫口扩张 3 ~ 4 cm，约需 1.5 小时）、最大加速期（宫口扩张 4 ~ 9 cm，约需 2 小时）和减速期（宫口扩张 9 ~ 10 cm，约需 0.5 小时）。

胎头下降程度是以胎头颅骨最低点与坐骨棘平面的关系标明，胎头于潜伏期下降不明显，于活跃期每小时平均下降 0.86 cm。

先露下降及宫口扩张情况通过定时行肛门检查来了解。肛门指检可了解宫颈软硬、厚薄、扩张程度，破膜与否，胎先露，胎方位及先露部下降程度。

肛门检查方法：产妇仰卧，两腿屈曲分开。检查者站于产妇右侧，检查前用消毒纸遮盖阴道口避免粪便污染阴道。右手食指戴手套，涂滑润剂后，轻轻将食指伸入直肠内，其余各指取握拳姿势。检查时，食指向后触及尾骨尖端，了解尾骨活动度，再摸两侧坐骨棘是否突出，并确定胎头高低，然后用指端掌侧探查宫颈口，摸清其四周边缘，估计宫口扩张的厘米数。当宫口近开全时，仅能摸到一个窄边。当宫口开全时，则摸不到宫口边缘。未破膜者，在胎头前方可触到有弹性的羊膜囊。已破膜者，则可直接触到胎头，若无水肿，还能摸清颅缝及囟门的位置，有助于确定胎位。若能触及有血管搏动的索状物，考虑为脐带先露或脐带脱垂，需及时处理。

阴道检查方法：应在严格的消毒后进行，以确保不增加感染的机会。适应于肛门指检不清、产程进展缓慢、阴道流血量多、疑有脐带先露或头盆不称者，阴道检查能直接摸清骨盆腔的大小，先露部高低及胎位，宫颈口的软硬度及扩张程度，明确有无头盆不称、脐带脱垂及出血原因，尽可能地纠正异常胎位，决定进一步处理方法。

6. 其他

初产妇及有难产史的经产妇，应再次行骨盆外测量。有妊娠合并症或并发症者，应给予相应的治疗。

二、第二产程的处理

(一) 密切监测胎心

此期宫缩频而强,应密切监测胎儿有无急性缺氧,勤听胎心,一般每 5～10 分钟听一次,必要时用胎儿监护仪监测,若发现胎心有异常改变,应查找原因并尽快结束分娩。

(二) 指导产妇屏气

宫口开全后,指导产妇正确运用腹压,方法是让产妇两手紧握产床把手,双足蹬在产床上,宫缩时先深吸气屏住,然后再如解大便一样向下用力屏气以增加腹压。宫缩间歇时则放松全身肌肉,安静休息。宫缩再现时,再做屏气动作。若发现第二产程延长,应及时查找原因,尽量采取措施结束分娩,避免胎头及产道长时间受压。

(三) 接产准备

初产妇宫口开全,经产妇宫口扩张 4 cm 且宫缩规律有力时,应将产妇送至分娩室并做好接产准备。让产妇仰卧于产床上,两腿屈曲分开,露出外阴部,臀下置清洁便盆或塑料布,先用消毒纱布球蘸肥皂水擦洗外阴部,顺序是大小阴唇、阴阜、大腿内上1/3、会阴及肛门周围。再用温开水冲洗干净,用消毒棉球擦干,最后以 0.1% 苯扎溴铵(新洁尔灭)液或碘伏液进行消毒,取下便盆或塑料布,以消毒巾铺于臀下。接产者按无菌操作常规洗手、戴手套及穿手术衣后,打开产包,铺好消毒巾,准备接产。

(四) 接产

当胎头拨露使会阴紧张时,接产者开始保护会阴。具体方法是,在会阴部盖上一块消毒巾,接产者右肘支在产床上,右手拇指与其余四指分开,利用手掌大鱼际肌顶住会阴部。每当宫缩时,应向上内方托按,同时左手轻轻下压胎头枕部,协助胎头俯屈和缓慢下降。宫缩间歇时,保护会阴的手稍放松些,以免压迫过久引起会阴水肿。当胎头枕部在耻骨弓下露出时,左手应按分娩机转协助胎头仰伸。此时若宫缩强,应嘱产妇张口哈气解除腹压的作用,让产妇在宫缩间歇时稍向下屏气,使胎头缓慢娩出。胎头娩出后,右手仍应注意保护会阴,不要急于娩出胎肩,而应先以左手自胎儿鼻根向下颏挤压,挤出鼻内的黏液和羊水,然后协助胎头复位及外旋转,使胎儿双肩径与骨盆出口前后径相一致。接产者的左手将胎儿颈部向下轻压,娩出前肩,然后上提胎头使后肩从会阴前缘缓慢娩出。双肩娩出后,右手方可放松,最后双手协助胎体及下肢相继以侧位娩出,并记录胎儿娩出时间。

对会阴条件差、胎儿偏大、初产妇、臀先露助产及经阴道行助娩术者,为对母婴有利,应做会阴侧切术。

胎头娩出时,如脐带绕颈一周且较松,可用手将脐带从头部滑下或顺胎肩推下,便于胎体娩出。如脐带绕颈数周或过紧,可用两把血管钳把脐带夹住,从中剪断,胎肩胎身即可娩出。

三、第三产程的处理

（一）新生儿的处理

胎儿娩出后，接生人员应抓紧时间进行新生儿处理，不需等待胎盘娩出再处理。处理包括：

1. 清理呼吸道和保暖

当胎头娩出时，不必急于娩出胎肩，应先将新生儿口鼻的黏液及羊水挤出或用负压吸引出。娩出的新生儿断脐后，继续清除呼吸道的黏液、羊水。当确认新生儿呼吸道通畅而仍未啼哭时，可用手轻拍新生儿足底，刺激新生儿大声啼哭。注意保暖，擦干新生儿躯体上的羊水。

2. 阿普加评分及其意义

阿普加评分用以判断有无新生儿窒息及其严重程度，以出生后1分钟内的心率、呼吸、肌张力、喉反射及皮肤颜色5项体征为依据，每项为0~2分。满分为10分，属正常新生儿。7分以上只需进行一般处理；4~7分属于轻度窒息，缺氧较严重，需要采取清理呼吸道、人工呼吸、吸氧、用药等措施才能恢复；4分以下缺氧严重，属重度窒息，需紧急抢救，行喉镜直视下的气管内插管并给氧。缺氧较严重的新生儿，应在出生后5分钟再次评分。

3. 处理脐带

用75%乙醇消毒脐根周围。在距脐根0.5cm处用粗丝线结扎第一道，再于第一道结扎线外0.5cm处结扎第二道。在第二道结扎线外0.5cm处剪断脐带，挤净断端残血，用20%高锰酸钾液消毒脐带断面，药液不可接触新生儿皮肤，以免灼伤。待断面干后，以无菌纱布包盖好，再用脐带布包裹。目前多用气门芯、脐带夹、血管钳等方法取代双重结扎脐带法；处理脐带时，应注意新生儿保暖。

4. 处理新生儿

擦净新生儿足底胎脂，打足印及拇指印于新生儿病历上，系以标明新生儿性别、体重、出生时间、母亲姓名和床号的手腕带和脚腕带。经详细体检及记录后抱给母亲，让母亲将新生儿抱在怀中进行首次吸吮乳头。

（二）协助胎盘娩出

正确处理胎盘娩出，可以减少产后出血的发生率。当确认胎盘已完全剥离时，于宫缩时以左手握住宫底（拇指置于子宫前壁，其余4指放于子宫后壁）并按压，同时右手轻拉脐带，协助娩出胎盘。当胎盘娩出至阴道口时，用双手托住胎盘向一个方向旋转并缓慢向外牵拉。使胎盘、胎膜完整娩出。如胎膜部分断裂，可用止血钳夹住断裂上端继续牵引旋转，直到全部娩出。胎盘、胎膜娩出后，按摩子宫刺激其收缩以减少出血。

（三）检查胎盘、胎膜是否完整

将胎盘铺平，先检查母体面，有无胎盘小叶缺损，然后将胎盘提起，检查胎膜是否完整，再检查胎儿面有无血管断裂即能及时发现副胎盘。若有副胎盘、大部分胎盘胎膜残留时，应在无菌操作下伸手入宫腔内，取出残留组织。

（四）检查软产道

胎盘娩出后，立即检查会阴、小阴唇内侧、尿道口周围及阴道、宫颈有无裂伤。若有裂伤，应立即缝合。

（五）预防产后出血

正常分娩出血量多数不超过 300 ml。遇既往有产后出血史或易发生宫缩乏力的产妇（如多产妇、双胎妊娠、羊水过多、滞产等），可在胎儿前肩娩出时静注麦角新碱 0.2 mg，或缩宫素 10 U 加于 25% 葡萄糖液 20 ml 内静注，也可在胎儿娩出后立即经脐静脉快速注入生理盐水 20 ml 内加缩宫素 10 U，均能促使胎盘迅速剥离，减少出血。若胎盘未完全剥离而出血多时，应行手取胎盘术。若胎儿已娩出 30 分钟胎盘仍未排出，但出血不多时，应注意排空膀胱，经轻按子宫及静注子宫收缩剂后仍不能使胎盘排出时，再行手取胎盘术。若胎盘娩出后出血多时，可经下腹部直接注入宫体肌壁内或肌内注射麦角新碱 0.2~0.4 mg，并将缩宫素 20 U 加于 5% 葡萄糖液 500 ml 内静脉滴注。

手取胎盘术：术者更换手术衣及手套，再次消毒外阴，将右手合拢呈圆锥状直接伸进宫腔，手掌面朝向胎盘母体面，手指并拢以掌尺侧缘轻慢地将胎盘从边缘开始逐渐与子宫壁分离，左手则在腹部按压宫底。亦可让助手帮助按压宫底。待确认胎盘已全部剥离方可取出胎盘。

（六）分娩镇痛

分娩镇痛包括：①连续硬膜外麻醉镇痛。指连续输以稀释局麻药和脂溶性阿片类镇痛药，其优点为镇痛平面恒定，减少运动阻滞，增加镇痛效果。常用药物如丁哌卡因、芬太尼及哌替啶。②产妇自控硬膜外镇痛。③腰麻—硬膜外联合阻滞，微导管连续蛛网膜下隙麻醉镇痛。④笑气镇痛。分娩镇痛方法适用于第一、二产程。

缺点：镇痛药物能直接抑制胎儿呼吸中枢和循环中枢，能使产妇缺氧，发生低血压和高碳酸血症。

（杨华）

第四章　异常分娩

第一节 产力异常

产力主要是指子宫收缩力，其具有节律性、对称性、极性，同时有一定的强度和频率。这些要素发生异常则称为子宫收缩力异常，简称产力异常。产力异常分为子宫收缩乏力和子宫收缩过强两类。每类又分为协调性子宫收缩和不协调性子宫收缩。

在宫口扩张的任何阶段，宫缩异常的特征是产程进展受阻，其在潜伏期的诊断较困难，有时仅是回顾性诊断。

子宫收缩乏力

子宫收缩乏力是在产程中常出现的一种产力异常，临床上子宫收缩乏力分为协调性和不协调性两种。根据发生时期又可分为原发性和继发性。类型不同临床表现不同。

一、病因

临床上所见的子宫收缩乏力原因是多方面的，常与以下因素有关。

（一）头盆不称、胎位异常

胎先露位置较高，不能紧贴子宫下段和宫颈，不能有效地引起反射性子宫收缩。

（二）子宫因素

子宫壁过度伸展（如双胎、羊水过多、巨大胎儿等），子宫肌纤维变性（如多次妊娠分娩或曾有过子宫急、慢性感染），子宫发育不良或畸形子宫（如双角子宫等）。

（三）内分泌异常

孕妇体内雌激素、催产素、乙酰胆碱不足，孕激素下降缓慢、子宫对乙酰胆碱的敏感性降低等。

（四）药物影响

临产后使用大量镇静剂，如哌替啶、硫酸镁、苯巴比妥等。

（五）精神因素

对分娩有顾虑，临产后产妇精神过度紧张，使大脑皮质受抑制，影响子宫收缩。

（六）其他

产妇过度疲劳、进食少、膀胱充盈影响胎先露部下降，第一产程过早地使用腹压。

二、分类

根据发生时间的不同，可分为原发性和继发性子宫收缩乏力两种。

（一）原发性子宫收缩乏力

产程开始后即表现子宫收缩乏力，宫缩强度不增加，频率不加快。

（二）继发性子宫收缩乏力

产程开始时子宫收缩良好，在产程中因某种原因，影响子宫收缩，使产程停滞不前或进展缓慢。

三、临床表现

子宫收缩虽协调，但持续时间短、间歇时间长、力量弱。宫缩高峰时子宫底部不硬，宫腔压力不超过 30 mmHg，不足以使宫颈按正常速度扩张，胎先露部下降缓慢，通过产程图可观察有下列情况：

（一）潜伏期延长

宫颈扩张到 3 cm 之前为潜伏期，正常需 8～16 小时，>16 小时为潜伏期延长，多见于原发性子宫收缩乏力。

（二）活跃期延缓或停滞

宫口从 3 cm 至完全开大为活跃期，正常需 4～8 小时，宫颈扩张进程每小时 <1.2 cm 为活跃期延缓，宫颈停止扩张 2 小时以上为活跃期停滞，多见于继发性子宫收缩乏力。

（三）胎头下降延缓或停滞

宫口扩张到 9～10 cm 阶段，胎头下降速度 <1 cm/h 为胎头下降延缓，1 小时以上不下降为胎头下降停滞。

（四）第二产程延长和滞产

第二产程 >2 小时，经产妇超过 1 小时尚未分娩，称为第二产程延长。

如正规宫缩开始后，总产程超过 24 小时，称为滞产。

四、对母儿的影响

（一）对产妇的影响

由于产程延长，产妇休息不好，进食少，精神疲惫及体力消耗，可出现疲乏无力、肠胀气、排尿困难等，影响子宫收缩，严重时可引起脱水、酸中毒、低钾血症。由于第二产程延长，膀胱被压迫于胎头和耻骨联合之间，可导致组织缺血、水肿、坏死，形成膀胱阴道瘘。胎膜早破及多次肛门检查或阴道检查可增加感染机会。产后宫缩乏力影响胎盘剥离、娩出和子宫壁的血窦关闭，容易引起产后出血。

（二）对胎儿的影响

协调性子宫收缩乏力容易造成胎头在盆腔内旋转异常，使产程延长，增加手术机会，对胎儿不利；不协调性子宫收缩乏力，不能使子宫壁完全放松，对子宫胎盘影响大，胎儿在子宫内缺氧，容易发生胎儿窘迫。

五、治疗

（一）协调性子宫收缩乏力

影响宫缩的原因比较复杂，不可能在分娩前或分娩刚开始就能预见，只有在分娩进展中严密观察产程，找出主导因素，检查有无头盆不称与胎位异常，了解宫颈扩张和胎先露部下降情况等才能做出判断，正确处理。

1. 第一产程

1）一般处理：消除精神紧张，多休息，鼓励产妇多进食，注意营养与水分的补充。不能进食者静脉补充营养，静脉滴注 10% 葡萄糖液 500～1 000 ml 内加维生素 C 2 g。伴有酸中毒时应补充 5% 碳酸氢钠。伴有低钾血症时应给予氯化钾缓慢静脉滴注。产妇过度疲劳，缓慢静脉推注地西泮 10 mg 或哌替啶 100 mg 肌内注射。初产妇宫口开大不足 4 cm，胎膜未破者，应给予温肥皂水灌肠。排尿困难者，先行诱导法，无效时及时导尿。破膜 12 小时以上者应给予抗生素预防感染。

2）加强宫缩：加强宫缩的处理一定是在密切观察胎心变化的前提下进行。具体处理有物理方法及应用外源性缩宫药。

（1）鼓励产妇进食进水，对摄入量不足者需补充液体，不能进食者每日液体摄入量不少于 2 500 ml，按医嘱将维生素 C 1～2 g 加入 5%～10% 葡萄糖液 500～1 000 ml 中静脉滴注。对酸中毒者根据二氧化碳结合力，补充适量的 5% 碳酸氢钠液，同时注意纠正电解质紊乱。

（2）指导产妇在宫缩间歇时休息或在胎膜未破前适量下床进行活动，对产程时间长过度疲劳或烦躁不安者，按医嘱给予镇静剂，用地西泮 10 mg 缓慢静脉推注或哌替啶 100 mg 肌内注射，使其休息后恢复体力，子宫收缩力也得以恢复。

（3）督促产妇喝水并定时排空膀胱，对自然排尿有困难者可先行诱导法，无效时应予导尿，因为排空膀胱能增宽产道。

（4）如能排除头盆不称、胎位异常、骨盆狭窄和无胎儿窘迫，产妇又无剖宫产史，可按医嘱给予哌替啶 100 mg 或吗啡 10~15 mg 肌内注射。在不协调性宫缩转化为协调性宫缩的前提下，按医嘱可选用以下方法加强子宫收缩：①刺激乳头。②人工破膜：宫颈扩张 3 cm 或 3 cm 以上，无头盆不称，胎头已衔接者，可行人工破膜。破膜后先露下降紧贴子宫下段和宫颈，可引起反射性宫缩，加速宫口扩张。③催产素静脉滴注：第一产程用 5% 葡萄糖液 500 ml 静脉滴注，每分钟 8~10 滴，然后加入催产素 2.5~5 U，摇匀，每隔 15 分钟观察一次子宫收缩、胎心、血压和脉搏，并予记录。滴速一般不宜超过 40 滴/分，以子宫收缩达到 40~60 秒钟，间隔 2~4 分钟为好。催产素静脉滴注，必须专人监护，随时调节剂量、浓度和滴速，以免因子宫收缩过强而发生子宫破裂或胎儿窘迫。

2. 第二产程

如无头盆不称，出现宫缩乏力时，也应加强宫缩，促进产程进展，并积极结束分娩。枕先露者，若胎头双顶径已通过坐骨棘平面，可等待自然分娩，或行会阴侧切，胎头吸引或产钳助产；如胎头双顶径在坐骨棘水平以上者，或伴有胎儿窘迫征象者应行剖宫产术。

3. 第三产程

当胎儿前肩露于阴道口时，可给予缩宫素 10~20 U 静脉滴注，预防产后出血。若破膜时间长、产程长，应给予抗生素预防感染。

（二）不协调性子宫收缩乏力

不协调性子宫收缩乏力的处理原则是调节子宫收缩，恢复其极性。给予镇静剂哌替啶（杜冷丁）100 mg，或吗啡 10~15 mg 肌内注射，或地西泮 10 mg 静脉滴注，使产妇充分休息，醒后多能恢复为协调性子宫收缩。在未恢复为协调性子宫收缩前，禁用缩宫素。若经处理不协调子宫收缩已被控制，但子宫收缩仍弱，可用协调性子宫收缩乏力时加强子宫收缩的各种方法处理。若经处理不协调性子宫收缩未能得到纠正，或伴胎儿窘迫现象，均应行剖宫产术。

六、预防

1）加强孕期保健，积极治疗营养不良和慢性全身性疾病。做好产前心理疏导，解除其顾虑和恐惧心理。

2）分娩前关心产妇休息，注意饮食，及时排空直肠、膀胱，避免过多使用镇静剂。

3）严密观察产程进展，及时发现可能导致难产的因素，并积极给予处理。

子宫收缩过强

一、诊断

(一) 协调性子宫收缩过强

协调性子宫收缩过强是指宫缩的节律性、对称性和极性均正常，仅是子宫收缩力过强、过频。如果子宫收缩过强，且产道无阻力，宫颈在短时间迅速开全，分娩在短时间内结束，总产程不足 3 小时者，称为急产，经产妇多见。

(二) 不协调性子宫收缩过强

1. 强直性子宫收缩

强直性子宫收缩常见于缩宫药使用不当。特点是子宫收缩失去节律性，呈持续性、强直性收缩。产妇因持续性腹痛常有烦躁不安、腹部拒按表现，常不易查清胎位、听清胎心。若合并产道梗阻，可形成病理缩复环。

2. 子宫痉挛性狭窄环

子宫壁某部肌肉呈痉挛性不协调性收缩所形成的环形狭窄，持续不放松，称子宫痉挛性狭窄环。常出现在子宫上下段交界处，也可发生在胎体某一狭窄部位，如颈、腰部。多因精神紧张、过度疲劳、催产素使用不当或粗暴的产科检查、处理所致。产妇可出现持续性腹痛、烦躁不安、宫颈扩张缓慢，胎先露停滞，胎心音时快时慢。阴道检查可触及狭窄环，特点是此环不随宫缩上升，与病理缩复环不同，狭窄环可发生在任何产程，若发生在第三产程，表现为胎盘滞留。

二、对母儿的影响

(一) 对母体的影响

由于宫缩过强、过频，软产道未充分扩张，助产人员未来得及准备接生，易导致会阴、阴道、宫颈撕裂伤；接生时来不及消毒，可致产褥感染。产后肌纤维恢复能力差，易造成胎盘滞留或产后出血。

(二) 对胎儿及新生儿的影响

因宫缩过强、过频影响子宫胎盘的血液循环，使胎儿窘迫的机会增多，出生后易导致新生儿窒息。由于胎儿娩出过快，颅内压突然改变，可造成颅内出血。如急产坠地可造成新生儿骨折、外伤。产程过快未来得及消毒就接生，可致新生儿感染。

三、治疗

（一）协调性子宫收缩过强

有急产史的产妇，在预产期前 1~2 周应入院待产。临产时不应灌肠，应提前做好接产和抢救新生儿的准备。胎儿娩出时勿让产妇向下屏气。产后应仔细检查宫颈、阴道、外阴，若有撕裂应及时缝合。若属未消毒接产，应予以抗生素预防感染，并密切观察新生儿有无颅内出血。

（二）不协调性子宫收缩过强

1. 强直性子宫收缩

当确认为强直性子宫收缩时，应及时给予宫缩抑制剂，如 25% 硫酸镁 20 ml 加于 5% 葡萄糖液 20 ml 内缓慢静脉推注（不少于 5 分钟），或肾上腺素 1 mg 加于 5% 葡萄糖液 250 ml 内静脉滴注。若属梗阻性原因，应立即行剖宫产术。若胎死宫内，可用乙醚吸入麻醉，若仍不能缓解强直性子宫收缩，应行剖宫产术。

2. 子宫痉挛性狭窄环

认真寻找原因，及时纠正。停止一切刺激，如阴道内操作，停用缩宫素。若无胎儿窘迫征象，可给予镇静剂如哌替啶或吗啡等。在充分休息后狭窄环多能自行消失。当子宫恢复正常时，可等待自然分娩或行阴道助产。痉挛不能松解或伴有胎儿窘迫，均应行剖宫产术。若胎死宫内，宫口已开全，可行乙醚麻醉，经阴道分娩。

四、预防

做好孕期保健，消除孕妇紧张情绪。产程中避免在阴道内粗暴操作。注意宫缩剂的使用。

（于焕新）

第二节　产道异常

产道由骨产道（骨盆腔）和软产道（子宫下段、宫颈、阴道、外阴）组成。产道异常是造成异常分娩的第二大因素。

骨产道异常

骨盆径线过短或形态异常，致使骨盆腔小于胎先露部可通过的限度，阻碍胎先露部下降，影响产程顺利进展，称为狭窄骨盆。狭窄骨盆可以为一个径线过短或多个径线同时过短，也可以为一个平面狭窄或多个平面同时狭窄。当一个径线狭窄时，要观察同一个平面其他径线的大小，再结合整个骨盆大小与形态进行综合分析，做出正确判断。

一、分类

按形状和狭窄程度不同可将骨产道异常分为如下类型。

（一）骨盆入口平面狭窄

主要特点为骨盆入口前后径＜10 cm，对角径＜11.5 cm，骶耻外径＜18 cm。常见有以下两种。

1. 单纯扁平骨盆

因骶岬向前下突出，使骨盆入口前后径变短，骨盆入口横径正常。

2. 佝偻病性扁平骨盆

由于童年患佝偻病，骨骼软化使骨盆变形，骶岬受体重压力向前突出，骨盆入口平面前后径明显缩短，呈肾形。骶骨下段向后移，失去正常弯度，变直向后翘，尾骨呈钩状。髂骨外展，使髂骨间径等于或大于髂嵴间径。由于坐骨结节外翻，耻骨弓角度增大，骨盆下口横径增宽。

（二）中骨盆及骨盆出口平面狭窄

中骨盆及骨盆出口平面狭窄包括漏斗骨盆及横径狭窄骨盆。

1. 漏斗骨盆

骨盆入口各径线值正常，但骨盆两侧壁向内倾斜，状似漏斗，故称漏斗骨盆。其特点是中骨盆及出口平面均明显狭窄，耻骨弓角度小于90°，坐骨结节间径与出口后矢状径之和小于15 cm，常见于男型骨盆。

2. 横径狭窄骨盆

其特点是骨盆入口、中骨盆及骨盆出口平面的横径均缩短，前后径稍长，坐骨切迹宽，骶耻外径值正常，髂骨间径、髂骨嵴间径均缩短，与类人猿型骨盆相似，故又称类人猿型骨盆。

（三）骨盆三个平面狭窄

骨盆外形属女型骨盆，但骨盆入口、中骨盆及骨盆出口平面均狭窄，骨盆各径线值均比正常值小2 cm或更多，称均小骨盆。多见于身材矮小、体形匀称的妇女。如胎儿较小，胎位正常，产力好，胎头常可经变形或极度俯屈以最小径线通过骨盆，可能经阴道分娩。如胎儿较大，胎位异常，子宫收缩乏力，则不能经阴道分娩。

（四）畸形骨盆

骨盆外形失去正常形态及对称性，此类骨盆较少见。有先天发育异常或外伤引起的畸形骨盆、脊柱病变所致的畸形骨盆或髋关节病变所致的畸形骨盆，骨软化症骨盆等。

严重的畸形骨盆产妇从阴道分娩困难，需行剖宫产结束分娩。

二、诊断

在分娩过程中，骨盆是个不变的因素。狭窄骨盆影响胎位和胎先露部在分娩机制中的下降及内旋转，也影响宫缩。在估计分娩难易时，骨盆是考虑的一个重要因素。在妊娠期间应查清骨盆有无异常，有无头盆不称，及早做出诊断以决定适当的分娩方式。

详细询问病史，有无影响骨盆异常的疾病，如佝偻病、脊髓灰质炎、脊柱和髋关节结核以及外伤。如为经产妇还应详细询问既往分娩史，了解既往有无难产史及其发生原因，新生儿有无产伤等。

（一）一般检查

身高是否在 141.5 cm 以下；脊椎有无侧弯、后凸；米氏菱形窝是否对称，有无歪斜；两髂嵴是否等高；有无悬垂腹，如有应考虑骨盆异常；两下肢是否对称；有无膝关节病变；有无 O 形或 X 形腿等。

（二）产科检查

1. 腹部检查

1）腹部形态：观察腹形，测量宫高与腹围大小，预测胎儿大小；或用 B 超观测胎头双顶径、胸径、腹径、股骨长度等预测胎儿体重，判断胎儿是否能通过骨盆。

2）胎位异常：如臀先露、肩先露，或持续性枕横位、枕后位等。

3）估计头盆关系：了解近预产期是否有头盆不称，胎头是否骑跨于耻骨联合。方法如下：孕妇排空膀胱平卧，两下肢屈曲，检查者一手置于孕妇的耻骨联合，另一手将胎头向骨盆方向推压，胎头进入骨盆，胎头突出部分低于耻骨联合，则头盆相称，为跨耻征阴性；如与耻骨联合平行，则可能不相称，为跨耻征可疑；如高于耻骨联合，表示头盆不称，为跨耻征阳性。然后再使孕妇取半卧位，同法检查胎头能否入盆，如原为阳性而现在能入盆，表示为骨盆倾斜度的问题，而非头盆不称。

2. 阴道检查

除腹部检查外，亦可用阴道腹部双合诊检查法。即用一手的两手指置于阴道内，另一手置于腹部并向下加压，加压时阴道内的手指应感觉胎头有下降入盆情况，否则应考虑头盆不对称可能。

3. 骨盆测量

1）骨盆外测量：仅骶耻外径 <18 cm 为扁平骨盆。坐骨结节间径 <8 cm，耻骨弓角度 <90° 为漏斗骨盆。各径线 < 正常值 2 cm 为均小骨盆。骨盆两侧斜径（以一侧髂前上棘至对侧髂后上棘间的距离）及同侧直径（从髂前上棘至同侧髂后上棘间的距离）相差 >1 cm 为偏斜骨盆。

2）骨盆内测量：对角径 <11.5 cm，骶骨岬突出为入口平面狭窄，属扁平骨盆。应测量骶骨前面弯度，如坐骨棘间径 <10 cm，坐骨切迹宽度 <2 横指，为中骨盆平面狭窄。如坐骨结节间径 <8 cm，则应测量下口后矢状径及检查骶尾关节活动度，如坐骨结节间径与出口后矢状径之和 <15 cm，为骨盆出口平面狭窄。

三、对母儿影响

（一）对产妇的影响

骨盆入口平面狭窄影响胎头衔接；中骨盆平面狭窄影响胎头内旋转，可致胎位异常；胎先露下降受阻多导致继发性宫缩乏力、产程延长，使产后出血增多；产道受压过久，可形成尿瘘或粪瘘；个别情况下伴宫缩过强形成病理缩复环，可致子宫破裂；因滞产行阴道检查次数增多，增加了产褥感染机会。

（二）对胎儿的影响

骨盆狭窄使胎头高浮或胎膜早破，使脐带先露及脱垂机会增多，易致胎儿窘迫及死亡；胎头内旋转及下降受阻，在产道受压过久加上手术助产增多，也增加了新生儿颅内出血及受其他产伤、感染机会。

四、分娩时的处理

明确狭窄骨盆类别及程度，了解胎儿大小、位置、是否存活，孕产次，宫缩强弱，产程进展等，综合分析，从而决定分娩方式。

（一）一般处理

安慰产妇，保证营养及水分的摄入，必要时补液；注意休息，监测宫缩及胎心音，检查胎先露部下降及宫口扩张程度。

（二）明显头盆不称

骶耻外径 < 16 cm，入口平面前后径 < 8.5 cm，足月活胎不能入盆，应行剖宫产。

（三）轻度头盆不称

骶耻外径为为 17～18 cm，入口平面前后径为 8.5～9.5 cm，胎儿体重为 2 500～3 000 g，在严密监护下进行试产。如宫缩每隔 3～5 分钟 1 次，每次持续 40～50 秒钟，胎膜已破者观察 2 小时，未破者观察 4～6 小时，胎头能入盆、产程有进展为试产成功，可经阴道分娩，反之为失败，需行剖宫产。

（四）头盆倾度不均

胎头进入骨盆时以一侧顶骨先入盆，称头盆倾度不均，靠近耻骨的顶骨先入盆，为前头盆倾度不均，反之为后头盆倾度不均。前者分娩有困难，常需做剖宫产，后者如先露部下降达棘下 3 cm，可以经阴道助产分娩。

（五）中骨盆狭窄

试产时根据胎头双顶径能否通过坐骨棘水平来决定分娩方式。

（六）骨盆出口狭窄

出口横径与出口后矢状径之和 < 15 cm，3 000 g 足月活胎通过有困难，应及早施行剖宫产。可以阴道分娩者应做较大会阴切开，以免发生严重撕裂。

软产道异常

一、外阴异常

（一）会阴坚韧

多见于初产妇，尤以 35 岁以上的高龄初产妇多见；以往分娩会阴缝合过紧、过高是其原因之一。临床上见阴道口小，会阴组织坚韧，缺乏弹性；胎头娩出受到阻滞，第二产程延长。处理：做适度的会阴侧切，可使分娩完成，但切口不能过小，否则仍可造成严重撕裂。

（二）外阴瘢痕

外伤或炎症可导致瘢痕挛缩狭窄，阻碍胎儿娩出。如瘢痕范围小，做适度会阴侧切，可不难完成分娩；如瘢痕范围较大，可考虑切开双侧会阴或行剖宫产术。

（三）外阴尖锐湿疣

外阴范围广泛及体积巨大的尖锐湿疣往往同时侵犯阴道。足月分娩时可造成外阴及阴道损伤和大量出血，且可造成新生儿呼吸道感染，引起堵塞，后果严重。因此，处理应以剖宫产为宜。

二、阴道异常

（一）阴道横隔

常见于阴道上段，横隔中央或侧方有一小孔，易被误认为宫颈外口，但该孔并不随产程进展而开大，若横隔厚阻碍胎先露部下降，需剖宫产分娩，横隔薄者在确认后可将横隔做"X"形切开，胎盘娩出后再用肠线缝合残端。

（二）阴道纵隔

阴道纵隔伴有双子宫、双宫颈者，纵隔多被推向对侧，胎儿能顺利娩出；若阴道纵隔发生于单宫颈者，可在分娩时切断挡在胎先露前方的纵隔，产后用肠线缝合残端；若孕前诊断，亦可先行矫形术、手术切除或电刀切除。

（三）阴道狭窄

对瘢痕性狭窄，若瘢痕不重且位置低时，可行会阴侧切后阴道分娩；若瘢痕重，尤其是曾行生殖道瘘修补术者，或瘢痕位置高时，应行剖宫产术。

（四）阴道尖锐湿疣

经阴道分娩可感染，使新生儿患喉乳头状瘤；湿疣在妊娠期生长迅速，病变部位组织质脆，阴道分娩易致软产道裂伤及感染，故行剖宫产为宜。

三、宫颈异常

（一）宫颈坚韧

高龄初产妇的宫颈组织缺乏弹性，或孕前患有慢性宫颈炎，宫颈间质增生肥大使组织硬韧，可静脉注射地西泮或宫旁两侧注射 1% 普鲁卡因 10 ml 软化宫颈治疗，如无效应剖宫产分娩。

（二）宫颈水肿

多见于持续性枕后位或滞产，多因宫颈被挤压在胎头与盆壁之间使血液回流障碍所致，应及时查清胎位，若有头盆不称应尽早剖宫产；在排除头盆不称的前提下，向宫颈局部注入 1% 普鲁卡因，用手将水肿的宫颈上推超过胎头，助其经阴道娩出。

（三）宫颈肌瘤

宫颈肌瘤大多阻碍胎先露部衔接及下降，应行剖宫产术。

（四）宫颈癌

经阴道分娩易致裂伤出血及癌肿扩散，应行剖宫产术；若为早期浸润癌可同时行宫颈癌根治术，或术后行放疗。

（五）宫颈外口黏合

分娩时，宫颈管消失，但宫颈外口表现为一小孔不扩张。胎先露部被一层极薄的宫颈组织包围。这一情况产生的一种可能是妊娠期间宫颈发生轻度炎症而导致粘连，另一可能是宫颈外口周围有较坚韧的环状肌纤维，不易扩张。处理：用手指稍加压力分离黏合的宫颈外口，宫颈即能迅速扩张；极少情况下需做十字切口。

四、子宫变位

（一）妊娠子宫过度前屈

妊娠子宫过度前屈伴有腹壁松弛时，可形成悬垂腹。由于子宫纵轴与骨盆轴方向不一致，胎头难以衔接，使分娩发生困难。处理：在妊娠期可用腹带包裹腹部，减轻悬垂腹。临产后，除继续包裹腹部外，还应将产妇置于半卧位，纠正轴向，以利于胎先露部衔接并通过骨盆。

（二）妊娠子宫后屈

妊娠 3 个月后，后位子宫大多能自行上升到腹腔。在极个别情况下，后屈的子宫可能嵌顿于盆腔或由于粘连而不能向腹腔移位。此时，宫颈外口上升在耻骨联合以上，子宫前壁向腹腔伸展以适应生长的胎儿，称为袋形化。孕妇常伴发潴留性尿失禁，如妊娠期间被忽略而达到足月时，临产后子宫的收缩力不能使远离宫颈内口的先露部进入宫颈。故分娩发动后，产程无进展，宫颈不扩张。此时应及早做阴道检查，如发现宫颈有异常上移，胎先露部居其后方，即可诊断为妊娠子宫嵌顿，应立即做剖宫产术，否则子宫势必发生破裂。还应同时做子宫复位术，并将圆韧带及子宫骶骨韧带缩短。

五、子宫畸形

（一）双子宫畸形

双子宫之一侧妊娠时，另一侧未孕子宫亦有一定程度的增大，但一般不至于阻塞产道而造成难产。如未孕子宫确认已阻塞产道，需行剖宫产术。双子宫同时妊娠罕见，腹部检查示各有一妊娠增大的子宫，往往伴有双阴道，加上超声检查，诊断不会困难，而且有不少正常分娩的报道。如出现难产，应做剖宫产术并同时切除发育较差的子宫。

（二）双角子宫

妊娠发生在双角子宫者并不罕见。检查时双角子宫的宫底呈马鞍形，非妊娠的一角较小，超声检查可帮助诊断。由于宫腔形状异常，往往导致产式和胎位异常，又常因子宫发育不良而产生宫缩乏力。临产后，如能采取措施加强产力，多可经阴道分娩。如存在子宫纵隔，附着于子宫纵隔处的胎盘部分常不易自然剥离，需做人工剥离术。如分娩过程出现困难，应根据产科情况决定是否采取剖宫产。

（于焕新）

第三节 胎位异常

分娩时，正常胎位约占 90%。某些原因造成胎位异常者，可发生难产，如胎头衔接不良导致持续性枕后位或枕横位；胎头俯屈不良导致面先露与额先露；胎臀处于骨盆入口的臀先露；胎儿脊柱与母体脊柱垂直交叉的横位。另外，复合先露、巨大胎儿、脑积水等都会给分娩带来程度不同的困难及危险。目前妊娠图的使用能较早掌握胎儿生长发育的情况，有否胎儿宫内发育迟缓的存在。若抽血做催乳素检查其低值比宫高出现异常晚 5 周；尿雌三醇异常晚 7.7 周。使用产程图观察产程进展，能及时发现分娩异常并进行处理。

持续性枕后位、枕横位

在分娩过程中，胎头枕骨不能转向骨盆的前方，在分娩后期仍停留于母体骨盆后方，使分娩困难者，称为持续性枕后位或持续性枕横位。

一、病因

发生持续性枕后位或枕横位的原因有以下几种：

（一）骨盆异常

男型骨盆、类人猿型骨盆、均小骨盆均影响胎头向前旋转而成持续性枕后位或枕横位。

（二）胎头俯屈不良

枕后位时胎儿脊柱与母体脊柱接近，不利胎体屈曲。由于胎儿脊柱处于骨盆的后方，宫缩时产力导向耻骨联合，因此反而使胎头伸仰，保持枕后位。

（三）子宫内外环境影响

前壁的子宫肌瘤、胎盘附着子宫前壁及膀胱充盈等，均可阻碍胎头向前旋转。

（四）宫缩无力

由于宫缩力量不足，不能使胎头向前旋转，因而停滞于枕后位或枕横位。

（五）头盆不称

因胎头与母体骨盆大小不相适应，妨碍胎头内旋转，导致分娩困难。

二、临床表现

（一）临产后的表现

临产后因胎头俯屈不良，不能紧贴宫颈，子宫收缩乏力，使宫颈口扩张缓慢，产程延长。胎儿的枕骨位于母体骨盆后方，使孕妇的直肠直接受压，故在宫口未开全时，产妇即有下坠、排便感及明显的腰部酸痛感，常过早地使用腹压，引起疲劳。此外，宫颈受压过久，容易发生水肿。以上情况均可影响产程进展，常见宫颈扩张活跃期及第二产程延缓。

（二）腹部检查

胎背比较偏向于母体后方或侧方，胎儿肢体在母体腹中线稍过处即能被扪及。胎心亦较枕前位时更近胎体侧母腹外侧。枕后位时，胎心在胎儿肢体侧的胎胸部位也能被听到。

（三）肛门及阴道检查

枕后位肛门指检时感到盆腔后部空虚，查明胎头矢状缝位于骨盆斜径上，前囟在骨盆右前方，后囟（枕部）在骨盆左后方为枕左后位，反之则为枕右后位。查明胎头矢状缝位于骨盆横径上，后囟在骨盆左侧方，则为枕左横位，反之为枕右横位。如肛门检查不清时，需行阴道检查，借助胎儿耳郭及耳屏位置及方向判定胎位，若耳郭朝向骨盆后方，为枕后位，朝向骨盆侧方则为枕横位。

（四）B超检查

根据胎头颜面部及枕部位置，能准确探清胎头位置以明确诊断。

三、分娩机制

多数枕后位或枕横位在强而有力的宫缩又无明显头盆不称的情况下，胎头枕部可向前旋转90°～145°成为枕前位，自然娩出。如不能转为枕前位者，有以下两种分娩机制。

（一）枕左（右）后位

胎头枕部到达中骨盆向后旋转45°，使矢状缝与骨盆前后径一致，胎儿枕骨朝向骶骨，呈正枕后位。其分娩方式有：

1. 胎头俯屈较好

胎头继续下降，前囟抵耻骨弓下时，以前囟为支点，胎头继续俯屈，使顶部、枕骨自会阴前缘娩出，继之胎头仰伸，额、鼻、口及颏相继由耻骨联合下娩出。此种方式为枕后位经阴道助娩最常见的方式。

2. 胎头俯屈不良

当鼻根出现在耻骨联合下缘时，以鼻根为支点，胎头先俯屈，使前囟、枕部从会阴娩出，然后头仰伸，使鼻、口、颏依次从耻骨弓下娩出。但少数人产力强、胎儿小，可以以正枕后位自然娩出。由于胎头以较大的枕额周径旋转，胎儿娩出更加困难，多数需产钳或胎头吸引器助产分娩。

（二）枕横位

部分枕横位于下降过程中无内旋转动作，或枕后位的胎头枕部仅向前旋转45°或受阻时，成为持续性枕横位，有的持续性枕横位虽能经阴道分娩，但多数需用手或胎头吸引器协助转成枕前位娩出。

四、对母儿的影响

（一）对孕产妇的影响

易发生继发性宫缩乏力，使产程延长，常需手术助产，易发生软产道损伤，增加产后出血和产褥感染的机会。

（二）对胎儿的影响

由于第二产程延长，剖宫产和阴道手术助产机会增多，常引起胎儿窘迫和新生儿窒息，使围生儿死亡率增高。

五、处理

临产后应详细询问病史及检查结果，严密观察，耐心等待，不宜过早干预，明显头盆不称应行剖宫产术。

（一）第一产程

注意使产妇保持体力，关心其情绪、休息和饮食，指导产妇勿过早屏气用力。尽量让产妇向胎儿肢体方向侧卧，以利于胎头枕骨向前旋转。若先露部仍高或胎儿窘迫，应考虑剖宫产。

（二）第二产程

宫口开全，胎头双顶径已达或超过坐骨棘水平，产程已逾2小时，可在宫缩时试用手或胎头吸引器将胎头枕部转向前方，使矢状缝与骨盆出口前后径一致或转为正枕后位，再施以胎头吸引术或产钳术娩出胎儿，结束分娩。如胎头位置高，旋转有困难，则行剖宫产术。

（三）第三产程

产后立即注射宫缩剂，预防产程延长引起的子宫乏力性出血；手术助产或有产道损伤者，及时检查并修补，给予抗生素预防感染；新生儿应重点监护。

胎头高直位

当胎头矢状缝位于骨盆入口前后径上时称胎头高直位，可分直前位和直后位两种。直前位是胎儿的枕骨在母体耻骨联合后方，又称枕耻位。直后位是指胎儿枕骨位于骶岬前，又称枕骶位。胎头高直位对母儿危害均较大，要及早诊治。

一、病因

胎头高直位的病因尚不明确，可能与以下因素有关：骨盆入口狭窄，胎头形状特殊，如颅骨穹隆扁平，长形头；腹壁松弛，腹直肌分离，外侧张力大，易使胎背处于前面。经产妇发生率较初产妇高；头盆略有不称，在妊娠末期或临产初期胎头旋位时转至高直位而停顿。

二、诊断

（一）临床表现

胎头衔接与下降均困难；有的衔接后不再下降，产程延长。

（二）腹部检查

胎头高直前位时，胎头靠近腹前壁，不易触及胎儿肢体，胎心音位置稍高，在近腹中线处听得最清楚。胎头高直后位时，胎儿肢体靠近腹前壁，有时在耻骨联合上方可清楚触及胎儿下颏。

（三）阴道检查

胎头矢状缝与骨盆入口前后径一致，后囟在耻骨联合后，前囟在骶骨前，为胎头高直前位，反之为胎头高直后位。

（四）B超检查

B超检查可探清胎头双顶径与骨盆入口横径一致，胎头矢状缝与骨盆前后径一致。

三、分娩机制

胎头高直后位时，胎背与母体腰骶部贴近，妨碍胎头俯屈及下降，使胎头处于高浮状态，迟迟不能入盆，即使入盆下降至盆底，也难以向前旋转180°，故以枕前位娩出的可能性极小。胎头高直前位时，如胎儿较小，而宫缩较强，可使胎头俯屈，下降至双顶径达坐骨棘水平面以下时，可能经阴道分娩。如高直前位胎头俯屈不良而无法入盆，须行剖宫产术结束分娩。

四、处理

胎头高直后位时，因很难经阴道分娩，一经确诊应行剖宫产术。胎头高直前位时，若产妇骨盆正常、胎儿不大、产力强，应给予试产机会，加强宫缩促使胎头俯屈，若胎头转为枕前位，可经阴道分娩或助产结束分娩。在试产过程中要严密观察产程进展和胎心音的变化，如试产失败应行剖宫产术结束分娩。

颜面位

胎头极度仰伸，使胎儿枕部与胎背接触，以颜面为先露，以颏骨为指示点，称为颜面位（面先露）。有颏左前、颏左横、颏左后，颏右前、颏右横、颏右后6种胎位，以颏左前及颏右后位较多见。我国 15 所医院统计的发病率为 0.8‰~2.7‰，国外的发病率为 1.7‰~2.0‰。经产妇多于初产妇。

一、病因

凡影响胎头俯屈及使胎体伸直的因素，如骨盆狭窄、脐带绕颈、孕妇腹壁松弛、先天性胎儿甲状腺肿大、无脑儿等，均可致颜面位。

二、诊断

（一）腹部检查

因胎头极度仰伸，入盆受阻，胎体伸直，宫底位置较高。颏前位时，在孕妇腹前壁容易触到胎儿肢体，清楚地听到胎心音。颏后位时，于耻骨联合上方可触到胎头枕骨隆突与胎体间有明显的凹沟，胎心音较遥远而弱。

（二）肛门及阴道检查

若肛门指检不清时，应做阴道检查。阴道检查可辨别胎儿鼻、口、颧骨及颏部，可依颏部所在位置确定其胎位。颏部在前方为颏前位，颏部在后方为颏后位。

（三）B 超检查

B 超检查可以明确颜面位，并能探清胎位。

三、分娩机制

若产力、产道、胎儿均正常，颏前位时胎儿多能自然娩出。颏前位时，以颏为先露，胎头以仰伸姿势入盆、下降，胎儿面部达骨盆底时，胎头极度仰伸，颏部为最低点，向左前旋转 45°，转向前方，胎头继续下降并极度仰伸，当颏部自耻骨弓下娩出后，胎头做俯屈动作，使口、鼻、眼、前囟、顶骨、枕骨相继从会阴前缘娩出。

此后有外旋转与胎肩及胎体的娩出，但产程明显延长。颏后位时，胎儿面部达骨盆底后，多数能经内旋转 135°以颏前位娩出。少数因内旋转受阻成为持续性颏后位，而胎颈已极度伸展，不能适应产道的弯曲，故足月活胎不能经阴道自然娩出，需行剖宫产术结束分娩。

四、对母儿影响

（一）对产妇的影响

颏前位时，因胎儿颜面部不能紧贴子宫下段及宫颈内口，常引起宫缩乏力，致使产程延长；颜面部骨质不能变形，容易发生会阴裂伤。颏后位时，可导致梗阻性难产，若不及时处理，可造成子宫破裂，危及产妇生命。

（二）对胎儿及新生儿的影响

胎儿面部受压变形，颜面皮肤青紫、肿胀，尤以口唇为著，影响吸吮，严重时可发生会厌水肿，影响吞咽。新生儿于生后保持仰伸姿势达数日之久，需加强护理。

五、处理

颏前位时，子宫收缩良好，若无头盆不称、产力良好，有可能自然分娩；若出现继发性宫缩乏力、第二产程延长，可用产钳助娩，但会阴后斜切开要足够大。如有头盆不称或出现胎儿窘迫征象，应行剖宫产术。出现持续性颏后位时，易发生梗阻性难产，难以经阴道分娩，应行剖宫产术结束分娩。若胎儿畸形，无论颏前位或颏后位，均应在宫口开全后行穿颅术结束分娩。

臀 先 露

臀先露是常见的异常胎位。发生率为分娩总数的 3.2% ~ 5.8%，占分娩期难产发病率的 17% 以上。分娩时易致脐带脱垂、后出头困难、围生儿窒息，使损伤及死亡率比头位显著增高。随着围生医学的发展，对臀先露处理有不少改进，例如从孕期开始加强对臀先露的管理，及时纠正胎位，放宽臀先露剖宫产指征等，对减少围生儿并发症的发病率及死亡率有重要作用。

一、病因

发现臀先露的原因有以下几个方面。

（一）胎儿在宫腔内活动受限

胎儿在宫腔内活动受限如子宫畸形（不完全纵隔子宫等）、双胎、羊水过少和产妇腹壁过紧等。

（二）胎儿衔接受阻

胎儿衔接受阻如骨盆狭窄、胎儿过大或相对头盆不称、脑积水、前置胎盘和肿瘤阻塞盆腔等。

（三）胎儿畸形

胎儿畸形如无脑儿等。

（四）腹壁松弛或羊水过多

经产妇、羊水过多使胎儿在宫腔内活动自如。妊娠 30 周以前，羊水相对偏多如发生早产，以臀位娩出的机会增多。

（五）胎盘种植于子宫角或子宫底部

根据国外学者统计，臀先露中胎盘种植于子宫角及子宫底部者占大多数。

二、分类

根据胎儿双下肢所取的姿势不同将臀先露分为 3 种。

（一）完全臀先露（混合臀先露）

胎儿双髋关节及双膝关节均屈曲，先露为胎儿臀部及双足。

（二）单臀先露（腿直臀先露）

胎儿双髋关节屈曲、双膝关节伸直，先露为胎儿臀部。

（三）不完全臀先露

以一足或双足、一膝或双膝，或一足一膝为先露。

三、诊断

（一）临床表现

孕妇常感肋下有圆而硬的块状物（即胎头）。由于胎臀不能紧贴子宫下段及宫颈，常导致子宫收缩乏力，宫颈扩张缓慢，使产程延长。

（二）腹部检查

腹部检查示子宫呈纵椭圆形，宫底部可触及圆而硬、按压时有浮球感的胎头；未衔接时在耻骨联合上方可触及不规则较软而宽的胎臀，胎心音在脐上方听得最清楚。

（三）肛门或阴道检查

肛门或阴道检查可触及软而不规则的胎臀、胎足或胎膝。

（四）B 超检查

B 超检查能准确探清臀先露类型及胎儿大小、胎头姿势、有无脐带绕颈等。

四、分娩机制

现以骶右前臀先露为例，分述如下：

（一）胎臀娩出

临产后，胎臀以粗隆间径衔接于骨盆入口右斜径上。骶骨位于右前方，胎臀逐渐下降，前髋下降稍快，当其抵达盆底遇到阻力时，即向母体的右侧方向做 45°内旋转，使前髋达耻骨联合后方、粗隆间径与母体骨盆出口前后径一致、胎儿骶骨位于母体右侧。胎臀继续下降，胎体适应产道侧屈，后髋先自会阴前缘娩出，胎体稍伸直，使前髋自耻骨弓下娩出。随即，胎腿、胎足相继娩出。当胎臀及下肢娩出后，胎体行外旋转，胎背转向前方或右前方。

（二）胎肩娩出

胎臀娩出时胎儿双肩径衔接于骨盆入口的右斜径或横径上，继续下降，双肩达骨盆底时，前肩以逆时针方向做45°或90°内旋转，使双肩径与骨盆出口前后径一致，胎体侧屈，后肩及其上肢由会阴部娩出。继之，前肩及其上肢从耻骨弓下娩出。

（三）胎头娩出

当胎肩娩出时，胎头矢状缝衔接于骨盆入口的左斜径或横径上，在继续下降中，胎头俯屈。枕骨达盆底，以顺时针方向内旋转45°或90°，使枕骨转向耻骨联合。当枕骨到耻骨弓下缘时，以此处为支点，胎头继续俯屈，使颏、面及额相继自会阴前缘娩出。随后，枕部自耻骨弓下娩出。至此，胎儿娩出完成。

五、对母儿的影响

（一）对产妇的影响

胎臀形状不规则，前羊水囊压力不均，易致胎膜早破；子宫收缩差，宫颈扩张慢，产程延长，增加产后出血及产褥感染的机会；如宫颈口未开全即行强力牵拉，容易造成宫颈撕裂，甚至延及子宫下段。

（二）对胎儿及新生儿的影响

胎儿可因胎膜早破或脐带脱垂而发生窘迫；分娩时，后出胎头困难可致新生儿窒息；牵拉过程中胎儿易发生颅内出血、骨折、臂丛神经损伤等产伤。故围生儿死亡是臀先露分娩的主要问题。

六、处理

（一）妊娠期

妊娠30周前，臀先露多能自行转为头先露。若妊娠30周后仍为臀先露应予矫正。常用的矫正方法有以下几种。

1. 膝胸卧位

让孕妇排空膀胱、松解裤带，取膝胸卧位姿势。每次10~15分钟，每日2~3次，连做1周后复查。此法可使胎臀退出盆腔，借助胎儿重心改变，增加转为头先露的机会。

2. 激光照射或艾条灸至阴穴

用激光照射两侧至阴穴，可使胎动活跃，胎位回转。每日 1 次，每次 15 ~ 20 分钟，与膝胸卧位联合应用，效果更好。也可用艾条灸至阴穴，每日 1 次，每次 15 ~ 20 分钟，5 次为 1 个疗程。

3. 外倒转术

上述处理无效者，可于妊娠 32 ~ 34 周时试行外倒转术。因有发生胎盘早剥、脐带缠绕等严重并发症的可能，应用时要慎重。应用 B 超排除脐带缠绕再行外倒转术，不过最好在 B 超监测下进行。术前半小时口服沙丁胺醇 4.8 mg。但如有骨盆狭窄、产前出血，有剖宫产史，羊水过多或过少，妊娠合并严重疾病等，一般不应做外倒转术。行外倒转术时，孕妇应术前排尿，屈膝仰卧，腹壁放松；术者应先使先露部松动，再沿胎头俯屈方向转。倒转过程中要注意胎心变化。如有胎心变化或孕妇感腹痛，应立即停止操作或转回原位。外倒转成功，胎心正常者，应在胎头两侧放置毛巾垫，再用腹带包扎固定，按时做产前检查。

（二）分娩期

应根据产妇年龄、胎产次、骨盆类型、胎儿大小、胎儿是否存活、臀先露类型以及有无并发症，于临产初期做出正确判断，决定分娩方式。

1. 择期剖宫产的指征

狭窄骨盆、软产道异常、胎儿体重大于 3 500 g、胎儿窘迫、高龄初产、有难产史、不完全臀先露等，均应行剖宫产术结束分娩。

2. 经阴道助娩

无剖宫产指征的产妇，应以臀先露助产结束分娩。需做好新生儿窒息的抢救准备。除非产程中发现胎儿窘迫需改行剖宫产外，应耐心等待，严密观察产程，勤听胎心率。

肩先露

肩先露即胎体横卧于骨盆入口以上，其纵轴与母体纵轴交叉垂直时称横位。因先露是肩，故称肩先露。以肩作为指示点，根据胎头在母体左或右和胎儿肩胛骨朝向前或后，分肩左前（LScA）、肩左后（LScP）、肩右前（RScA）和肩右后（RScP）四种胎位。由于我国开展计划生育，并加强了妇幼保健工作，因此横位显著减少。但在农村医疗条件较差的地方，仍不能忽视。

一、病因

肩先露病因与臀先露相同。凡影响胎头衔接的因素均可发生横位，如骨盆狭窄、前置胎盘、子宫畸形、肌瘤或双胎、羊水过多、经产妇腹壁松弛使胎儿在宫腔内的活动范围过大等。

第四章 异常分娩

二、诊断

（一）临床表现

先露部胎肩不能紧贴子宫下段及宫颈，不能直接刺激子宫下段及宫颈，容易发生子宫收缩乏力。由于胎肩对宫颈产生的压力不均，容易发生胎膜早破。胎膜破后往往可伴有脐带和上肢脱出，导致胎儿窘迫甚至死亡。随着宫缩不断加强，胎肩及胸廓一部分被挤入盆腔内，胎体折叠弯曲，胎颈被拉长，胎儿上肢脱出于阴道口外，胎头和胎臀仍被阻于骨盆入口上方，形成忽略性（嵌顿性）肩先露。子宫收缩继续增强，子宫上段越来越厚，子宫下段被动扩张，越来越薄，由于子宫上下段肌壁厚薄相差悬殊，形成环状凹陷，并随宫缩逐渐升高，甚至可以高达脐上，形成病理缩复环，这是子宫破裂的先兆，若不及时处理，将发生子宫破裂。

（二）腹部检查

1. 子宫外形
子宫外形呈横椭圆形，子宫横径宽，子宫底低于妊娠周数。
2. 四步手法检查
母腹一侧可触及胎头，另一侧可触及胎臀，耻骨联合上方空虚。胎背朝向母体腹壁的为肩前位，胎儿小肢体朝向母体腹壁的为肩后位。胎心音在脐周两旁听得最清楚。

（三）肛门指检或阴道检查

胎膜未破，胎先露部浮动于骨盆入口上方，肛门指检不易触及，胎膜破裂后，若宫颈口已经开大，阴道检查可触及肩胛骨或肩峰、肋骨及腋窝，腋窝的尖端指向胎头，可确定胎位；有时可触及搏动的脐带或脱出的胎手，可用握手法鉴别胎儿左手或右手。胎位确诊后，临床上除早产儿或死胎已浸软，经折叠后能自阴道娩出外，足月活胎不能经阴道娩出。

（四）B超检查

通过以上检查仍不清楚肩先露及胎方位或疑有胎儿畸形、盆腔肿瘤等，可用B超明确。

三、对母儿的影响

（一）对产妇的影响

肩先露很难有效扩张子宫下段及宫颈，易致宫缩乏力；对前羊膜囊压力不均又易导致胎膜早破，破膜后宫腔容积缩小，胎体易被子宫壁包裹、折叠，随着胎肩被挤入骨盆入口，胎儿颈部进一步侧屈使胎头折向胎体腹侧，嵌顿在一侧髂窝，胎臀则嵌顿在对侧髂窝或折叠在宫腔上部，胎肩先露侧上肢则脱垂入阴道，形成所谓忽略性横位，直接阻

。129

碍产程进展，导致产程停滞，此时如宫缩过强，则可形成病理缩复环，有子宫破裂的危险；妊娠足月无论活胎或死胎均无法经阴道自然娩出，因此，肩先露增加了母体术中术后出血、感染等机会，是对母体最不利的一种胎位。

（二）对胎儿的影响

胎膜早破同时先露不能有效衔接，可致脐带及上肢脱垂，直接增加胎儿窘迫甚至死产机会。妊娠足月活胎均需手术助产，若处理不及时，如形成嵌顿性肩先露时，增加了手术助产的难度，使分娩损伤机会增加。故肩先露也是对胎儿最不利的胎位。

四、处理

处理的关键是预防。

（一）妊娠期

定期产前检查，做好妇女保健宣教。于妊娠后期发现肩先露应及时纠正。可用膝胸卧位、激光照射或艾灸至阴穴。上述方法无效可行外倒转术，转成头先露并包扎腹部固定胎头，如外倒转不能转成头先露，可转成臀先露。若外倒转术失败应提前入院观察，以决定分娩方式。

（二）分娩期

按胎产次、骨盆大小、胎儿大小、有无畸形、胎儿是否存活、宫颈扩张程度、羊水多少、胎膜是否破裂、有无感染及先兆子宫破裂等决定处理方式。

1. 初产妇足月活胎

无论宫口扩张程度如何及胎膜是否破裂，都应行剖宫产术结束分娩。

2. 足月、活胎

有骨盆狭窄、前置胎盘、难产史等，应于临产前择期行剖宫产结束分娩。

3. 经产妇足月活胎

可行剖宫产术；亦可在宫口开大 5 cm 以上，胎心好，破膜不久，羊水未流尽，无先兆子宫破裂时，在全麻下行内倒转术，牵引胎足使胎臀压迫宫颈，待宫口开全以臀先露娩出。

4. 忽略性肩先露

在纠正酸中毒、抗感染等一般处理的同时积极准备剖宫产术。尤其是有先兆子宫破裂或破裂者，不论胎儿死活均应行剖宫产术。如感染严重应切除子宫。

5. 胎儿已死、宫口开全

胎儿已死、宫口开全可在麻醉下行断头术和除脏术。凡经阴道分娩者，常规检查软产道有无损伤，如有损伤及时处理，并预防出血和感染。有血尿者留置尿管一周，防止尿瘘发生。

（于焕新）

第五章　分娩期并发症

第一节　子宫破裂

子宫破裂是指子宫肌壁部分或全层裂伤，主要发生在分娩期，极少数发生在妊娠期。各地发生率差异很大，与围生期保健及产科处理水平关系密切。按破裂的程度分为不完全性子宫破裂和完全性子宫破裂；按破裂发生的不同阶段分为先兆子宫破裂和子宫破裂。

一、病因

子宫破裂的原因是多方面的，有时是综合性的。

(一) 自发性破裂

自发性破裂多见于子宫纤维的病理改变，其原因分为先天性与后天性。

1. 先天性因素

指子宫发育不良，如双子宫妊娠、单角子宫妊娠、纵隔子宫等，由于子宫形态异常或子宫肌壁薄弱，不能承受逐渐升高的宫腔压力而发生破裂。

2. 后天性因素

过去有多次分娩及刮宫史，特别是有过子宫穿孔史，感染性流产史，严重宫腔感染史，子宫肌壁曾有绒毛侵蚀史（如葡萄胎、绒毛膜癌及胎盘粘连史等）及胎盘异常史等。上述病因可致子宫壁纤维组织增生，使其弹性及扩张性减弱。因子宫血管有过栓塞所引起的子宫壁变薄或坏死也可造成子宫破裂。此外，子宫平滑肌纤维变性所引起的子宫自发性破裂，可形成羊膜腔腹腔瘘，但极少见。

(二) 损伤性破裂

有以下几种原因：

1. 梗阻性破裂

凡梗阻性难产，如骨盆狭窄、头盆不称、胎位异常（忽略性横位，持续性枕后位、枕横位、额先露等）、胎儿畸形（脑积水、联体双胎）、盆腔肿瘤嵌顿于盆腔内而阻塞产道等，未能及时恰当处理，使胎儿先露部下降受阻，为了克服阻力，子宫上段强烈收缩，子宫下段继续被牵拉而伸长变薄，终使子宫破裂。

2. 创伤性破裂

分娩时遇到不同程度的困难，不适当或粗暴的阴道手术间接或直接损伤了子宫而致子宫破裂。如宫口未开全而实行臀牵引或产钳术，常可导致严重的宫颈裂伤直至子宫下段破裂。忽略性横位羊水流尽时，强行做内倒转术、穿颅术或毁胎术时，因操作不慎使器械伤及子宫壁，或做困难的人工剥离胎盘术，均可引起子宫破裂。

妊娠子宫受到各种外伤，如意外事故（车祸等），以及非法堕胎均有引起子宫破裂的可能。

3. 子宫瘢痕破裂

凡子宫曾行过各种手术（包括剖宫产术、妊娠子宫破裂后或子宫穿孔后的子宫修补术、子宫纵隔切除术等）的孕妇，此次在妊娠晚期或分娩期子宫瘢痕可自发破裂。这是最常见的病因，约占子宫破裂的50%。

4. 滥用宫缩药

分娩前应用大剂量缩宫素或使用麦角新碱、前列腺素类药物，导致子宫强直性收缩，加之无严密监测，延误处理终致子宫破裂。

上述病因中，以剖宫产的瘢痕破裂最为常见，其次为宫缩药过度刺激宫缩与梗阻性分娩所引起的子宫破裂。

二、临床表现

（一）先兆子宫破裂

常见于梗阻性难产时，随着子宫强有力收缩，子宫上段缩复愈来愈厚，而下段则逐渐变薄，使子宫上下段间形成明显的环状凹陷，此凹陷可上升达脐部，使子宫外观呈葫芦状，形成病理缩复环。此时产妇常出现烦躁不安、下腹疼痛难忍及排尿困难等症状；触诊子宫下段有明显压痛，两侧圆韧带亦因牵拉而呈条索状可被触及，并可导出肉眼血尿；因强直宫缩可使胎儿供血受阻，胎心加快或减慢；阴道检查示胎先露部常嵌顿于骨盆入口处，可有较大产瘤或明显颅骨重叠。

（二）子宫破裂

根据破裂程度又可分为完全性与不完全性子宫破裂两种。

1. 不完全性子宫破裂

指子宫肌层已全部或部分破裂，但浆膜层或腹膜层尚保持完整，宫腔与腹腔未相通，故胎儿及其附属物仍在宫腔内。此时胎心音多不规律，腹部检查时，在子宫不全破裂处有固定压痛。若破裂发生在阔韧带两叶之间，则可形成阔韧带内血肿，此时在子宫体一侧可触及逐渐增大和有压痛的包块。有时血肿可继续扩大，并向上蔓延到肾区而形成较大的腹膜后血肿。此时虽外出血不多，但贫血情况明显。

2. 完全性子宫破裂

指子宫肌层及浆膜层全部裂开，伴胎膜破裂，子宫腔直接与腹腔相通。子宫完全破裂时，产妇常突感撕裂状剧烈腹痛，子宫收缩消失，腹痛或暂时缓解，但很快进入休克状态，面色苍白，出冷汗，呼吸浅表，脉搏细数，血压下降，胎动停止，胎心音消失。在腹壁下面可清楚地扪及胎体，有时在胎体一侧还可触及已收缩的宫体。腹腔内由于有胎儿、羊水与血液的刺激，全腹有压痛、反跳痛及肌紧张等腹膜刺激征。若内出血较多，可叩及移动性浊音。患者的阴道流血可多可少，撕裂延及宫颈者往往外出血明显。

子宫前壁破裂时，裂口向前延伸时可致膀胱破裂。

子宫瘢痕破裂的发生机会与原剖宫产的切口部位、缝合操作技术、术后的伤口愈合情况等有关。子宫体部剖宫产切口瘢痕往往要较子宫下段的切口瘢痕容易发生破裂，其原因为子宫下段肌层较薄，缝合时对合良好，且产后子宫复旧时，子宫肌层仅在宫体部有收缩，子宫下段处相对地较为静止，故子宫下段切口愈合较好。子宫上段瘢痕破裂一般为完全性，可发生在妊娠晚期，甚至破裂时无明显腹痛症状。在妊娠晚期，子宫下段瘢痕破裂多为不完全性子宫破裂，出血量也较少。

三、诊断

根据病史、分娩经过、临床表现，典型的子宫破裂诊断并不困难。但若破裂口被胎盘覆盖，或为子宫后壁破裂，或无明显症状的不完全性子宫破裂，诊断比较困难。此时阴道检查不可少，阴道检查能发现宫口缩小，胎先露部上移，甚至有时能触到破裂口。B超检查可协助诊断。

个别难产患者多次进行阴道检查，可能造成感染，出现腹膜炎而表现为类似子宫破裂征象。阴道检查时由于胎先露部较高，子宫下段菲薄，双合诊时双手指相触犹如只隔腹壁，有时容易误诊为子宫破裂，但这种情况胎体不会进入腹腔，而妊娠子宫也不会缩小而位于胎体旁侧。

四、治疗

（一）先兆子宫破裂

1）因催产素使用不当引起者，应立即停止使用催产素，改用大剂量硫酸镁等抑制宫缩的药物静脉滴注，严密观察。

2）催产素使用不当引起者或上述处理无效者，诊断明确后应立即行剖宫产术。术前积极输液、吸氧、备血。

（二）子宫破裂的处理

一旦发现子宫破裂，立即全力抢救，包括立即剖腹探查与大量输血补液以防休克，大量使用抗生素防治感染。若休克已发生，应就地抢救，减少搬动，以避免加重出血与休克。条件太差确需转院时，也应在大量输液、输血及腹部包扎后再转运。

手术方式应根据年龄、胎次、一般情况、破裂时间长短、破裂程度与部位、有无感染而决定。

1）如破口整齐，破裂时间短，无感染可做子宫裂口修补术，保留子宫。如已有子女，同时行绝育术。

2）如破口不整齐，受累范围广且并发感染，可做子宫次全切除术，如破裂累及宫颈可做子宫全切除术。

3）阔韧带内有巨大血肿，应打开阔韧带，游离输尿管及膀胱，以免误伤，然后清除血块并止血。

4）术时应详细检查输尿管、膀胱、宫颈、阴道有无损伤，若有应及时修补。

5）关腹前放置引流管，子宫破裂手术后的感染为引起死亡的原因之一，国内外学者均主张放置引流管，因为引流通畅可减少感染机会，可用腹部或阴道引流。阴道引流的有利因素为：位置较低，引流通畅；不影响腹部伤口愈合；阴道引流处伤口可自然愈合。引流时间为 24～48 小时，应避免引流时间过长而增加感染机会。

6）术后继续使用大剂量广谱抗生素，术后留置尿管 7 天以上，预防尿瘘形成。

五、预防

子宫破裂严重危及孕产妇及胎儿的生命，故积极预防十分重要。做好各项预防工作，绝大部分子宫破裂是可避免的。

1）加强产前检查，凡有过剖宫产史、多次刮宫史、难产史，或产前检查发现骨盆、胎儿、胎位异常者，均应在预产期前 1～2 周住院待产，严密观察，必要时提前行剖宫产术。

2）严密观察产程，当产程异常，出现病理缩复环或其他先兆子宫破裂征象时，应及时行剖宫产。

3）严格掌握催产素使用适应证、禁忌证，严禁在胎儿娩出前肌内注射催产素，尽量采用子宫下段剖宫产术。

4）正确掌握首次剖宫产的适应证，阴道助产手术要按规程操作，宫口未开全时不得进行。

（金明红）

第二节　产后出血

产后出血是指产后 24 小时内，阴道分娩者阴道流血量超过 500 ml，剖宫产者出血量超过 1 000 ml，是分娩期的严重并发症，居孕产妇死亡原因首位，80% 以上的产后出血发生于产后 2 小时内。出血多、休克时间长者可引起脑垂体前叶缺血坏死，导致严重的垂体功能减退——席汉综合征。因此，重视产后出血的防治与护理工作，能有效减低产妇的死亡率。

一、病因和发病机制

引起产后出血的原因主要有子宫收缩乏力、胎盘因素、软产道裂伤和凝血功能障碍。其中子宫收缩乏力是最主要原因，占产后出血总数的 70%～80%。

（一）子宫收缩乏力

子宫收缩乏力是引起产后出血最常见的原因。

1. 全身因素

产妇精神紧张或胎位异常，致使产程延长，产妇体力衰竭；临产后使用过多镇静剂、麻醉剂等。

2. 局部因素

羊水过多，双胎妊娠，巨大胎儿使子宫过度膨胀；子宫发育不良，子宫肌瘤，影响子宫收缩；前置胎盘附着于子宫下段，血窦开放不易关闭等。

3. 产科因素

产科并发症如前置胎盘、胎盘早剥、妊娠期高血压疾病、宫腔感染等均可引起子宫肌层水肿或渗血，使子宫不能有效收缩止血。

（二）胎盘因素

1. 胎盘剥离不全

胎盘仅部分与子宫壁剥离，影响子宫缩复，剥离部分的血窦开放而出血不止。多见于子宫收缩乏力、第三产程处理不当（过早、过度揉挤子宫或牵拉脐带）等。

2. 胎盘剥离后滞留

由于子宫收缩乏力或膀胱充盈，影响已全部剥离的胎盘及时排出，子宫收缩不良而出血。

1）Ⅰ度：指会阴皮肤及阴道入口黏膜撕裂，未达到肌层，一般出血不多。

2）Ⅱ度：指裂伤已达会阴体肌层，累及阴道后壁，甚至沿阴道后壁侧沟向上撕裂，裂伤可不规则，使原解剖不易识别，出血较多。

3）Ⅲ度：为肛门外括约肌，甚至阴道直肠隔及部分直肠前壁有裂伤。此情况较严重，但出血量一般不多。

3. 胎盘嵌顿

由于使用子宫收缩剂不当或粗暴按摩子宫，致使子宫收缩不协调，子宫内口附近形成痉挛性狭窄环，使已经全部剥离的胎盘嵌顿于子宫腔内而发生隐性出血或大量外出血。

4. 胎盘粘连

胎盘全部或部分粘连于子宫壁上，不能自行剥离，称为胎盘粘连。常见于多次人工流产、引产等子宫内膜受机械性损伤和发生子宫内膜炎者，而子宫内膜炎可引起胎盘全部粘连。全部粘连的胎盘不出血，部分粘连者由于剥离部分的血窦不能充分闭合，引起出血。

5. 胎盘植入

因子宫蜕膜发育不良，胎盘绒毛直接植入子宫肌层，称为胎盘植入。根据植入面积分为完全性和部分性胎盘植入两类。完全植入者不出血，部分植入者可发生严重出血。多见于反复多次刮宫，特别是搔刮子宫腔过度或发生子宫内膜炎等，使子宫内膜基底层受损或形成瘢痕，使胎盘绒毛种植肌层所致。

（三）软产道裂伤

会阴侧切和产道裂伤造成的流血过多可占产后出血的20%，产道裂伤可累及子宫、宫颈、阴道及外阴，多因产程进展过快、未加控制或巨大儿引起，也可发生于各种分娩以后。

1. 子宫破裂

子宫自发破裂极罕见，造成此并发症的危险因素包括多产、先露异常、有子宫手术史及使用催产素引产。隐性瘢痕破裂是造成产后出血增加的主要原因之一。

2. 宫颈裂伤

胎方位异常，胎先露部下降过程中，宫颈扩张不充分，以及手术助产等，均可导致宫颈裂伤。

3. 会阴、阴道裂伤

急产、阴道产钳助产、分娩保护不力等可导致会阴撕裂，轻者伤及皮下和肌肉致使会阴出血，重者可伤及肛门括约肌、直肠黏膜，甚至阴道穹隆部。

4. 外阴、阴蒂裂伤

多见于阴道分娩过程中忽视了会阴的保护所致。

5. 其他

会阴侧切时如果切断动脉或曲张的大静脉、切口过大、切开过早或修复过迟，均可引起流血过多。

6. 血肿

有时阴道黏膜或外阴皮肤下方的血管撕裂并无可见的活动性出血，称为隐性出血，此时危险性极大，因为出血发生几小时后可能还未察觉，直到出现休克才被发现。严重者可形成腹膜后血肿，表现为臀部肿胀、有淤血，并伴有腰部剧痛。多见于：①手术及分娩损伤；胎儿娩出过快或手术助产时损伤血管；②缝合时止血不彻底或缝合不当：如会阴切开伤口或撕裂伤口止血不当或缝合不当；③宫颈裂伤、子宫侧壁不完全破裂累及子宫血管及其分支：血液蔓延流向阔韧带内；④妊高征凝血功能受损时，或当胎儿娩出后产妇有一过性血压下降，伤口出血不明显，若止血不彻底，当血压回升伤口重新出血，即可形成血肿。

（四）凝血功能障碍

凝血功能障碍比较少见，但后果严重。多为在孕前或妊娠期已有易于出血倾向，胎盘剥离或软产道有裂伤时，由于凝血功能障碍，表现为全身不同部位的出血，可出现子宫大量出血或少量持续不断出血，血液不凝，不易止血。根据病史、出血特点及血小板计数、凝血酶原时间、纤维蛋白原等有关凝血功能的实验室检查可做出诊断。

二、临床表现

产后出血的主要临床表现为阴道流血，血压下降出现失血性休克，重度贫血，易并发感染。病因不同，其表现亦不一样。

（一）子宫收缩乏力

常为分娩过程中宫缩乏力的延续，但也有部分患者产前宫缩正常，分娩后发生宫缩乏力，造成产后出血。此种子宫出血可有以下特点。

1）阴道流血发生在胎盘娩出之后，多为间歇性阴道流血，血色暗红，有血凝块，宫缩差时出血量增多，宫缩改善时出血量减少。

2）有时阴道流血量不多，但按压宫底有大量血液或血块自阴道涌出。

3）注射宫缩剂后子宫变硬，出血减少。

4）检查发现，宫底较高，子宫松软如袋状，甚至子宫轮廓不清，摸不到宫底，按压宫底有积血压出，按摩宫底子宫收缩变硬，同时有积血排出，停止按摩宫底后子宫又变软出血。

（二）软产道裂伤

软产道裂伤的出血特点是出血发生在胎儿娩出后，流出的血自凝，血色较鲜红。应仔细检查宫颈、阴道及外阴有无裂伤及裂伤的程度。

（三）胎盘因素

胎盘剥离不全、滞留及粘连时，胎盘未娩出前出血量较多，胎盘部分残留，常在胎盘娩出后检查胎盘、胎膜时发现胎盘母体面有缺损或胎膜有缺损；胎盘嵌顿时子宫下段出现狭窄环。

（四）凝血功能障碍

在孕前或妊娠期已有易于出血倾向，胎盘剥离或产道有损伤时，会出现出血不止，血不凝。

三、诊断

诊断标准如下：

（一）子宫收缩乏力性出血

1）胎盘娩出后，突然发生大量阴道流血或持续性少量或中等量出血。
2）子宫松弛或轮廓不清。

（二）胎盘滞留

1）胎儿娩出后半小时以上胎盘尚未娩出。
2）阴道流血（多因胎盘部分剥离引起，完全剥离者不出血）。

（三）胎盘胎膜残留

1）胎盘娩出后，阴道持续流血。

2）胎盘母体面或胎膜有缺损。

3）刮宫可得残留的胎盘组织或胎膜。

（四）软产道裂伤

1）胎儿娩出后即见阴道流血，胎盘娩出后宫缩良好而阴道仍出血不止。

2）阴道检查，发现宫颈或阴道壁有裂伤出血。

四、鉴别诊断

产后出血应与急性子宫翻出、产后血循环衰竭、宫颈癌合并妊娠、妊娠合并阴道静脉曲张破裂等相鉴别。

五、治疗

产后出血，严重威胁产妇安全，必须全力以赴地进行抢救。治疗原则是：根据原因制止出血，补偿失血，抢救休克。

（一）防治休克

1）遇有产后出血患者，应严密观察血压、脉搏、一般情况及产后出血量。

2）给予吸氧、输液，必要时输血以补充血容量。在输液、输血过程应严密观察血压、脉搏、心率、尿量，以调整输液或输血量。

（1）晶体液：在复苏休克的过程中输入晶体液可以有效补容，当晶体液进入循环后可自血管内移向组织间液，1小时后仅有 1/4 ~ 1/3 留在血管床，这样可补充组织间液的丢失，并补充足够钠，以扩充血容量，并改善内环境，降低血黏度，疏通微循环，所以晶体液补充量应为丢失量的 3 倍。常用的晶体液有：生理盐水、乳酸林格液、碳酸氢钠林格液、高张盐水等。

（2）输注速度：及早输注效果好，最初 15 ~ 20 分钟可快速输入 1 000 ml，在第 1 小时内至少输入 2 L，输液 20 ~ 30 分钟观察休克有无改善，如有改善则以 6 ~ 8 小时 1 L 的速度滴注晶体液；如无改善则进一步处理，如输血等。

（3）胶体液：仅扩充血管内容量，但是不能补充组织间液，达不到维持有效血容量的目的，反使血液黏滞，微循环障碍加重，在早期休克时补充大量胶体液则利少弊多。常用 706 代血浆，低分子或中分子右旋糖酐，但后者少尿时慎用，24 小时内用量不宜超过 1 000 ml，白蛋白为血制品，不仅价格昂贵，而且有被污染的可能。

（4）血液：大部分学者认为当 Hb50 g/L，血细胞比容 24% 时才需要输血，当红细胞比容达到 30% 时复苏效果好。补充全血 500 ml，可增加血细胞比容 3% ~ 4%；红细胞 250 ml，增加血细胞比容 3% ~ 4%；血浆 250 ml，增加纤维蛋白原 150 mg 及其他凝血物质。

3）纠正酸中毒。纠正轻度酸中毒除输入平衡液外，不需补充其他碱性溶液。纠正重度休克应输入 5% 碳酸氢钠 200 ml。

4）在补足血容量、纠正酸中毒后，仍不能维持血压时，可选用血管活性药，一般选用多巴胺，将 20~40 mg 多巴胺加入 500 ml 液体中静脉滴注，20 滴/分。

（二）胎盘娩出前出血的处理

胎盘娩出前发生大出血，首先考虑是否由胎盘滞留或胎盘部分剥离所致，应尽快排出胎盘。如属已剥离而嵌顿于宫腔内者，可先导尿排空膀胱，再压迫宫底和牵拉脐带以助胎盘娩出。若胎盘与子宫壁粘连，应徒手剥离胎盘并清查宫腔，这是拯救产妇生命的关键措施。用手难以取出的胎盘残留部分可用大号刮匙进行刮宫。对于用手及刮匙均难以剥离者，应考虑为植入性胎盘，需行子宫全切除，不宜强行用手剥胎盘，以免引起严重出血及子宫穿孔。

（三）胎盘娩出后出血的处理

1. 宫缩乏力

加强宫缩是治疗宫缩乏力最迅速有效的止血方法。

1）按摩子宫：胎盘娩出后，术者一手的拇指在前，其余四指在后，在下腹部按摩并压迫宫底，挤出宫腔内积血，按摩子宫应均匀而有节律，直至宫缩恢复正常为止。若效果不佳，可选用腹部—阴道双手压迫子宫法：一只手戴无菌手套伸入阴道，握拳置于阴道前穹隆，顶住子宫前壁，另一只手在腹部按压子宫后壁，使宫体前屈，两手相对紧压并均匀有节律地按摩子宫，直至宫缩恢复正常为止。

2）应用宫缩剂：①缩宫素 10 U 加于 0.9% 氯化钠注射液 500 ml 中静脉滴注。必要时将缩宫素 10 U 直接行宫体注射；②麦角新碱 0.2~0.4 mg 肌内注射或静脉快速滴注，或加入 25% 葡萄糖注射液 20 ml 中缓慢静脉推注，心脏病、妊娠期高血压疾病和高血压患者慎用；③前列腺素类药物：米索前列醇 200 μg 舌下含化；卡前列甲酯栓 1 mg 置于阴道后穹隆；地诺前列酮 0.5~1 mg 直接行宫体注射。

3）宫腔纱布填塞：具体方法是用纱布条经子宫口送入宫底按次序紧密填塞，不要留下空隙，以免未填塞到的部位继续出血，造成实际出血而又未见出血的现象。24 小时后取出纱布条，取出前先肌内注射宫缩剂。

4）子宫动脉结扎：①经阴道，用两把长鼠齿夹住宫颈前后唇，向下轻轻牵引，在两侧阴道部宫颈上端缝合，深度约 0.5 cm，结扎子宫动脉上行支；②经腹部，如子宫动脉结扎无效，立即经腹部在双侧子宫动脉上行支处，即子宫下段水平，缝过子宫肌层结扎，注意输卵管走向，勿伤及。若子宫收缩即为有效。

5）髂内动脉结扎：本法除可立即减少出血外，还可争取时间纠正休克。

6）子宫切除：经上述处理，若子宫出血仍难以控制，为抢救患者生命，在积极纠正休克的同时，及时做子宫次全切或子宫全切术。

2. 胎盘因素

1）胎盘嵌顿：应先进行乙醚麻醉，松解子宫内口的痉挛狭窄环，而后以手进入宫腔取出已剥离的胎盘。若因膀胱充盈导致胎盘滞留时，先导尿排空膀胱，再用手挤压子宫底部，迫使胎盘娩出。

2）胎盘粘连或部分残留：徒手剥离胎盘，取出胎盘或残留的胎盘组织。必要时清宫。

3）植入性前置胎盘：行子宫切除术，绝不可用手强行挖取。

3. 软产道裂伤

迅速查清裂伤部位，如系阴道壁裂伤，迅速按解剖位缝合肌层及黏膜下层，最后缝合皮层。注意缝线不可穿透直肠壁。如系宫颈裂伤，可用两把卵圆钳钳夹宫颈，检查裂伤部位及深度，从裂伤最深部开始用肠线间断缝合，注意最后一针应距宫颈外口0.5 cm，以防日后宫颈狭窄。

4. 凝血功能障碍

如患者所患的全身出血性疾病为妊娠禁忌证，在妊娠早期，应在内科医生协助下，尽早行人工流产术终止妊娠。于妊娠中、晚期发现者，应积极治疗，争取去除病因，尽量减少产后出血的发生。对分娩期已有出血的产妇除积极止血外，还应注意对病因治疗，如血小板减少症、再生障碍性贫血等患者应输新鲜血或成分血等。如发生 DIC 应尽力抢救。

（四）预防感染

产后出血会直接导致失血性贫血，使产妇抵抗力降低；手取胎盘等宫腔内操作及产道裂伤增加了逆行感染的机会；此外，产褥期宫颈内口及胎盘、胎膜剥离创面开放，而恶露利于阴道细菌的生长，若恶露储留阴道过久，同样增加逆行感染的机会。故产后在加强宫缩止血、纠正贫血的前提下，应鼓励产妇尽早活动，通过体位引流促使恶露排出、净化阴道环境，减少逆行感染机会。一切产科操作应严格遵循无菌原则，必要时可预防性应用抗需氧菌与抗厌氧菌相配伍的广谱抗生素。

六、预防

1）做好产前检查，及时采取相应的措施以防止发生产后出血，首先要做好产前检查，及时发现引起产后出血的存在因素，给以相应处理。对子宫肌纤维发育不良者给予促进子宫发育成熟的药物，以促进子宫成熟。对合并子宫肌瘤者，若子宫肌瘤较大而且为多发，劝其流产或引产，待行子宫肌瘤剔除术后再怀孕，若子宫肌瘤较小，而且为单发者，则可继续妊娠，但应密切观察，经常进行 B 超检查，观察子宫肌瘤的大小。对伴有贫血者给予相应的治疗。对妊高征患者，经常检查血压、尿及体重，以控制症状。对合并血液病的患者，根据情况，确不能妊娠者给予引产或流产，能继续妊娠者应定期检查。对胎位不正，巨大胎儿及骨盆狭窄等情况不能经产道娩出者，可行剖宫产术。

2）产前应摄入足够的蛋白质、维生素及钙、铁等矿物质，尤其贫血的患者应食入含铁丰富的食物，如动物肝、木耳等。住院期间应给以含有高蛋白、高维生素、易消化的食物，产后产妇应多吃营养丰富的饮食以利于恢复。

3）子宫收缩乏力占产后出血的70% ~75%，其中因精神高度紧张、恐惧引起的占较大的比例。产妇出现烦躁不安、大汗淋漓会造成体力大量消耗，以致子宫收缩乏力，造成滞产，使产后易发出血。住院后，针对孕妇的心理反应，给予适当的心理护理，讲述分娩时腹痛是一种正常现象，精神紧张、恐惧会给分娩带来不良后果。为了消除这种心理反应，可采用音乐疗法，在分娩的过程中放一些能使产妇放松的音乐，这样可减轻心理反应。

4）产后应测体温、脉搏、呼吸及血压情况，使产妇安静休息、注意保暖。严密观察子宫收缩情况，查看会阴垫以了解出血情况。发现有大量出血征象者，根据产后出血原因，尽快进行必要的处理。出血及宫腔内操作都会增加产妇产褥期感染的机会，应保持会阴部清洁，每天用洁尔阴或呋喃西林液冲洗阴道一次，并应用广谱抗菌药物。

（金明红）

第三节　羊水栓塞

羊水栓塞是指在分娩过程中羊水进入母体血循环后引起的肺栓塞、休克、DIC、肾衰竭等一系列病理改变，是威胁母儿生命的极严重分娩并发症。1926 年，Meyer 首次描述了这一分娩并发症的临床表现。其后在 1941 年 Steiner 和 Luschbaugh 等指出在 8 名这种临床表现的患者的肺血循环中找到羊水有形成分，因此，他们首先将其命名为羊水栓塞。但近年的研究认为羊水栓塞的核心问题不是栓塞过程而是过敏，是羊水进入母体血循环后，引起的母体对胎儿抗原的一系列过敏反应，故有学者建议将羊水栓塞改名为妊娠过敏反应综合征。最近的患者回顾性分析表明 70% 的羊水栓塞发生在分娩过程中，19% 发生在剖宫产过程中，11% 经阴道分娩或剖宫产胎儿娩出后立刻发生。此外，羊水栓塞也可以发生在早孕大月份和孕中期（妊娠 10～14 周）进行钳刮术时。

一、病因

羊水栓塞的病因可见于宫缩过强或为强直性收缩（包括催产素应用不当），子宫或宫颈内膜血管开放（如宫颈裂伤、子宫破裂、剖宫产术时、前置胎盘、胎盘早剥，以及中期妊娠流产子宫有裂伤者）。死胎不下可使胎膜强度减弱而渗透性显著增加。滞产、过期妊娠、多产妇、巨大胎儿也较易诱发难产，这与产程过长、难产较多、羊水混浊刺激性强有一定关系。

二、病理生理

（一）肺动脉高压、急性肺水肿及急性右心衰竭

羊水内的有形成分如胎脂、角化上皮细胞、毳毛等物质进入母体血循环，流经肺动脉，栓塞肺的小血管；同时羊水中含有大量促凝物质，使凝血过程启动，小血管内形成多处血栓阻塞，又反射性引起迷走神经兴奋，使肺血管发生普遍狭窄、阻塞，引起肺动脉高压；羊水内抗原成分引起 I 型变态反应，使小支气管痉挛，支气管内分泌物增多，肺泡换气功能降低，肺毛细血管液体外渗，发生急性肺水肿、急性右心衰竭，此进程十

分迅速，在数分钟内出现明显症状，如措施不得力，死亡将接踵而至。

（二）过敏性休克

羊水中的有形成分为致敏原，进入母体循环后，引起Ⅰ型变态反应，导致的过敏性休克一般在羊水栓塞后即刻出现（血压骤降甚至消失），然后出现心肺功能衰竭症状。

（三）弥散性血管内凝血

妊娠时母体血液呈高凝状态（多种凝血因子及纤维蛋白原明显增加），羊水中含有大量促凝物质，可激活母体凝血系统，外周血管内广泛形成微血栓，使凝血因子、血小板、纤维蛋白原大量消耗，致使DIC发生。在母血纤维蛋白原下降同时，羊水中的纤溶激活酶激活纤溶系统。由于大量凝血物质消耗和纤溶系统的激活，产妇血液系统由高凝状态迅速转变为纤溶亢进，血液不凝固，导致产后出血及失血性休克，或全身出血。

（四）急性肾衰竭

心、肺衰竭引起全身重要器官缺血、缺氧，发生休克、出血，长时间低血压，使肾灌注不足，肾血管血栓形成，导致肾衰竭。

三、临床表现

羊水栓塞多发生在分娩过程中，尤其在胎儿即将娩出前或产后短时间内，发病急骤、凶险，主要表现为呼吸困难、发绀、循环衰竭、凝血障碍及昏迷。典型临床表现分为3个阶段。

（一）休克期

多半在第一产程末及第二产程宫缩强烈时，胎膜破裂后突然发生胸闷、气急、呼吸困难、烦躁不安、发绀，血压下降或消失，脉搏细弱，迅速进入循环衰竭及昏迷状态。个别患者毫无先兆，在惊叫一声后，呼吸及心搏骤停而死亡。

（二）出血期

部分患者在度过休克期后，继而即有持续性大量子宫出血，血液不凝。亦有患者有全身出血倾向，皮肤出现大片瘀斑，黏膜创面渗血不止，胃肠道及泌尿道出血。

（三）肾衰竭期

病程继续延长，由于循环血量不足，重要脏器，尤其是肾脏血灌注量减少，肾实质受损而致功能不全，出现少尿、尿闭及尿毒症。

上述典型临床表现属于重症或暴发型患者。轻症患者可能因羊水进入母血循环的量少，或发生于中期妊娠引产、大月份钳刮手术的患者，可能因羊水内容物浓度低，其病情则较轻、缓；多数表现为阴道持续少量出血，血不凝，子宫收缩差，止血困难，以后出血量渐增，同时伴有血压下降。如诊断失误，救治不及时，最后也可死于休克、DIC

及肾衰竭。

四、实验室及其他检查

（一）血液沉淀试验

在测定中心静脉压，插管后可抽近心脏的血液，血液放置后即沉淀为3层：底层为细胞，中层为棕黄色血块，上层为羊水碎屑。取上层物质做涂片、染色、镜检可见鳞状上皮细胞、胎毛、黏液等，诊断即可明确。

（二）痰液涂片

痰液涂片可查到羊水内容物（用尼罗兰硫酸盐染色）。

（三）血凝障碍试验

1. 试管法凝血时间

取静脉血5 ml置于15 ml的试管内，在室温下，正常时则全血在6分钟内凝固，且稳定24小时后又溶解，若在6分钟内仍不凝固、凝固后1小时后即溶解，或凝血块只占全血的1/2以下者，都属凝血功能异常。此法简单而迅速，所以凡属可疑有DIC者均在其他化验进行同时，先进行此项测定。

2. 凝血酶原时间

当凝血因子 V、Ⅶ、X 缺乏时或血浆纤维蛋白原少于 1 g/L 时，凝血酶原时间延长。

3. 纤维蛋白原定量

孕产妇的纤维蛋白原比非孕期增长50%，故若症状缓慢，在发病初期并不明显低于正常值，但在 DIC 进行到一定阶段时，即明显降低，症状急骤者在早期即可下降至零。

4. 血小板减少，或呈进行性减少

如血小板 $< 100 \times 10^9/L$，凝血酶原 > 15 秒，纤维蛋白原定量 < 200 mg/L，则可诊断为DIC。如上述三项中有两项异常，则需一项纤溶异常方可诊断。

5. 纤溶试验

1）Fi试验：是一种免疫测定法，用FDP抗原制备抗体，附在一种合成乳胶颗粒表面，若患者血中有FDP存在，则乳胶颗粒凝聚。

2）凝血酶时间：用以测定血浆中有无FDP，亦可测定纤维蛋白原的浓度，FDP能抑制凝血酶对纤维蛋白的反应，若FDP显著增多时，凝血酶时间明显延长。

3）优球蛋白溶解时间：用以检查纤溶酶原的活性，正常情况下，用醋酸加入血浆后，优球蛋白即析出，其中含纤溶酶原。正常优球蛋白溶解时间为120分钟，若溶解时间缩短，则表示继发纤溶活性增强。

4）血浆鱼精蛋白副凝（3P）试验：用以检查血浆中有无纤维蛋白单体及FDP的增多，当血液内凝血活动强时，血液中的纤维蛋白单体即明显增多；并与较大的纤维蛋白降解物形成可溶性复合物。此复合体加入凝血酶后，并不发生凝固现象，但若加入鱼精蛋白，复合体可再分离，纤维蛋白单体又可结合或纤维蛋白析出形成纤维蛋白束，在试管内呈凝丝状物即为阳性。这种不通过凝血酶的作用而形成的纤维蛋白称为副凝反应。但若纤溶活性处在非常活跃状况，FDP 分裂过小，可不出现副凝反应，则 3P 试验呈阴性。故必须结合其他化验综合分析考虑其临床意义。

五、诊断和鉴别诊断

羊水栓塞的诊断应根据临床表现和实验室检查结果做出。

凡在病史中存在羊水栓塞各种诱发因素及条件，如胎膜早破、子宫收缩过强、产程短及高年初产，在胎膜破裂后、胎儿娩出后或手术中产妇突然出现寒战、烦躁不安、气急、尖叫、呛咳、呼吸困难、大出血、凝血功能障碍、循环衰竭及不明原因休克，首先应考虑为羊水栓塞。应边抢救边做辅助检查以确诊。归纳起来其临床诊断标准为：①急性低血压或心搏骤停；②急性缺氧；③凝血功能障碍；④临床表现无法用其他原因解释；⑤在分娩过程中发生或在人工流产和分娩后 30 分钟内发生。

六、治疗

羊水栓塞一旦确诊，应立即抢救产妇，主要原则为：改善低氧血症心肺复苏、抗过敏和抗休克，保证重要脏器的灌注；防治 DIC、心力衰竭、急性呼吸窘迫综合征和急性肾衰竭；预防感染。

（一）改善低氧血症

1. 保持呼吸道通畅

出现呼吸困难、发绀者，应立即面罩给氧，必要时行气管插管正压给氧，如症状严重，应行气管切开，保证氧气的有效供给，这是改善肺泡毛细血管缺氧、预防肺水肿的关键，同时也可改善心、脑、肾等重要脏器的缺氧状态。

2. 解除肺动脉高压

应选用解痉药物缓解肺动脉高压及改善肺血流灌注；这是预防右心衰竭、呼吸衰竭及末梢循环衰竭的有效措施。

1）盐酸罂粟碱：可阻断迷走神经反射引起的肺血管及支气管平滑肌痉挛，促进气体交换，解除迷走神经对心脏的抑制，对冠状动脉、肺、脑血管均有扩张作用。剂量为每次 50 ~ 100 mg 稀释于高渗葡萄糖溶液中静脉缓注，可隔 1 ~ 2 小时重复用，每天总量为 300 mg，盐酸罂粟碱是解除肺动脉高压的首选药物。

2）氨茶碱：可解除肺血管痉挛，舒张支气管平滑肌，降低静脉压与右心负担，可兴奋心肌，增加心搏出量，适用于急性肺水肿。剂量为每次 250 ~ 500 mg，稀释于高渗葡萄糖溶液中静脉注射。

3）阿托品：可阻断迷走神经对心脏的抑制，使心率加快，改善微循环，增加回心血量，减轻肺血管及支气管痉挛，增加氧的交换。每次 0.5 ~ 1 mg，静脉注射。

此外，毛冬青、硝酸甘油亦可应用。

（二）抗休克

1. 扩容

首先选择低分子右旋糖酐 500 ml，每日用量不超过 1 000 ml；对失血多者，选用新鲜血。其补充所需量及速度依据测定的中心静脉压决定。

2. 升压药物

在扩容的同时，配合升压药物升高血压可有效抗休克。常用多巴胺 10～20 mg 加于 10% 葡萄糖液 250 ml 中静脉滴注。

（三）纠正酸中毒

5% 碳酸氢钠 250 ml 静脉滴注，2～4 小时抽动脉血进行血气分析。根据血气分析结果决定是否继续用药。

（四）抗过敏

在改善缺氧的同时，应迅速抗过敏。肾上腺皮质激素可改善、稳定溶酶体，保护细胞以对抗过敏反应。首选氢化可的松：500～1 000 mg，先以 200 mg 行静脉缓注，随后将 300～800 mg 加入 5% 葡萄糖液 500 ml 中静脉滴注。也可用地塞米松 20 mg 加于 25% 葡萄糖液中静脉推注后，再将 20 mg 加于 5%～10% 葡萄糖液中静脉滴注。

（五）DIC 的处理

采取适当措施，纠正凝血功能障碍，输新鲜血，早期可用肝素，酌情用抗纤溶药。

1. 肝素的临床使用

肝素有强大的抗凝作用，能阻断血小板和纤维蛋白原的继续消耗，而羊水中的某些物质有高度的促凝活性，一旦进入血循环，迅速触发外源性凝血系统，造成 DIC，继发纤溶亢进。原则上，这是使用肝素的最强适应证，在肝素化的基础上补充凝血物质或使用抗纤溶药物，凝血功能很快得到改善。要用在 DIC 的高凝期及低凝期或有促凝物质继续进入母血时，症状发生 1 小时内应用肝素效果最佳。试管法凝血时间测定常作为肝素用量的监测指标。按每千克体重 1 mg 计算，首次剂量为 25～50 mg 加入 10% 葡萄糖液 100～250 ml 中静脉滴注，在 30～60 分钟滴完，继以 50 mg 溶于 5% 葡萄糖液 500 ml 中静脉滴注。用药量及滴注速度根据病情及化验结果而定。以控制试管法凝血时间在 20～30 分钟为宜。若肝素过量可予以和肝素等量的 1% 鱼精蛋白中和（即 1 mg 鱼精蛋白可中和 1 mg 肝素）。如临床情况好转，出血停止，血压稳定，发绀消失，即停用肝素。停用肝素后 6～8 小时复查凝血时间，以后每日检查 1 次，连续 3～5 天。

2. 补充凝血因子及血小板

当抗凝治疗肝素化时，应及时输新鲜血或血浆来补充凝血因子，估计 250 ml 新鲜冻血浆可升高纤维蛋白原 150 mg，血小板减少者可输血小板悬液，纤维蛋白原每次 2～4 g，可使血中纤维蛋白原浓度升高 100 mg。

3. 抗纤溶治疗

原则是 DIC 早期禁用,中期最好与肝素同用,晚期以纤溶亢进为主而出血者可用抗纤溶治疗。

抗纤溶药物应避免用量过大并在用药过程中进行严密观察,常用 6 - 氨基己酸,6 ~ 8 g 静脉滴注,亦可用氨甲苯酸、氨甲环酸等。6 - 氨基己酸可通过胎盘,故胎儿未娩出前禁用,有肾衰竭时不用,因 6 - 氨基己酸全部由肾排出。

近来有学者应用抑肽酶(即特斯乐或特血乐)治疗继发性纤溶症,它可以有效地抑制纤维蛋白溶酶和纤维蛋白溶酶原激活因子,从而阻止纤溶酶原的活性,一般 8 万 ~ 12 万 U/d,对临床症状严重者,可立即静脉注射 8 万 ~ 12 万 U,每 2 小时 1 次重复给药 1 万 U,直至出血停止。

4. 改善微循环障碍

1)右旋糖酐:低分子右旋糖酐有降低红细胞和血小板黏附性,降低血液黏稠性,疏通微循环的作用,有利于受损血管内皮的修复,用量一般为 500 ~ 1 000 ml/d。临床也可将肝素、双嘧达莫(潘生丁)加入低分子右旋糖酐静脉滴注。

2)扩血管药物:促进毛细血管血流量,解除动脉痉挛,改善微循环,可用酚妥拉明 20 mg 加入葡萄糖液 20 ml 中静脉滴注。

(六)预防肾衰竭

羊水栓塞的第三阶段为肾衰竭期,在抢救过程中应注意尿量。在血容量补足的情况下仍少尿,应给予 20% 甘露醇 250 ml 静脉滴注(滴速为 10 ml/min),以扩张肾小球前小动脉,有心力衰竭者慎用。若尿量仍少,可将呋塞米 20 ~ 40 mg 加于 25% 葡萄糖液中静脉缓注,同时应定时检测电解质。

(七)预防感染

在抢救羊水栓塞过程中,应选用对肾脏毒性小的广谱抗生素预防感染。

(八)产科处理

产科处理的原则是在羊水栓塞发生后立即积极抢救产妇生命。胎儿娩出前发病者应待产妇病情稳定后行剖宫产终止妊娠。在第二产程期间发病者,应在条件允许的情况下阴道助产结束分娩。这种情况下出生的婴儿通常有严重的呼吸性酸中毒,尤其在母体衰竭后出生的婴儿血 pH 值常 ≤7.0,最低可至 6.4,因此,尽早分娩可明显改善新生儿的预后。若有产后大出血,应积极采取措施,短时间内无法止血者可行子宫切除术,以减少胎盘剥离面的大面积血窦开放出血,对争取抢救时机有利。

七、预防

1)避免在宫缩过强和产妇屏气时破膜,如子宫收缩过强可用镇静剂。

2)合理使用缩宫素,注意其适应证、禁忌证、给药浓度、速度,防止引起过强宫缩。

3）钳刮术中注意操作规程，先破膜缓慢放出羊水后再钳刮；先取胎儿再取胎盘；钳刮术中尽量不用缩宫素，术中尽可能减少子宫壁损伤。

4）剖宫产术中，切开子宫后，最好先将胎膜切小口，吸出羊水后再扩大切口。

（金明红）

第四节 脐带异常

脐带是连接胎儿与胎盘的带状器官。脐带一端连于胎儿腹壁脐轮，另一端附着于胎盘胎儿面。胎儿在子宫内依靠脐带血循环生存，胎儿出生之前若脐带血流受阻，可使胎儿因缺氧出现窘迫征象，甚至窒息死亡。脐带异常包括脐带先露与脐带脱垂、脐带过长、脐带过短、脐带打结和其他脐带异常。

脐带先露与脐带脱垂

脐带先露又称隐性脐带，指胎膜未破时脐带位于胎先露部前方或一侧。当胎膜破裂，脐带进一步脱出胎先露部的下方，经宫颈进入阴道内，甚至经阴道显露于外阴部，称脐带脱垂。其发生率为 0.4% ~ 10%。

一、病因

胎儿先露部未能与骨盆入口密切衔接时，均有可能发生脐带先露及脐带脱垂。

（一）胎先露异常

臀先露、肩先露、面先露等，使胎儿先露部与骨盆入口之间有空隙，可发生脐带先露及脐带脱垂。

（二）头盆不称、胎儿先露部高浮

均因胎儿先露部不易衔接，使其与骨盆入口之间空隙增大，易发生脐带先露或脐带脱垂。

（三）羊水过多

宫腔内压大，一旦破膜，羊水流出的冲力大，促使脐带脱垂。

（四）胎盘、脐带异常

胎盘低置时，脐带附着部位接近宫口，容易发生脐带先露，一旦破膜，容易发生脐带脱垂。脐带过长常折叠于胎儿先露部旁侧，发生脐带先露。

（五）其他

早产、多胎妊娠、胎膜早破、胎儿先露部高浮行人工破膜时，均可发生脐带脱垂。

二、对母儿的影响

（一）对母体的影响

对产妇的影响不大，主要是增加剖宫产率和感染率。

（二）对胎儿的影响

脐带先露和脐带脱垂对胎儿危害较大。脐带先露或脱垂时，脐带直接受压，如先露部尚未入骨盆，仅在宫缩、胎先露下降时引起胎心率异常，造成胎儿宫内轻度缺血、缺氧；如先露部已入骨盆，胎膜已破者，脐带受压较重，可引起胎儿宫内血循环阻断，加之脱垂的脐带受外界环境影响致脐血管反射性痉挛性收缩加重血管阻力。脐带血流完全阻断时间超过 7 分钟，可造成胎死宫内。存活的新生儿常因缺氧、宫内深呼吸吸入羊水而致先天性肺炎。

三、临床表现

脐带脱垂多发生在第一或第二产程，临产之前发生脐带脱垂者少于 5%。
1）临床直接观察到脐带脱出至阴道外口。
2）阴道、肛门检查时可触及脐带。
3）胎心监护仪持续观察胎心率有变化或减慢，当产妇体位改变时，胎心率有好转，提示脐带受压，多疑为隐性脐带脱垂、脐带先露。
4）按压胎先露向盆腔方向时，如伴有胎心率变慢则示脐带受压。
5）脐带受压致胎儿缺氧，胎动可在短期增强，孕妇自觉胎儿活动频繁。

四、诊断

有脐带脱垂危险因素存在时，应警惕脐带脱垂的发生。若胎膜未破，于胎动、宫缩后胎心率突然变慢，改变体位、上推胎先露部及抬高臀部后迅速恢复者，应考虑有脐带先露的可能，临产后应行胎心监护。监护手段包括胎儿监护仪、超声多普勒或听诊器监测胎心率以及行胎儿生物物理监测，并可用 B 型超声判定脐带位置，用阴道探头显示会更清晰。脐血流图及彩色多普勒等也有助于诊断。已破膜者一旦胎心率出现异常，即应行阴道检查，了解有无脐带脱垂和脐带血管有无搏动。不能用力去触摸，以免加重脐血管受压。在胎先露部旁或胎先露部下方以及阴道内触及脐带者，或脐带脱出于外阴者，即可确诊。

五、治疗

一旦发现脐带先露或脱垂，若胎心尚存在，需紧急处理。立即改变产妇体位，不见好转时立即置产妇于头低脚高位，给氧，并行阴道检查。若阴道检查示宫口已开全，胎心音尚好者可根据不同胎位做臀牵引术或行产钳术结束分娩。若宫口未开全，但已超过 5 cm 者，应使产妇在极度头低臀高位下，还纳脐带；如还纳有困难或宫口开大不足 5 cm，且在短时间内不能结束分娩者，应立即行剖宫产术。在准备手术的同时，必须用手在阴道内将先露部往上抵住，使脐带不致受压。

若胎儿已死亡，则待其自然娩出或等宫口开大后做穿颅术。

六、预防

做好孕期保健工作，纠正异常胎位。胎先露尚未入盆或胎位异常的产妇，应提高警惕、尽量少做肛门检查、不灌肠，以防胎膜早破。产程中应勤听胎心音，破膜后应立即听胎心音，发现异常，应立即行阴道检查，争取早发现、早处理。

脐带过长

正常足月妊娠时，脐带长度≥70 cm 者称为脐带过长。脐带过长时易发生脐带缠绕、打结、先露、脱垂及受压，使妊娠期及分娩期并发症增高。

经阴道分娩时，在胎头娩出后，遇有脐带绕颈 1 周且较松者，可用手指将脐带顺胎肩推下或从胎头滑下。若脐带绕颈过紧或绕颈 2 周或 2 周以上，可先用两把止血钳将其一段夹住从中剪断脐带，松解脐带后再协助胎肩娩出。

脐带过短

正常足月妊娠时，脐带长度≤30 cm 者称为脐带过短。有时脐带长度虽在正常范围内，但因缠绕胎儿肢体或颈部造成脐带相对过短。脐带过短分娩前往往无临床症状，进入产程后可出现胎心音异常、胎儿宫内缺氧，可使胎儿窒息死亡。也可引起胎儿先露部高浮不易衔接，还可引起脐带断裂、出血以及胎盘早剥和子宫外翻。上述原因会增加剖宫产机会，对母儿均易产生不良后果。

脐带打结

脐带打结有真结和假结两种。真结发生率较低，系因脐带较长胎儿身体穿越脐带套环 1 次以上而成。真结形成后未拉紧者，无症状出现；如拉紧后胎儿血液循环受阻，可致胎儿发育不良或死亡。所幸，多数脐带真结往往较松，并不影响胎儿生命。脐带假结较多见，形成原因有两种：一种是脐静脉较脐动脉长，静脉迂曲形似结；另一种是脐血管较脐带长，血管卷曲形成结，临床上可致脐血流缓慢影响胎儿发育，若出现血管破裂出血者，可致胎儿死亡。

其他脐带异常

脐带静脉曲张较常见；脐带血肿较少见。脐带单脐动脉为脐带发育异常，常需详细检查胎儿有无心血管等系统畸形存在。脐带附着于胎膜上，脐带血管通过羊膜和绒毛膜之间进入胎盘，称为脐带帆状附着；当胎膜破裂时，附着的血管随之破裂，可引起大出血和胎儿死亡。

（金明红）

第六章　正常产褥

从胎盘娩出至全身各脏器除乳腺外恢复至未孕状态所需的一段时间，称为产褥期，一般规定为 6 周。

第一节　产褥期母体变化

一、生殖系统的变化

（一）宫体

产褥期变化最大的器官是子宫。在胎盘娩出后至子宫逐渐恢复至未孕状态的过程称为子宫复旧，主要表现为子宫体肌纤维缩复和子宫内膜再生。在分娩结束时，子宫大约重 1 000 g，宫底平脐水平，相当于妊娠 20 周子宫。产后 1 周子宫重约 500 g，降至耻骨联合上缘，相当于妊娠 12 周大小。产后 10 日子宫降至骨盆腔内，腹部检查时不能扪及。至产后 6 周，子宫恢复至妊娠前大小，重 50～60 g。子宫复旧主要因产后各种性激素撤退，激活局部胶原酶和蛋白分解酶，分解肌细胞胞浆蛋白质，使子宫肌纤维细胞缩小，从而导致了子宫逐渐缩小。此外，分娩结束后，子宫收缩并不结束，也加速了子宫复旧的过程。产后子宫收缩可引起产后痛，常在产后 2～3 日最为明显，以经产妇多见。

随着胎盘的娩出，子宫胎盘附着面立即缩小到原来的一半。胎盘附着面的缩小导致了开放的子宫螺旋动脉和静脉窦狭窄、闭合及血栓形成，出血逐渐减少直至停止。同时也引起子宫蜕膜坏死和脱落，日后自阴道排出。分娩后，残存的子宫内膜基底层逐渐再生重新形成新的子宫内膜。于产后约 3 周，除胎盘附着部位外的宫腔表面被修复。至产后 6 周，宫腔表面全部被修复。在此期间若胎盘附着面复旧不全出现血栓脱落，可引起晚期产后出血。

（二）宫颈的变化

分娩后宫颈松弛，壁薄皱起如袖口。产后 1 周管壁变厚恢复颈管，4 周恢复正常水平。由于分娩时的轻度损伤，初产妇宫颈外口由原来的圆形变为横"一"字形，形成宫颈前后唇，即临床描述的已产型。

二、阴道及外阴的变化

分娩后阴道腔扩大，阴道壁松弛及肌张力低，于产褥期阴道腔逐渐缩小，阴道壁肌张力逐渐恢复。约在产后 3 周重新出现黏膜皱襞，但阴道不能完全恢复至未孕状态。

分娩后外阴轻度水肿，于产后 2～3 日自然消失。会阴部的轻度裂伤或会阴切开缝合口，均能在 3～5 日愈合。处女膜在分娩时裂伤形成的残缺不全的痕迹，称为处女膜痕。

三、盆底组织

盆底肌肉及筋膜因分娩过度扩张使弹性减弱，且常伴有肌纤维的部分断裂。产后盆底肌不能完全恢复至未孕状态。产褥期坚持做产后健身操，有利于盆底肌肉的恢复。

四、乳房的变化

分娩后雌激素和孕激素水平急剧下降，解除了对垂体生乳素功能的抑制，开始分泌乳汁。尽管垂体催乳激素是泌乳的基础，但以后乳汁分泌很大程度依赖哺乳时的吸吮刺激。当新生儿在生后半小时内吸吮乳头时，由乳头传来的感觉信号，经传入神经纤维抵达下丘脑，可能通过抑制下丘脑多巴胺及其他催乳激素抑制因子，致使垂体催乳激素呈脉冲式释放，促进乳汁分泌。吸吮动作还能反射性地引起神经垂体释放缩宫素，缩宫素使乳腺腺泡周围的肌上皮细胞收缩，增加乳腺管内压喷出乳汁，表明吸吮喷乳是保持乳腺不断泌乳的关键。此外，乳汁分泌还与产妇营养、睡眠、情绪和健康状况密切相关。

母乳喂养不仅对婴儿有利，而且产妇通过哺乳也有利于生殖器官及有关器官组织更快得以恢复。产后 7 日内分泌的乳汁称初乳，初乳中含蛋白质较成熟乳多，尤其是分泌型 IgA。脂肪和乳糖含量较成熟乳少，极易消化，是新生儿早期理想的天然食物。产后 14 日以后分泌的乳汁为成熟乳，成熟乳含蛋白质、脂肪、糖类、无机盐及维生素等。初乳及成熟乳均含有大量免疫抗体。例如 IgA 经新生儿摄入后，大部分黏附于胃肠道黏膜而不被破坏，可对抗大肠杆菌、故母乳喂养的新生儿患肠道感染者甚少。由于多数药物可经母血渗入乳汁中，故产妇哺乳期用药，应考虑对婴儿有无不良影响。

五、血液循环系统的变化

产后 72 小时内，由于子宫胎盘血循环消失，子宫缩复使大量血液从子宫涌入体循环，加之妊娠期潴留的组织间液回吸收，使产妇血容量再次增加 15% ~ 25%，特别是产后 24 小时内，使心脏负担加重，心脏病产妇此时极易发生心力衰竭。循环血量于产后 2 ~ 3 周恢复正常。

产褥早期血液仍处于高凝状态，有利于胎盘剥离而形成血栓，减少产后出血，纤维蛋白原、凝血酶原常于产后 2 ~ 4 周降至正常。产褥早期白细胞也较高，可增加至 (15 ~ 30) × 10^9/L，常在产后 1 ~ 2 周恢复正常。红细胞计数及血红蛋白值于产后约 1 周回升。红细胞沉降率（简称血沉）于产后 3 ~ 4 周降至正常。

六、泌尿系统的变化

妊娠期潴留在体内的大量水分于产后初期迅速排出，故产后 2 ~ 5 日尿量增加，每日约 3 000 ml。妊娠由于孕激素的作用及子宫的压迫使肾盂及输尿管发生生理性扩张，于产后 4 ~ 6 周恢复。妊娠期及分娩时，膀胱受压，膀胱黏膜充血水肿及肌张力下降，产后膀胱迅速充盈，易发生尿潴留。会阴裂伤、会阴肿痛易引起尿道括约肌痉挛，易发生排尿不畅或尿潴留。故产后 2 小时，应鼓励产妇自行排尿。

七、消化系统的变化

产后尿量多，皮肤汗腺功能旺盛，出汗多，造成大量液体排出，故常感口渴。由于活动减少，腹肌及盆底肌肉松弛，肠蠕动减弱，食欲差，或因会阴裂伤及痔疮，多进少渣饮食，故易发生便秘。

八、内分泌系统的变化

分娩后，血中雌、孕激素多于1周恢复正常，胎盘生乳素在产后6小时不能再测出。产后由于早吸吮可刺激泌乳素和催产素的合成与释放。肾上腺功能于产后6周内恢复。卵巢功能恢复时间不一，哺乳产妇通常在产后4~6个月，月经复潮，恢复排卵，有的在哺乳期月经一直不来潮。不哺乳产妇通常在产后6~8周月经复潮，约产后10周恢复排卵。

九、腹壁的变化

产褥期下腹正中线色素逐渐消退，紫红色妊娠纹逐渐变成永久性的白色妊娠纹。因妊娠期间腹壁肌纤维增生和弹性纤维断裂，产后腹肌松弛。腹直肌呈不同程度分离，需6~8周逐渐恢复正常的紧张度。

（金明红）

第二节　产褥期心理

在妇女的一生之中，变化最大的时期莫过于妊娠期与分娩期，其变化速度之迅速、程度之明显均超过青春期和更年期。这种发生于产褥期的生理与躯体变化，必然对产褥期妇女的心理产生影响，甚至引起异常心理。

一、产褥期正常心理

妊娠期间孕妇不仅承受躯体变化的负担，而且在心理上有对分娩的渴望和恐惧及对未来婴儿的期望和担心等种种心理压力；产后，这种心理压力通常在短期内获得解脱，随之而来的是高兴、满足感、幸福感。此外，产褥期妇女在享受初为或再为人母喜悦的同时，也感到责任和压力，出于母爱的本能，她有责任作为母亲去照料和抚育婴儿，为婴儿的安全和生长而担忧，急婴儿之所急，乐婴儿之所乐。与愉悦、兴奋等情绪相一致的意志行为主动与婴儿结合，使母亲拥抱、亲吻、爱抚婴儿等，母婴间的这种躯体接触又增加了作为母亲的愉悦的情绪体验。

二、产褥期异常心理及精神障碍

并不是所有的产褥期妇女均有愉悦和轻松的感觉。经过分娩期的产妇，特别是初产妇将要经历不同的感受：高涨的热情、希望、高兴、满足感、幸福感、乐观或压抑及焦虑。理想中的母亲角色与现实中的母亲角色往往会发生冲突，有的产妇会因胎儿娩出的生理性排空而感到心理上的空虚；可能因为婴儿的外貌及性别不能与理想中的孩子相吻合而感到失望；也因现实母亲的太多责任而感到恐惧；还可因为丈夫注意力转移至新生儿而感到失落。因此，有部分产褥期妇女在分娩后所表现的心理变化恰恰相反，出现不同程度的抑郁及其他症状，称为产褥期精神综合征。根据其程度的轻重，可分为产褥期忧虑、产褥期抑郁症和产褥期精神病。三者均可独立出现，相互之间并无必然的相关性；但也可逐渐发展而加重。

（一）产褥期忧虑

产褥期忧虑为一种轻度的和暂时的精神障碍，通常在产后1周内出现症状，包括失眠、疲劳、压抑、焦虑、头痛、注意力不集中、慌乱、易激动和食欲减退等，由于发生率较高和程度很轻，常不被注意。多数产褥期忧虑无须特殊处理，少数产褥期忧虑需要处理，可通过心理咨询，解除疑虑，加强其自信心而得以解决。

（二）产褥期抑郁症

产褥期抑郁症程度明显较产褥期忧虑严重，通常表现为易激惹、恐怖、焦虑、沮丧和对自身及婴儿健康过度的担忧，常失去生活自理和照料婴儿的能力。本症一般需要治疗，包括心理治疗和药物治疗，如解除致病的心理因素，给予关心、照顾，养成良好的睡眠习惯等。药物可选择阿米替林、丙咪嗪、地昔帕明或5-羟色胺重吸收抑制剂、单胺氧化酶抑制剂等。

（三）产褥期精神病

产褥期精神病发生率不高，却是最严重的产褥期精神障碍。常在产后2天至3周发病，其主要有以下症状。

1. 抑郁

产褥期精神病的抑郁症状与产褥期抑郁症相似，但其焦虑和自责感更为明显，有时会发生伤害婴儿和自残、自杀行为。

2. 躁狂

表现为产后情绪高昂，情感高涨，患者终日处于精力充沛、笑逐颜开、轻松乐观和过度兴奋的状态中，言语动作增多，缺乏抑制。

3. 精神分裂症症状

除抑郁、躁狂症状外，一些患者还可出现思维障碍、情感不稳定或淡漠、恐怖性幻觉（如幻听、幻视和幻嗅）及各种妄想（如罪恶妄想和被害妄想等）。例如，本人对婴儿并不关心，但又诉说婴儿有被害的危险，或婴儿已经被害，自己是凶手等。

产褥期精神病可以上述症状中的一种为主，也可以几种症状并存，也可以在疾病过程中相互转变。

产褥期妇女若出现上述症状，应立即请精神科医生会诊，主要根据临床特点做出诊断。诊断一旦成立，应住院治疗。以抑郁症状为主者，可选择选择性 5 - 羟色胺重吸收抑制剂和三环抗抑郁制剂。以躁狂症状为主者，可选用大剂量镇静剂。有幻觉、妄想者，可选用氯丙嗪等。

产褥期精神病预后一般较好。95％的患者在治疗后症状可以缓解或消失。

（宋玉春）

第三节　产褥期临床表现

一、体温、脉搏、呼吸、血压

（一）体温

产后体温多数在正常范围内。产后最初 24 小时内，可能因产程延长致产妇过度疲劳，使体温略升高，但一般不超过 38℃。产后 3～4 天出现乳房血管、淋巴管极度充盈，乳房胀大，伴 37.8～39℃的发热，称为泌乳热，一般持续 4～16 小时体温即下降，不属病态。

（二）脉搏

产后的脉搏略缓慢，为 60～70 次/分。

（三）呼吸

产后腹压降低，膈肌下降，由妊娠期的胸式呼吸变为胸腹式呼吸，呼吸深慢，为 14～16 次/分。

（四）血压

产褥期血压平稳，变化不大。

二、子宫复旧

胎盘娩出后，子宫圆而硬，宫底在脐下一指。产后一日，子宫底平脐，以后每日下降 1～2 cm，至产后 10 日子宫降入骨盆腔内，此时腹部检查在耻骨联合上方扪不到宫底。

三、产后宫缩痛

在产褥早期因宫缩引起下腹部阵发性剧烈疼痛称产后宫缩痛。子宫在疼痛时呈强直性收缩，于产后 1~2 日出现，持续 2~3 日自然消失。多见于经产妇。哺乳时反射性缩宫素分泌增多使疼痛加重。

四、褥汗

产褥早期，皮肤排泄功能旺盛，排出大量汗液，以夜间睡眠和初醒时更明显，不属病态，于产后 1 周内自行好转。

五、恶露

产后随子宫蜕膜的脱落，含有血液、坏死蜕膜等的组织经阴道排出，称为恶露。恶露分为以下几种。

（一）血性恶露

血性恶露色鲜红，含大量血液得名。量多，有时有小血块，有少量胎膜及坏死蜕膜组织。

（二）浆液恶露

浆液恶露色淡红似浆液得名。含少量血液，但有较多的坏死蜕膜组织、宫颈黏液、阴道排液，且有细菌。

（三）白色恶露

白色恶露黏稠，色泽较白得名。含大量白细胞、坏死蜕膜组织、表皮细胞及细菌等。

正常恶露有血腥味，但无臭味，持续 4~6 周，总量为 250~500 ml，个体差异较大。血性恶露持续约 3 日，逐渐转为浆液恶露，2 周后变为白色恶露，持续 2~3 周干净。上述变化是子宫出血量逐渐减少的结果。若子宫复旧不良或宫腔内有残留胎盘、多量胎膜，或合并感染时，恶露量增多、持续时间延长并有臭味。

（宋玉春）

第四节 产褥期处理及保健

产褥期母体各系统的变化很大，容易出现各种病理情况，为保障母婴健康，实施产褥期保健指导，及时处理异常，具有重要意义。

一、产褥期处理

（一）产后 2 小时内的处理

此期内容易发生并发症，应不断观察阴道流血量，注意子宫收缩。若宫缩乏力应按摩子宫并肌内注射宫缩剂如缩宫素。阴道流血量多时应测血压、脉搏。

（二）饮食

产后 1 小时进流食或半流食，食物应营养丰富易消化，含有足够热量和水分。若哺乳应多饮汤汁，适当补充维生素和铁剂。

（三）小便和大便

产后尿量明显增多，应鼓励产妇尽早自解小便，每 2～3 小时一次。若排尿困难，应解除怕排尿引起疼痛的顾虑，鼓励产妇坐起排尿，用热水熏洗外阴，用温开水冲洗尿道外口周围诱导排尿。下腹正中放置热水袋，刺激膀胱肌收缩。或者肌内注射新斯的明 1 mg，兴奋膀胱逼尿肌促其排尿。若上述方法无效，应予严密消毒下导尿，并给予抗生素预防感染。

产后因卧床休息，食物中缺乏纤维素及肠蠕动减少，常发生便秘，应鼓励产妇多吃蔬菜及早日下床活动，以防便秘。若发生便秘，可用开塞露塞肛。

（四）观察子宫复旧及恶露变化

产后每日定时测量宫底高度，了解子宫复旧情况，检查前嘱产妇排尿。观察恶露的量、颜色、气味及持续的时间，如子宫底较正常产褥期妇女高且软，同时血性恶露持续时间长者，应考虑有胎盘或胎膜残留，可给宫缩剂如催产素、麦角新碱、益母草膏等。若合并感染应及早用抗生素。

（五）会阴处理

产后保持外阴清洁，用 1∶5 000 高锰酸钾或 0.2% 苯扎溴铵（新洁尔灭）冲洗外阴，每日 2 次。有会阴裂伤缝合者，应每日检查伤口周围有无红肿、硬结及分泌物。于产后 3～5 日拆线。

（六）母乳喂养、乳房护理

1. 母乳喂养

母乳喂养是 WHO、联合国儿童基金会全力倡导的科学育儿方法。母乳喂养、计划免疫、生长发育监测、口服补液被称为儿童生命的四大革命。其优点如下：

1）母乳是婴儿的最佳食品，营养丰富，它所含的蛋白质、脂肪、糖及各种微量元素比例合理，容易消化吸收，其所含营养成分能完全满足 4～6 个月婴儿生长发育的需要，是其他食品不能比拟的。

2）母乳中含有多种免疫球蛋白、免疫细胞和其他物质，可以增强婴儿的抗病能力，帮助对抗细菌的入侵，降低发病率，又可以促进肠道功能，有助宝宝消化和吸收各种营养素。

3）母乳喂养有利于母婴感情交谈，可使婴儿在母亲怀中得到抚爱，加深母婴感情，对孩子的心理、语言和智能的发育有很密切的关系。

4）婴儿哺乳有利于母亲产后健康，因哺乳可促进子宫收缩，减少产后出血，促进子宫复旧，有利于母亲产后的康复。

5）母乳喂养经济方便、安全、卫生、温度适宜、适合孩子需要。母亲的乳汁主要成分是水、蛋白质、脂肪、乳糖、矿物质和各种维生素。

6）母乳含有丰富β-胡萝卜素，β-胡萝卜素可以转化成维生素 A，帮助视力发育，又具有和维生素 C、维生素 E 一样的抗氧化作用，能增强身体抵抗力，有助于婴儿健康成长。

2. 乳房护理

哺乳前柔和地按摩乳房，刺激排乳反射，用清洁的毛巾清洁乳头和乳晕，切忌用肥皂或乙醇之类清洁，以免引起局部皮肤干燥、皲裂。哺乳中注意婴儿是否将大部分乳晕吸吮住，如婴儿吸吮姿势不正确或母亲感到乳头疼痛应重新吸吮。哺乳结束时，用食指轻轻向下按压婴儿下颌，避免在口腔负压情况下拉出乳头而引起局部疼痛或皮肤损伤。每次哺乳应两侧乳房交替进行，并挤尽剩余乳汁，以促使乳汁分泌、预防乳腺管阻塞及两侧乳房大小不等情况。如遇平坦乳头，在婴儿饥饿时，先吸吮平坦的一侧，因为此时婴儿的吸吮力强，易吸住乳头和大部分乳晕。如吸吮不成功，则指导产妇把母乳挤出后喂哺。

哺乳出现的异常情况及处理如下。

1）乳胀：若发生乳房胀痛，多因乳腺管不通畅致使乳房形成硬结。哺乳前湿热敷 3~5 分钟，按摩乳房，频繁哺乳、排空乳房。也可口服散结通乳中药，常用药物为柴胡（炒）、当归、王不留行、木通、漏芦各 15 g，水煎服。

2）乳汁不足：若出现乳汁不足，应做好产妇心理护理，树立母乳喂养的信心，并指导正确哺乳方法，按需哺乳，并将乳汁吸尽。适当调节饮食，可食用炖烂的猪蹄，还可选用针刺穴位及服用中药等方法催乳。

3）乳头皲裂：哺乳方法不当，容易发生乳头皲裂。轻者可继续哺乳，哺乳前湿热敷 3~5 分钟，挤出少量乳汁，使乳晕变软，先哺症状轻的一侧乳房，哺乳后挤出少许乳汁涂在乳头和乳晕上，或在皲裂处涂敷抗生素软膏或 10% 复方苯甲酸酊，于下次哺乳前洗净。重者应停止哺乳，可挤出或用吸乳器将乳汁吸出后喂给新生儿。

4）退奶：产妇因病不能哺乳，应尽早退奶。最简单的退奶方法是停止哺乳，不排空乳房，少进汤汁。其他退奶的方法有：①生麦芽 60~90 g，水煎当茶饮，每日 1 剂，连服 3~5 日；②芒硝 250 g 分装在两纱布袋内，敷于两乳房并包扎，湿硬时更换；③维生素 B_6 200 mg 口服，每日 3 次，连服 5~7 天。

二、产褥期保健

(一) 心理保健

产褥期是全身器官的恢复时期，也是心理状态脆弱时期，精神情绪因素对机体康复起着重要作用。故要保持情绪稳定，精神愉快，心情舒畅，杜绝不良因素对心身的影响。关心产妇在产褥期的生理、心理变化，指导哺乳方法，普及优生、优育、优教知识。

(二) 一般保健

1. 休养环境

应为产妇提供一个安静、舒适的休养环境，注意室内清洁，空气流通，使室内空气新鲜。特别应防止夏季因高温、高湿、通风不良及体质虚弱而出现的产褥期中暑。冬季室内要保持一定温度，但要预防一氧化碳中毒。

2. 休息与活动

产妇分娩时较疲劳，产后要保证充分休息与睡眠。产后 24 小时内应卧床休息，以防子宫脱垂。24 小时后可下床活动，下床活动有利于恶露的排出、子宫复旧及早日恢复胃肠道功能，减少产后血栓性静脉炎的发生，也有助于产褥期妇女建立起产后康复的信心。产后做体操有利于加强背部、腹部和盆底肌肉的锻炼，有利于产妇体型的恢复，应在产后 3 周开始，每日 4 ~ 5 次。

3. 饮食

根据产妇的饮食习惯，应多进高热量、高营养、高维生素、易于消化的半流质饮食，并要有适量的新鲜蔬菜，少量多餐，增添汤类，补偿妊娠期及分娩期的消耗，保证乳汁的正常分泌。

4. 保持大、小便通畅

鼓励产妇多吃含纤维素的蔬菜、水果及早日下床活动，如有便秘及早处理。产后 4 小时，嘱产妇起床排尿，如有尿潴留，可用温热水冲洗外阴或针刺诱导排尿，必要时在严密消毒下导尿。

(三) 避孕指导

产褥期内禁忌性交。由于产褥期妇女疲劳、体弱、会阴疼痛、恶露等影响，产褥期一般多无性欲或性欲减退。因此，绝大多数产褥期妇女，应在产后 42 日检查无异常后再恢复性生活。产后不哺乳，通常在产后 4 ~ 8 周月经复潮；产后哺乳，月经延迟复潮，甚至哺乳期不来潮，但也有按时来潮者。故于产后 42 日起应采取避孕措施，有研究表明，若产后不避孕，哺乳并闭经妇女的妊娠率为 8%，但一旦月经复潮，妊娠率可高达 36%。产后首选的避孕措施是工具避孕，不哺乳者可选用药物避孕。

（四）产后检查

产后检查包括产后访视和产后健康检查两部分。

1. 产后访视

产后访视至少 3 次，第一次在产褥期妇女出院后 3 日内，第二次在产后 14 日，第三次在产后 28 日，了解产褥期妇女及新生儿健康状况，内容包括了解产褥妇饮食、大小便、恶露及哺乳等情况，检查两侧乳房、会阴伤口、剖宫产腹部伤口等，若发现异常应给予及时指导。

2. 产后健康检查

产褥期妇女应于产后 42 日去医院做产后健康检查。内容包括测血压，查血、尿常规，了解哺乳情况，并做妇科检查，观察盆腔内生殖器是否已恢复至非孕状态。最好同时带婴儿去医院做一次全面检查。

（宋玉春）

第七章　异常产褥

第一节　产褥感染

产褥感染是指分娩时及产褥期生殖道受病原体感染引起局部和全身的炎性变化。发病率为 1%～7.2%，是产妇死亡的四大原因之一。产褥病率是指分娩 24 小时以后至 10 天内用口表每天测量 4 次，体温有 2 次达到或超过 38℃。产褥感染与产褥病率的不同在于产褥病率还包括生殖道以外的其他感染，如泌尿系统感染、上呼吸道感染及乳腺感染等。

一、病因

（一）感染

1. 自身感染

正常孕妇生殖道或其他部位寄生的病原体，当出现感染诱因时使机体抵抗力低下而致病。孕妇生殖道病原体不仅可以导致产褥感染，而且在妊娠期即可通过胎盘、胎膜、羊水间接感染胎儿，并导致流产、早产、死胎、胎儿宫内发育迟缓、胎膜早破等。有些病原体造成的感染，在妊娠期只表现出阴道炎等局部症状，常常不被患者所重视，而在产后机体抵抗力低下时发病。

2. 外来感染

由接触被污染的衣物、用具、各种手术器械、敷料等物品后引起感染。常常与无菌操作不严格有关。产后住院期间探视者、陪伴者的不洁护理和接触，是引起产褥感染的极其重要的来源，也是极容易疏忽的感染因素，应引起产科医生、医院管理者和孕产妇的高度重视。

3. 感染病原体

引起产褥感染的病原体种类较多，较常见的有链球菌、大肠杆菌、厌氧菌等，其中内源性需氧菌和厌氧菌混合感染的发生有逐渐增高的趋势。

1）需氧性链球菌是外源性感染的主要致病菌，尤其 B 族 β - 溶血性链球菌产生外毒素与溶组织酶，有极强的致病力、毒力和播散力，可致严重的产褥感染。其临床特点为发热早，体温多超过 38℃，伴有寒战、心率加快、腹胀、食欲减退、恶心、子宫复旧不良，宫旁或附件区疼痛，发展快者易并发菌血症、败血症。

2）大肠杆菌属，包括大肠杆菌及其相关的革兰阴性杆菌、变形杆菌等，亦为外源性感染的主要致病菌之一，也是引起菌血症和感染性休克最常见的病原体。在阴道、尿道、会阴周围均有寄生，平常不致病，产褥期机体抵抗力低下时可迅速增殖而发病。

3）葡萄球菌属，主要为金黄色葡萄球菌和表皮葡萄球菌，金黄色葡萄球菌多为外源性感染，容易引起严重的伤口化脓性感染；表皮葡萄球菌存在于阴道菌丛内，所致的感染较轻。值得注意的是葡萄球菌可产生青霉素酶而对青霉素耐药。

4）厌氧性链球菌，存在于正常阴道中，当产道损伤、机体抵抗力下降时，可迅速大量繁殖，并与大肠杆菌混合感染，其分泌物异常恶臭。

5）厌氧类杆菌属，包括脆弱类杆菌、产色素类杆菌等，为绝对厌氧的革兰阴性杆菌。此类细菌可加快血液凝固，易导致血栓性静脉炎。

6）非结核性分枝杆菌，较为少见，但致病力极强、传染性强，可导致会阴切口、剖宫产术腹部切口长期不愈，并通过接触传染使新生儿感染。

7）此外，卖淫、嫖娼、吸毒等不良社会现象，使多种性传播疾病病原体如淋病奈瑟菌、支原体、衣原体等引起的产褥感染有逐年上升的趋势。另外，梭状芽孢杆菌也可导致产褥感染，但较少见。

机体对入侵的病原体的反应，取决于病原体的种类、数量、毒力以及机体自身的免疫力。女性生殖器官具有一定的防御功能，任何削弱产妇生殖道和全身防御功能的因素均有利于病原体的入侵与繁殖，如贫血、营养不良、各种慢性疾病如肝功能不良、妊娠合并心脏病、糖尿病、临近预产期性交、羊膜腔感染。

（二）与分娩相关的诱因

1）胎膜早破：完整的胎膜对病原体的入侵起有效的屏障作用，胎膜破裂导致阴道内病原体上行感染，是病原体进入宫腔并进一步入侵输卵管、盆腔、腹腔的主要原因。如合并胎儿宫内窘迫者，胎儿排出粪便使羊水粪染，被粪染的羊水也是病原体的良好培养基之一。

2）产程延长、滞产、多次反复的肛门检查和阴道检查增加了病原体入侵的机会。

3）剖宫产操作中无菌措施不严格、子宫切口缝合不当，导致子宫内膜炎的发生率为阴道分娩的20倍，并伴随严重的腹壁切口感染，尤以分枝杆菌所致者为甚。

4）产程中宫内仪器使用不当或次数过多、时间过长，如宫内胎儿心电监护、胎儿头皮血采集等，将阴道及宫颈的病原体直接带入宫腔而致感染。宫内监护超过8小时者，产褥病率可达71%。

5）各种产科手术操作（产钳助产、胎头吸引术、臀牵引等）、产道损伤、产前产后出血、宫腔填塞纱布、产道异物、胎盘残留等，均为产褥感染的诱因。

（三）产褥期不良处理

产后产妇卧具不洁，床单、被褥更换不及时，以不洁液体擦洗阴部，探视者不更换衣裤即与产妇同床而坐或卧，过早性交等。

二、临床表现

发热、腹痛和异常恶露是产褥感染最主要的临床表现。由于机体抵抗力不同、炎症反应的程度、范围和部位的不同，临床表现有所不同。根据感染发生的部位将产褥感染分为以下几种类型：

（一）急性外阴、阴道、宫颈炎

急性外阴、阴道、宫颈炎常由于分娩时会阴损伤或剖宫产、孕前有外阴阴道炎者而诱发，表现为局部灼热、坠痛、肿胀，炎性分泌物刺激尿道可出现尿痛、尿频、尿急。会阴切口或裂伤处缝线嵌入肿胀组织内，可出现针孔流脓。阴道与宫颈感染者其黏膜充血水肿、溃疡、化脓，日久可致阴道粘连甚至闭锁。如阴道前壁黏膜受压严重、过久、伴有感染，可使组织大片坏死脱落，形成膀胱阴道瘘或尿道阴道瘘。病变局限者，体温一般不超过38℃，病情可向上发展，导致盆腔结缔组织炎。

（二）剖宫产腹部切口、子宫切口感染

剖宫产术后腹部切口的感染多发生于术后3~5天，局部红肿、触痛、组织侵入有明显硬结，并有浑浊液体渗出，伴有脂肪液化者其渗出液可呈黄色浮油状，严重者组织坏死、切口部分或全层裂开，伴有体温明显升高，超过38℃。

（三）急性子宫内膜炎、子宫肌炎

急性子宫内膜炎、子宫肌炎为产褥感染最常见的类型，由病原体经胎盘剥离面侵犯至蜕膜者为子宫内膜炎，侵及子宫肌层者为子宫肌炎，两者常互相伴随。临床表现为产后3~4天开始出现低热、下腹疼痛及压痛、恶露增多且有异味，如早期不能控制，病情加重出现寒战、高热、头痛、心率加快、白细胞及中性粒细胞增高，有时因下腹部压痛不明显及恶露不多而被误诊。当炎症波及子宫肌壁时，恶露反而减少，异味亦明显减轻，容易被误认为病情好转。感染逐渐发展可于肌壁间形成多发性小脓肿，B超显示子宫增大、复旧不良、肌层回声不均并可见小液性暗区，边界不清。如继续发展，可导致败血症甚至死亡。

（四）急性盆腔结缔组织炎、急性输卵管炎

急性盆腔结缔组织炎、急性输卵管炎多继发于子宫内膜炎或宫颈深度裂伤，病原体通过淋巴道或血行侵及子宫旁组织，并延及输卵管及其系膜。临床表现主要为一侧或双侧下腹持续性剧痛，妇科检查或肛门检查可触及子宫旁组织增厚或有边界不清的实质性包块，压痛明显，常常伴有寒战和高热。炎症可在直肠子宫陷凹积聚形成盆腔脓肿，如脓肿破溃则向上播散至腹腔。如侵及整个盆腔，使整个盆腔增厚呈巨大包块状，不能辨别其内各器官，整个盆腔似乎被冻结，称为"冰冻骨盆"。

（五）急性盆腔腹膜炎、弥漫性腹膜炎

炎症扩散至子宫浆膜层，形成盆腔腹膜炎，继续发展为弥漫性腹膜炎，出现全身中毒症状：高热、寒战、恶心、呕吐、腹胀、下腹剧痛，体检时下腹有明显压痛、反跳痛。产妇因产后腹壁松弛，腹肌紧张多不明显。腹膜炎性渗出及纤维素沉积可引起肠粘连，常在直肠子宫陷凹处形成局限性脓肿，刺激肠管和膀胱导致腹泻、里急后重及排尿异常。如病情不能彻底控制可发展为慢性盆腔炎。

（六）血栓性静脉炎

细菌分泌肝素酶分解肝素导致高凝状态，加之炎症造成的血流淤滞、静脉壁损伤，尤其是厌氧菌和类杆菌造成的感染极易导致两类血栓性静脉炎。研究显示，妊娠期抗凝蛋白缺陷与静脉血栓栓塞的形成密切相关，先天性抗凝蛋白如蛋白 C、蛋白 S、抗凝血酶Ⅲ 的缺陷为其因素之一。常见的发生部位有盆腔、下肢和颅内等。

1. 盆腔血栓性静脉炎

常累及卵巢静脉、子宫静脉、髂内静脉、髂总静脉及下腔静脉，多为单侧，多发生在产后 1～2 周，与产妇血液呈高凝状态和产后卧床过久有关。临床表现为继子宫内膜炎之后出现寒战、高热，且反复发作，可持续数周，诊断有一定的困难。

2. 下肢血栓性静脉炎

病变多位于一侧股静脉和腘静脉及大隐静脉，表现为弛张热，下肢持续性疼痛，局部静脉压痛或触及硬索状包块，血液循环受阻，下肢水肿，皮肤发白，称为股白肿。可通过彩色多普勒超声血流显像检测出。

3. 颅内血栓性静脉炎

预计每 10 万例分娩产妇中，发生中风危险的有 13.1 人次，发生颅内静脉血栓危险的有 11.6 人次，其密切相关因素为：剖宫产，水、电解质、酸碱平衡紊乱，妊高征。MRI 和经颅彩色多普勒有助于诊断。

（七）脓毒血症及败血症

病情加剧时，细菌进入血液循环，引起脓毒血症、败血症，尤其是当感染血栓脱落时可致肺、脑、肾脓肿或栓塞死亡。

三、实验室及其他检查

查血尿常规、C 反应蛋白、血沉则有助于早期诊断。急性期取分泌物做鉴定病原体种类检查对确诊和治疗极其重要，可在消毒阴道与宫颈后，用棉拭子通过宫颈管取宫腔分泌物，为保证标本的可靠性，需在拭子外面加一套管。另外，还可经阴道后穹隆穿刺取直肠子宫陷凹分泌物或脓液。检测方法有 3 种：

（一）病原体培养和药物敏感试验

病原体培养和药物敏感试验对治疗极有参考价值，但注意厌氧菌培养时应在厌氧培养基中培养。

（二）分泌物涂片检查

分泌物涂片检查对诊断淋病奈瑟菌或厌氧菌感染有一定的参考意义。

（三）病原体抗原抗体检测

病原体抗原抗体检测可采用相应免疫试剂盒进行快速检测。

通过仔细全面体检，双合诊及三合诊，可触及增粗的输卵管或盆腔脓肿包块，诊断不难。必要时可进行 B 超、彩色多普勒、CT、MRI 等对其炎性包块、脓肿进行定性定位检测。近年来非介入性检查如彩色多普勒、CT 及 MRI，已逐渐取代了静脉造影，并已广泛应用。

四、诊断和鉴别诊断

产褥感染最常见和最重要的临床表现是发热，但是引起产后发热的原因除产褥感染外，尚有泌尿道感染、呼吸道感染、乳腺炎、剖宫产腹部切口感染及其他一些非感染性疾病。因此，对于产后发热，应仔细询问病史和进行体格检查，根据临床表现和辅助检查结果，首先搞清楚是否感染，其次明确感染的部位和性质，最后确定病原体种类。

（一）诊断标准

1）产后 24 小时内体温超过 38℃ 或持续不恢复正常，实验室检查示白细胞显著增高，分类核左移，并有中毒颗粒。

2）会阴伤口红肿压痛。

3）下腹及子宫体有压痛，子宫复旧不良，恶露有臭味。

4）取宫腔分泌物做培养，确定产褥感染的病原菌。

5）产后持续发热，除外泌尿道、乳腺及上呼吸道感染等感染后，也诊断为产褥感染。

（二）鉴别诊断

1. 产褥中暑

产褥中暑发于炎热夏季，为产妇在产褥期内在高温闷热环境中出现的一种急性热病。主要表现为恶心、呕吐、心悸、发热，甚至谵妄、抽搐、昏迷。

2. 产后菌痢

发热伴腹痛，大便次数增多，脓血便，里急后重，肛门坠胀。大便常规检查，镜下可见红、白细胞或脓球。

3. 乳腺炎

发热，伴乳房肿痛，局部有压痛，有灼热感，腋下淋巴结肿大。

4. 产褥期上呼吸道感染

产后发热，但多以咽痛、头痛、咳嗽、咳痰为主要症状，下肢无压痛，子宫复旧好，恶露正常。

五、治疗

产褥感染是产科危重症，治疗不当或延误治疗可导致败血症、中毒性休克，甚至危及生命，应以中西医结合方法积极进行治疗。静脉给予恰当、合理的抗生素控制感染，同时配合中药治疗。如产褥感染有局部较大脓肿形成时，应考虑切开排脓或剖腹探查去除病灶。

（一）支持疗法

给容易消化、富有营养和维生素的饮食，注意补充水分，适当进行静脉补液。重症患者可行少量多次输血，以提高机体的抗病能力。纠正水、电解紊乱，高热时可给予物理降温。一般应采取半卧位，便于恶露排出且将炎症局限在盆腔。

（二）抗生素治疗

最好根据细菌培养或药敏试验选择适当抗生素。如没有药敏结果，首选药物应包括针对最常见的需氧细菌（大肠杆菌属、粪链球菌及溶血性链球菌）和厌氧细菌（厌氧链球菌、梭状芽孢杆菌及厌氧杆菌）的抗生素。治疗产后子宫感染宜选择广谱抗生素，同时要考虑药物对哺乳的影响。对经阴道分娩的产后子宫感染可选择口服抗生素；对中、重度子宫感染，特别是剖宫产后的子宫感染应选择静脉滴注或肌内注射抗生素。在以往临床实践中，常常在胃肠外应用抗生素治疗停止后，继续口服抗生素巩固疗效。

青霉素类抗生素对大多数女性生殖道感染的厌氧菌都有抑制作用。氨苄西林对大肠杆菌及变形杆菌有作用，特别是对粪链球菌最为有效。现在一般选择广谱青霉素如哌拉西林、头孢菌素（如头孢曲嗪、头孢西丁等）及 β 内酰胺酶抑制剂如阿莫西林 – 克拉维酸、替卡西林 – 克拉维酸及头孢哌酮/舒巴坦等治疗产褥感染；亦可选用磷霉素钠、复方阿莫西林（安灭菌）；对厌氧菌可选用甲硝唑或替硝唑等。亚胺培南—西拉司丁钠对引起产褥感染常见的耐药细菌如肠球菌、金黄色葡萄球菌、脆弱拟杆菌及铜绿假单胞菌等均具有杀灭作用，宜作为保留抗生素，限用于盆腔脓肿及其他抗生素治疗无效的严重感染。

（三）血栓性静脉炎的处理

在应用大量抗生素的同时，加用抗凝治疗，如每日将 25～50 mg 肝素加入 5% 葡萄糖液中静脉滴注，直至体温下降后减量；也可口服双香豆素、醋硝香豆素（新抗凝）片、双嘧达莫、阿司匹林等。应注意出血倾向，中药活血化瘀也有较好的治疗效果。为预防血栓脱落扩散，有人提出结扎卵巢静脉或髂内静脉等，或切开病变静脉直接取栓。

（四）并发症的处理

严重患者可出现中毒性休克、肾衰竭，应积极抢救，治疗应分秒必争，否则可致死亡。

（五）局部病灶的处理

会阴、阴道伤口感染时，可局部理疗。如有化脓，应及早拆线，换药引流，产后 12～14 天，若无明显全身症状及体征、子宫缩复良好者，可用 1∶5 000 高锰酸钾坐浴，每日 2 次。有盆腔脓肿形成者，可根据脓肿部位，选择经腹或经阴道后穹隆切开引流。

六、预防

1）加强孕期保健及卫生宣传教育工作，临产前2个月内避免盆浴和性生活，积极治疗贫血等内科合并症。

2）待产室、产房及各种器械均应定期消毒。严格无菌操作，减少不必要的阴道检查及手术操作，认真观察并处理好产程，避免产程过长及产后出血。取缔非法接生，严格遵守无菌操作，掌握会阴侧切开指征和手术技术是预防切口感染的关键。会阴侧切术的切口属3类切口，此类创伤发生感染的概率为10%～17%，助产人员应掌握会阴切开指征与缝合技术，考虑会阴过紧，分娩时裂伤难免者，应在会阴紧张时及时行侧切术，遵守无菌操作，缝合切口时应清除积血及坏死组织，对齐切口，彻底止血，不留死腔，缝线松紧适度，保证局部血液循环。术后注意切口的消毒和清洁，结合切口裂伤情况，适当使用广谱抗生素预防感染。有水肿者可同时予以会阴切口照灯，促进循环和水肿的消除，促进切口愈合。产后仔细检查软产道，及时发现和处理异常情况。产褥期应保持会阴清洁，每日擦洗2次。加强对孕产妇的管理，避免交叉感染。

3）预防性应用抗生素。对于经阴道助产及剖宫产者，产后应预防性应用抗生素，对于产程长、阴道操作次数多及胎膜早破、有贫血者，应预防性应用抗生素。

4）降低剖宫产率，尽量减少指征不明确的剖宫产及因社会因素而行的剖宫产术。

（宋玉春）

第二节　晚期产后出血

分娩24小时后，在产褥期内发生的子宫大量出血称为晚期产后出血。常发生于产后7～14日，亦可发生于产后6～8周。临床表现为持续或间断阴道流血，有时是突然阴道大量流血，可引起失血性休克。晚期产后出血多伴有寒战、低热。

一、病因和发病机制

（一）胎盘、胎膜残留

胎盘、胎膜残留为引起晚期产后出血最常见的原因。由于胎盘或胎膜残留，影响子宫正常复旧，或由于残留的胎盘或胎膜组织在产后发生变性或机化，纤维蛋白析出沉着，形成胎盘息肉，在坏死脱落时暴露基底部血管而引起出血。

（二）胎盘附着面感染，复旧不全

胎盘附着面感染，复旧不全胎盘附着面血管在分娩后血栓形成，一般于产后3周逐渐纤维化，管腔完全阻塞，但若胎盘附着面发生感染，则影响创面的修复和血栓纤维

化，血栓脱落，血窦重新开放则发生出血。

（三）会阴切口缝合感染或愈合不良

可见于会阴切口缝合或会阴破裂缝合部位。因阴道壁伤口感染，局部坏死，肠线脱落后血管开放引起出血；也可因缝合时止血不严，基底部或切口顶端血管开放而引起出血，或先形成阴道血肿，然后血肿压力增高，通过缝合口出血。

（四）剖宫产术后子宫伤口裂开

剖宫产术后子宫伤口裂开多见于子宫下段剖宫产横切口两侧端。近年子宫下段横切口剖宫产广泛开展，有关横切口裂开引起大出血的报道屡见不鲜，应引起重视。引起切口愈合不良造成出血的原因主要有：

1. 子宫下段横切口两端

子宫下段横切口两端切断子宫动脉向下斜行分支，造成局部供血不足。术中止血不良，形成局部水肿。

2. 横切口选择过低

横切口选择过低，宫颈侧以结缔组织为主，血供较差，组织愈合能力差，且靠近阴道，增加感染机会。

3. 缝合技术不当

缝合技术不当，如组织对位不佳；手术操作粗暴；出血血管缝扎不紧；切口两侧角部未将回缩血管缝扎形成血肿；缝扎组织过多、过密，切口血循环供应不良等，均影响切口愈合。

以上各种因素均可致在肠线溶解脱落后，血窦重新开放。多发生在术后 2~3 周，出现大量阴道流血，甚至引起休克。

（五）其他

产后子宫滋养细胞肿瘤、子宫黏膜下肌瘤等均可引起晚期产后出血。

本病发病机制为分娩后，胎盘附着面缩小一半，导致开放的底蜕膜血管缩窄和血栓形成，流血减少。而后创面表层坏死脱落，由其下方的基底内膜和周围的新生内膜缓慢修复。一般于 3 周后血栓逐渐纤维化而完全阻塞管腔，流血停止。如发生感染，局部不能如期复原，血栓脱落，血管重新开放，即发生大量出血。如有部分胎盘、胎膜残留在宫腔内，经一定时间发生坏死脱落，可使附着处的血管裸露而大出血。

二、临床表现

（一）胎盘残留

第三产程处理不当，过早牵拉娩出胎盘，如有大块胎盘缺损或副胎盘残留在宫腔内而未能及时发现，残留的胎盘组织发生变性、坏死、机化，形成胎盘息肉。当其坏死脱落时，其基底部血管破裂出血。临床表现常为红色恶露持续时间延长，反复出血，甚至突然发生大出血、失血性休克，多发生于产后 10 天左右。妇科检查发现子宫复旧不全，宫口松弛，有时可见残留组织堵塞宫口，患者可伴有发热。

（二）胎膜残留

胎膜残留可引起晚期产后出血。主要表现为持续性红色恶露出现时间过长，大出血少见。

（三）蜕膜残留

正常蜕膜组织多于产后 1 周内脱落，并随恶露排出。子宫畸形，如双子宫、双角子宫等，蜕膜容易剥离不全而长时间残留，影响子宫复旧，容易继发子宫内膜炎，导致晚期产后出血。好发于产后两周左右。

（四）子宫复旧不全或子宫内膜修复不全

胎盘附着部位子宫复旧不全或子宫内膜修复不全，子宫胎盘附着部位血管在胎盘排出后即有血栓形成，其后血栓机化，透明样变，血管上皮增厚，管腔狭窄、堵塞。

（五）剖宫产术后子宫切口裂开

剖宫产术后子宫切口裂开多见于子宫下段剖宫产横切口的两侧端。切口裂开患者常表现为术后 3 周左右突然发生无痛性大量阴道流血，并反复发作，短时间内患者陷于休克状态。

（六）其他因素

胎盘部位滋养细胞肿瘤、子宫黏膜下肌瘤、子宫内膜息肉、宫腔内异物、宫颈糜烂、宫颈恶性肿瘤等均可能引起晚期产后出血。

三、实验室及其他检查

（一）血常规检查

血红蛋白低于正常，继发感染时白细胞增多。

（二）血或尿 HCG 检查

可疑滋养细胞肿瘤做此项检查，协助诊断。

（三）肝、肾功能检查

有助于与肝、肾功能损伤引起的出血鉴别。

（四）诊断性刮宫

诊断性刮宫为必须采取的辅助诊断措施，具有治疗作用。刮出物应全部送病理学检查。如剖宫产后子宫切口裂开，更需谨慎经宫颈进行探查，如触及裂口或取得肠线，可以确诊，否则应考虑剖腹探查以免贻误。

四、诊断和鉴别诊断

晚期产后出血诊断的关键是明确出血原因，以便及时正常处理。因此，应注意询问病史，了解出血时间、特征及出血量，结合必要的辅助检查以助诊断。

（一）诊断标准

1）反复发生阴道流血，胎盘、胎膜残留，胎盘附着部复旧不全者，多在产后 10 ~ 21 天突然出血，出血量呈中等量或少量；剖宫产子宫切口愈合不良或裂开者，多于术后 2 ~ 6 周出血，出血量较多。

2）腹部微痛，并发感染时可出现下腹痛、发热。

3）子宫复旧不良或有触痛。

4）阴道检查示子宫口松弛，有时可触及残留的组织。

5）急性大量出血，可有休克体征。

6）产道血肿时，阴道检查可触及增大的血肿或见到活动性出血点。

（二）鉴别诊断

1. 绒毛膜癌

患者除有阴道流血外，有时可出现转移症状，如咯血等。妇科检查时，子宫增大、柔软、形状多不规则，下腹两侧可扪及囊性肿块（黄素囊肿）。如有阴道转移，可见蓝紫色结节。HCG 测定有助鉴别。对诊断性刮宫的刮出物行病理学检查即可确诊。

2. 性交损伤

产后阴道黏膜菲薄，过早性交，易发生阴道裂伤引起出血，追询患者有性交史，妇科检查可见阴道裂伤。

五、治疗

晚期产后出血属产科危重症，治疗应以急救为先，出血量多势急时，应立即使用宫缩剂及抗生素，并积极纠正贫血，补充血容量，同时查明病因，短时间内控制出血。对于有胎盘胎膜残留者，必要时行清宫术；子宫切口裂开者，当以手术抢救治疗。出血得到有效控制后，除继续促宫缩、抗感染、纠正贫血治疗外，也可通过中医辨证施治，以治其本，巩固疗效。

（一）少量或中等量阴道流血

产后少量或中量流血，持续不净者经检查排除胎盘、胎膜残留或软产道损伤者可用宫缩剂治疗。催产素 10 ~ 20 U，每日 3 次，肌内注射，或加入 5% 葡萄糖液中静脉滴注；麦角新碱 0.2 mg，每日 1 次，肌内注射；益母草冲剂，每次 2 袋，每日 2 次，冲服。同时加用抗生素抗感染。

（二）胎盘、胎膜残留

一般应在抗生素控制感染后3~4天做清宫术。若有较大的胎盘残留，可先用卵圆钳钳夹，再用大刮匙刮宫。但刮宫术中往往出血增多，术前应做好输血、输液准备，术中静脉滴注5%葡萄糖液和催产素。术时应轻柔、慎重，以防止穿孔，刮出物送病理检查，以明确诊断。

（三）产道裂伤或血肿

对产道裂伤未缝合或缝合不佳者，应立即缝合止血。有阴道血肿时，应拆开缝线，清除血肿，最好能找到出血点，结扎止血后重新缝合。

（四）剖宫产术后切口感染愈合不良

对于出血量不多，一般状况尚好者，可嘱卧床休息，给予宫缩剂、抗生素及止血药物。若切口裂开不大或非全层裂开，有可能通过保守治疗，有效地控制感染，使切口重新愈合。在出血停止后一般应继续治疗观察4周。

对于出血量较多或已伴休克者，或在保守治疗过程中突然大出血者，应在积极抢救休克的同时，立即剖腹探查，必要时切除子宫。切口宜在原切口下1.5~2.0cm处。手术后应加强抗感染治疗。

六、预防

1）防止胎盘、胎膜残留及增加全身抵抗力，避免产褥感染以免影响子宫复旧不全。剖宫产术时应认真仔细缝合止血。做好产褥保健，必要时用宫缩剂及抗生素预防感染。

2）产后1周左右仍要密切观察阴道流血情况，若发现阴道流血较多，应仔细检查阴道有无裂伤、血肿，切口缝合处有无活动性出血及宫颈有无裂伤。发现异常，及时处理。

3）严格掌握剖宫产指征，降低剖宫产率。

（李芹）

第三节　产褥期抑郁症

产褥期抑郁症是指女性于产褥期出现明显的抑郁症状或典型的抑郁发作，与产褥期忧虑和产褥期精神病同属产褥期精神综合征。发病率为15%~30%。典型的产褥期抑郁症于产后6周内发生，可在3~6个月自行恢复，严重的也可持续1~2年，再次妊娠则有20%~30%的复发率。其临床特征与其他时间抑郁发作无明显区别。

一、病因和发病机制

（一）生物因素

1. 内分泌因素

在妊娠分娩的过程中，体内内分泌环境发生了很大变化，尤其是产后 24 小时内，体内激素水平的急剧变化是产褥期抑郁症发生的生物学基础。研究发现，临产前胎盘类固醇的释放达到最高值，患者表现为情绪愉快；分娩后胎盘类固醇分泌突然减少时患者表现为抑郁。

2. 遗传因素

有精神病家族史，特别是有家族抑郁症病史的产妇，产褥期抑郁症的发病率高。

3. 产科因素

产前心态与产褥期抑郁症的发病相关，产时和产后的并发症、难产、滞产、使用辅助生育技术、第一产程时间长、阴道助产、手术等均会给产妇带来紧张和恐惧，导致生理和心理上的应激增强，诱发产褥期抑郁症。

4. 躯体疾病因素

有躯体疾病或残疾的产妇已发生产褥期抑郁症，尤其是感染、发热时对产褥期抑郁症的促发有一定影响。再有中枢神经功能的易感性，情绪及运动信息处理调节系统（如多巴胺）的影响，可能与产褥期抑郁症的发生有关。

（二）社会心理因素

产妇人格特征、分娩前心理准备不足、产后适应不良、产后早期心绪不良、睡眠不足、照顾婴儿过于疲劳、产妇年龄小、夫妻关系不和、缺乏社会支持、家庭经济状况不佳、分娩时医务人员态度不好、婴儿性别与预期不符和健康状况等，均与产褥期抑郁症的发生密切相关。

二、临床表现

（一）情绪的改变

患者最突出的症状是持久的情绪低落，表现为表情阴郁、无精打采、困倦、易流泪和哭泣。患者常用"郁郁寡欢""凄凉""沉闷""空虚""孤独""与他人好像隔了一堵墙"之类的词来描述自己的心情。患者经常感到心情压抑、郁闷，常因小事大发脾气。在很长一段时期内，多数时间情绪是低落的，即使其间有过几天或 1~2 周的情绪好转期，但很快又陷入抑郁。尽管如此，患者抑郁程度一般并不严重，情绪反应依然存在，几句幽默解嘲的警句，能使之破涕为笑。一场轻松的谈话，能使之心情暂时好转。患者本人也能够觉察到自己情绪上的不正常，但往往将之归咎于他人或环境。

（二）自我评价降低

对婴儿健康过分焦虑；自责，担心不能照顾好婴儿；自暴自弃，有自罪感；对身边的人充满敌意，与家人关系不协调。

（三）对生活缺乏信心

不情愿喂养婴儿；觉得生活无意义；主动性降低，创造性思维受损；严重者有自杀意念或伤害婴儿的行为。

（四）躯体症状

易疲倦；入睡困难、早醒；食欲下降；性欲减退乃至完全丧失。

三、诊断

本病至今尚无统一的诊断标准。以下两种方法可供参考。

（一）产褥期抑郁症的诊断标准

美国精神病学会在《精神疾病的诊断与统计手册》一书中，制定了产褥期抑郁症的诊断标准，内容见表 7-1。该诊断标准中的许多指标具有一定的主观性，可能影响正确诊断。

表 7-1　产褥期抑郁症的诊断标准

1. 在产后 4 周内出现下列 5 项或 5 项以上的症状，其中必须具备下列（1）（2）两项
　　（1）情绪抑郁
　　（2）对全部或多数活动明显缺乏兴趣或愉悦
　　（3）体重显著下降或增加
　　（4）失眠或睡眠过度
　　（5）精神运动性兴奋或阻滞
　　（6）疲劳或乏力
　　（7）遇事皆感毫无意义或自责感
　　（8）思维能力减退或注意力涣散
　　（9）反复出现死亡想法
2. 在产后 4 周内发病

（二）Edinburgh 产褥期抑郁量表（EPDS）

EPDS 目前多采用的诊断标准。该表包括 10 项内容，于产后 6 周进行调查。每项内容分 4 级评分（0~3 分），总分相加≥13 分者可诊断为产褥期抑郁症。

四、治疗

（一）心理治疗

轻度抑郁症可通过心理咨询，解除致病的心理因素（如婚姻关系不良、想生男孩

却生女孩等），尽量调整好家庭中的各种关系，让其家人对产褥期妇女多加关心和无微不至地照顾，或改换良好的环境，指导其养成良好睡眠习惯，而不加用任何抗抑郁症药物，继续母乳喂养。

（二）药物治疗

选用的抗抑郁症药物以不进入乳汁为佳。目前常用的药物如下：

1. 氟西汀

氟西汀选择性地抑制中枢神经系统5-羟色胺的再摄取，延长和增加5-羟色胺的作用，从而产生抗抑郁作用，每日20 mg，分1~2次口服，根据病情可增加至每日80 mg。

2. 帕罗西汀

帕罗西汀通过阻止5-羟色胺的再吸收而提高神经突触间隙内5-羟色胺的浓度，从而产生抗抑郁作用。每日1次，20 mg/次，口服，连续用药3周后，根据病情增减剂量，1次增减10 mg，间隔不得少于1周。

3. 舍曲林

舍曲林作用机制同帕罗西汀，每日1次，50 mg/次，口服，数周后可增加为每日100~200 mg。

4. 阿米替林

阿米替林为常用的三环类抗抑郁药，每日50 mg，分2次口服，渐增为每日150~300 mg，分2~3次服。维持量为每日50~150 mg。

五、预防

产褥期抑郁症的发生，受到许多社会因素、心理因素及妊娠因素的影响。因此，加强对孕妇的精神关怀，了解孕妇的生理特点和性格特点，运用医学心理学、社会学知识，及时接触致病的心理因素、社会因素，在妊娠期和分娩过程中，给予孕产妇多一点关心、爱护，对于预防产褥期抑郁症具有积极意义。

1）加强围生期保健，可采用孕妇学校等多种渠道普及有关妊娠、分娩常识，减轻孕妇对妊娠、分娩的紧张、恐惧心情，完善自我保健。

2）对有精神疾患家族史的孕妇，应定期密切观察，避免一切不良刺激，给予更多的关爱、指导。

3）在分娩过程中，医护人员要充满爱心和耐心，尤其是产程长、精神压力大的产妇，更需要耐心解释分娩过程。

4）对于有不良分娩史，娩出死胎、畸形胎儿的产妇，应向她们说明本病产生的原因，用友善、亲切、温和的语言，给予她们更多的关心，鼓励她们增加自信心。

（李芹）

第四节　产褥中暑

产褥中暑是指产褥期间的产妇在高温、高湿和通风不良的环境中体内余热不能及时散发，引起的以中枢性体温调节功能障碍为特征的急性疾病，表现为高热，水、电解质代谢紊乱，循环衰竭和神经系统功能损害等。本病起病急骤，发展迅速，处理不当可遗留严重的后遗症，甚至死亡。

一、病因

产褥中暑的易感因素有：①外界气温＞35℃、相对湿度＞70％时，机体靠汗液蒸发散热受到影响；②居住条件差，居室通风不良且无降温设备；③产妇分娩过程中体力消耗大且失血多致产后体质虚弱，产后出汗过多又摄盐不足；④产褥感染患者发热时，更容易中暑。在产褥期尤其是产褥早期除尿量增多外，经常出现大量排汗，夜间尤甚，习称"褥汗"。若产妇受风俗旧习影响在产褥期为"避风"而紧闭门窗、衣着严实，使身体处在高温、高湿环境中，严重影响机体的散热机制，出现一系列的病理改变。

二、发病机制

人体散热需要通过体温调节中枢，加快心排出量和呼吸频率，将深部组织热量经循环血流带至皮下组织和皮肤，通过皮肤血管扩张和出汗将热量送出体外，其中散热的方式有：辐射（60％），蒸发（25％），对流（12％）和传导（3％）。

当体内热量蓄积，体温升高，体温调节中枢失控，引起中枢神经功能障碍，容易出现高热持续不下降、水及电解质代谢紊乱和神经系统功能损害等一系列病变。患产褥感染的产妇体温已升高，更容易并发产褥中暑。

三、临床表现

首先出现头痛、头晕、口渴、多汗、胸闷等前驱症状，继之体温上升，脉搏、呼吸增快，进一步出现高热，体温可高达42℃，无汗、尿少。严重者可出现中枢神经系统症状，如神志不清、谵妄、狂躁、昏睡、昏迷、抽搐等。

检查可见面色潮红、脉细速、呼吸短促、皮肤灼热、干燥、无汗。瞳孔缩小、对光反射减弱，膝腱反射减弱或消失。严重者可出现呼吸循环衰竭而死亡。

四、诊断和鉴别诊断

根据发病季节、病史和临床表现，诊断常无困难，但需要与产褥感染及其他夏季传染病，如中毒性细菌性痢疾、流行性乙型脑炎等相鉴别。

五、治疗

治疗原则是立即改变高热不通风环境。脱去过多衣着，有效地降温、纠正酸中毒、抗休克及补充水和盐。

（一）降温

将患者置于凉爽通风的环境中，用冰水或乙醇擦洗全身，在头、腋窝、腹股沟等血管浅表处放置冰袋，用冷水灌肠，争取在短时间内将体温降至38℃。对高热、抽搐、昏迷者，用冬眠Ⅰ号合剂（氯丙嗪、异丙嗪各50 mg，哌替啶100 mg）溶于5%葡萄糖液250 ml中，或氯丙嗪25 mg溶于500 ml生理盐水中，静脉滴注，并严密观察生命体征，亦可加入氢化可的松或地塞米松静脉滴注。

（二）其他处理

出现循环衰竭、血压降低者，给予输液、输血浆。酸中毒者给碱性液，如5%碳酸氢钠250 ml静脉滴注。对频繁抽搐、瞳孔不等大，有脑水肿现象者，可用20%甘露醇250 ml静脉滴注，在半小时内滴完。对心力衰竭者可用毛花苷C 0.2 mg静脉注射，必要时重复给药。呼吸衰竭者，用尼可刹米、洛贝林等对症治疗。当患者体温降至36℃，应立即停止一切物理及药物降温。

六、预防

对夏季分娩的产妇加强防暑知识宣传，告诫产妇破除旧风俗、旧习惯，强调产妇居室应定时通风换气，保持室内适宜的温度和湿度，衣被不宜过厚，以免影响散热。多饮水，积极治疗和预防产褥感染、急性乳腺炎等发热疾病。

（李芹）

第五节 产后缺乳

产后哺乳期内，乳腺无乳汁分泌，或泌乳量少，不能满足喂养婴儿者，称产后缺乳。多发生在产后2~3天或半个月内，也可发生在整个哺乳期。据报道，产后1个月内及以后因乳量不足导致母乳喂养失败者约占34.39%。

一、病因和发病机制

乳汁的形成和分泌受许多因素的影响，如营养的供给、乳腺的发育、婴儿的吸吮、泌乳素的分泌及神经体液因素对泌乳素的调节等。其中任何一个环节发生障碍，均可造成缺乳。

（一）母亲营养不良

母亲摄入营养不足，胃肠消化和吸收功能障碍，营养物质代谢功能异常，或患有慢性消耗性疾病，均可使乳汁形成不足而导致缺乳。

（二）乳腺发育异常

乳汁的分泌与乳腺的发育有关。乳腺的发育受雄激素、孕激素、胰岛素、肾上腺皮质激素、胎盘生乳素、甲状腺素等影响。如乳腺先天性发育不良，或内分泌失调，都将影响乳汁的分泌。

（三）泌乳和射乳异常

乳汁分泌包括泌乳和射乳两个生理过程。泌乳指乳汁的合成和分泌；射乳是指乳汁的排出。婴儿的吸吮动作可反射性地使脑垂体产生更多的生乳素和催产素，前者能促进乳汁分泌，后者能使乳腺管收缩，使乳汁排出。如果缺乏婴儿强力的吸吮及规律的乳汁排空，乳汁将会渐渐减少直至停止分泌。另外，失眠、过劳、焦虑、恼怒、悲伤等情绪波动，通过对下丘脑、垂体神经内分泌的影响而使乳汁分泌减少。

（四）其他

如避孕药物、消导药（麦芽、神曲等）、泻下药、阿托品、利尿脱水剂等均可减少乳汁的分泌，故对哺乳期妇女应避免使用。

二、临床表现

产后开始哺乳时即觉乳房不胀、乳汁稀少，以后稍多但量不够，或产后哺乳开始时即全无乳汁或产后开始哺乳正常，因突然高热或精神刺激，乳汁骤减，不足以喂养婴儿。

三、诊断

首先应通过临床观察婴儿喂养和排尿、排便情况，来确定母亲的乳汁是否真正充足，以下各项指标可提示母亲乳汁充足。①哺乳次数：出生头 1～2 个月婴儿 24 小时哺乳 8 次以上，哺乳时可听见吞咽声；②排泄情况：每天更换湿尿布 6 块以上，有少量多次大便；③睡眠：2 次哺乳之间，婴儿得到满足并安静，常见 3 个月内婴儿在吸吮中入睡，自动放弃乳头；④体重：每周平均增加体重 150 g 左右，2～3 个月婴儿每周增加 200 g 左右；⑤神情：婴儿双眼亮，反应灵敏。另外，母亲在哺乳前有乳房胀感；哺乳时有射乳反射，哺乳后乳房变软。

如不能达到上述情况，应诊断产后缺乳或奶水不足。

四、治疗

1）产妇应有充分的休息和睡眠。

2）提倡早期哺乳。产后6~8小时即可哺乳，初乳内含有大量抗体，对新生儿发育十分重要，且可直接刺激乳头，反射性促进泌乳。

3）正确哺乳。加强乳房护理，学会正确的哺乳方法，每次哺乳应将乳汁排空。

4）加强产妇营养，给予高蛋白、高热量、易消化食物，并注意体液的补充。少食生冷、收敛性食物。

5）加强心理疏导，避免紧张因素，保持心情舒畅。

6）对已出现缺乳的产妇，除上述治疗外，应给予维生素、甲状腺素片或催乳灵等药。催产素有诱导乳汁排出的作用，可在授乳前2~3分钟，自鼻黏膜给药。

7）中药对产后缺乳有一定疗效。对肝郁气滞者可予下乳涌泉散；对气血虚弱者可予参芪四物汤加麦冬、通草、桔梗等。针灸治疗有一定的疗效，可针刺合谷、少泽等。

五、预防

1）妊娠期做好乳头护理，若乳头凹陷，嘱孕妇经常把乳头向外拉，并常用肥皂擦洗乳头，防止乳头皲裂，造成喂养困难。

2）纠正妊娠期贫血，预防产后大出血。

3）提倡早吸吮，按需哺乳，掌握正确的哺乳方法，积极刺激乳头，加快乳腺排空，促进乳汁分泌。

4）饮食宜清淡而富有营养，忌辛辣酸咸，以防耗血敛涩。

5）产后注意保证充分的睡眠，加强产妇在分娩前后的心理护理，使其心情舒畅，气血调和，避免紧张、焦虑甚至悲伤情绪。

（李芹）

第八章　产后疾病防治

第一节　产后腹痛

一、病因和发病机制

1）产后腹痛的原因是由于子宫收缩所致。子宫收缩时，引起血管缺血、组织缺氧、神经纤维受压，所以产妇会感到腹痛。当子宫收缩停止时，血液流通、血管畅通，组织有血氧供给，神经纤维解除挤压，疼痛消失，这个过程一般在 1～2 天完成。

2）产妇在分娩过程中由于失血过多，或者本来气血虚弱，使冲脉、任脉空虚，因而出现产后腹痛。

3）产妇在产后若起居不慎，或受生冷，或腹部触冒风寒，或用冷水洗涤，使寒邪乘虚而入，使血脉凝滞、气血运行不畅就会引起产后腹痛。有的产妇产后因过悲、过忧、过怒，使肝气不舒，肝郁气滞，则血流不畅，以致气血淤阻，也会造成腹痛。也有的因产后站立、蹲下、坐、卧时间过长，持久不变换体位，引起淤血停留而致下腹疼痛、坠胀，甚至引起腰酸、尾骶部疼痛。

二、临床表现

1）初产妇因子宫纤维较为紧密，子宫收缩不甚强烈，易复原，且复原所需要时间也较短，疼痛不明显。经产妇由于多次妊娠，子宫肌纤维多次牵拉，复原较难，疼痛时间相对延长，且疼痛也较初产妇剧烈些。

2）失血引起的腹痛表现症状为小腹隐隐疼痛，绵绵不断，腹部喜用热手揉按，恶露量少、色淡红、清稀，或兼头昏眼花耳鸣、身倦无力，或兼大便结燥，面色萎黄。

3）血脉凝滞、气血运行不畅引起的腹痛则表现为产后小腹疼痛喜温喜揉按，或喜温拒按，得热敷则减轻；由情绪不畅引起者，恶露量少，涩滞不畅，色紫暗常夹血块，或兼胸肋胀痛，四肢欠温。

三、防治与康复

1）卧床休息，保证充分睡眠，避免久站、久坐、久蹲，防止子宫下垂、脱肛等病发生。

2）加强营养，可选择食用一些药膳，如人参粥、扁豆粥、猪肾粥、红杞鲫鱼汤、当归生姜羊肉汤、黄花当归鸡汤、参枣羊肉汤等。

3）大便结燥者，可服麻仁丸，早晚服蜂蜜一匙。多吃新鲜蔬菜、水果，如香蕉、红苕、西瓜、西红柿等，以润肠通便。

4）用热毛巾热敷痛处，或用灸条灸关元（脐下3寸①，即脐下约三横指）、中极穴（脐下4寸，即脐下约四横指），或把盐炒热后装布袋热熨痛处，或熨关元、中极穴。

5）若恶露量多，或有创伤流血不止者，必须报告医生及时处理。

6）按摩法。用手按摩下腹部。方法：先从心下揉至脐，在脐周做圆形揉按数遍，再向下揉至耻骨联合（阴毛处之横骨）上方，再做圆形揉按数遍，然后将热手置于痛处片刻，又重复上述动作，但在做圆形按摩时方向应与前次相反，如此反复按摩，每次10~15遍，早晚各1次。

7）对血脉凝滞腹痛者可选用中药肉桂、小茴香、吴茱萸各10 g，干姜12 g，艾叶、陈皮各20 g，木香15 g等，以水浸润，炒热装袋，趁热温熨痛处，冷后再加热，每次熨10~15分钟。或服食益母草或益母草药膏，每日3次，以化瘀止痛。

8）加强食疗。可选用生姜红糖汤、醪糟蛋、益母草煮醪糟、当归生姜羊肉汤、羊肉桂心汤。小腹胀痛、胸肋胀满者，可多食柚子、金橘饼、韭菜等。忌食生冷瓜果、饮料。

9）保持心情舒畅。产妇应保持心情愉快，避免各种精神刺激因素。

10）注意保暖。注意保暖防风，尤其要保护下腹部，忌用冷水洗浴。

11）适当活动。一种姿势睡卧，很容易造成盆腔瘀血，因此应注意随时改变体位。

（李芹）

第二节　产后子宫复旧不全

分娩结束后，在子宫肌肉收缩的缩复作用下，子宫的体积会逐渐缩小。一般来说，子宫的体积在产后42天时就可以恢复到孕前状态，这个过程被称为子宫复旧。如果产后6周子宫仍然没有恢复到非孕状态，就是产后子宫复旧不全的表现。

一、临床表现

产后子宫复旧不全最明显的一个表现是血性恶露持续的时间很长，从正常的3天左右延长到7~10天，有的甚至更长。血量也会变得更大，恶露十分混浊并伴有难闻的臭味。患有这种病的产妇还会感觉到下腹部有坠胀感以及腰痛。

二、治疗与康复

（一）避免憋尿

经过了漫长的分娩过程后，产妇的身体通常会出现膀胱受压、黏膜充血、肌肉张力

---

① 寸：中医指同身寸。

降低、会阴伤口疼痛等症状。再加上很多产妇一时难以习惯用卧床姿势排尿，所以很容易导致尿潴留，使得膀胱被撑大，妨碍子宫复旧。因此，产妇产后一定要及时排尿。

（二）适当活动

产后不要长时间卧床。在体力允许的情况下，产妇应该及早下床活动，多活动能促进子宫复旧。如果产妇有子宫后倾、后屈的症状，可以采用膝胸卧位的姿势来进行矫正，以促进子宫复旧。

产妇还应做一些提肛运动。每次提肛坚持30秒钟左右，然后放松，反复5次左右。当然，产妇也可以根据自己的体力，对每次提肛坚持的时间进行调整。收缩肛门运动，也能促进子宫尽早复原。

（三）按摩子宫

为了加速子宫收缩，产妇可以给子宫做按摩：将手放在肚脐周围，沿顺时针方向进行环形按摩。按摩的动作要轻柔，只有好好呵护，子宫才能尽早恢复。

（四）坚持母乳喂养

母乳喂养时，婴儿的吸吮刺激会引发产妇子宫的收缩，能帮助子宫更快恢复。如果不能进行母乳喂养，也可以对乳房进行按摩或者热敷，以达到类似的效果。

（五）避免腹部劳累用力

产妇尽量不要下半身用力，比如搬运重物、下蹲，这些动作都有可能导致产后子宫复旧不全。

（六）服用生化汤进行调理

生化汤具有化瘀血及补血的功效，化掉的瘀血自然排出之后，子宫收缩就会更加有力。因此，产妇也可以服用生化汤来进行调养。

（七）服用子宫收缩剂

麦角流浸膏2 ml，每日3次；或益母草流浸膏4 ml，每日3次，3天为1个疗程。需要时停药3天左右再进行1个疗程治疗。

中药益母草膏无任何不良反应，可坚持常服，每日2~3次，每次一匙冲服。

（八）手术治疗

产后长时间出血或有大出血而怀疑有胎盘滞留者，子宫复旧肯定不好，应当手术刮宫，清除宫内滞留物。

（李芹）

第三节 会阴伤口疼痛

在顺产的时候，医生有可能会为产妇做会阴切开手术。会阴位于一个非常特殊的位置——尿道口、阴道口以及肛门交汇处，这里组织疏松，遍布血管，神经非常丰富，对疼痛十分敏感，所以，产妇在生产之后，经常会感觉到会阴伤口疼痛。

一、会阴伤口疼痛分类

（一）创伤痛

会阴切开手术留下的伤口需要很长一段时间才能愈合。皮肤肌肉切断、神经断裂，再加之缝合结扎，感觉伤口疼痛是再正常不过的了。通常来说，产妇在手术当天会感觉到较重的疼痛感，两三天之后，疼痛感就会明显减轻。当然，疼痛的程度也因人而异。如果产妇感觉疼痛较重，可以求助医生。

（二）水肿性痛

会阴伤口出现水肿的症状，通常见于分娩时第二产程较长的产妇。这时伤口肿胀，缝线勒得很紧，疼痛感会一直持续。为了缓解这种疼痛，可以用红外线灯对产妇的伤口进行照射，或者对伤口进行湿敷。这些做法能促进水肿的消退，一旦水肿消退，疼痛感也会随之消失。

（三）血肿性痛

血肿性痛是由伤口内部出血造成的。出血积聚在伤口里无法排出，最终形成产道血肿，伤口周围皮肤出现淤肿，颜色发紫，触碰时痛感尤其明显。出血量比较大的时候，血肿会向伤口的上下发展，严重时还会导致产妇休克。产妇出现血肿性痛时，应该马上止血，医生可能会拆开伤口缝合线，对淤血进行清理，将出血点缝合起来。

（四）感染性痛

感染性痛是由感染引起的，伤口处会红、肿、痛、热，并且产妇还会全身发热。这时多处于炎症早期，应尽早进行抗感染治疗，并配以局部热疗，就可以将炎症控制住，疼痛感也会因此而减轻或者消失。如果炎症继续发展，会导致伤口化脓。这时应该将产妇的伤口缝合线拆除，将脓液引流出来，等到炎症消除后再进行第二次缝合。

（五）缝合线未吸收痛

缝合线未吸收痛通常出现于出院后，伤口瘢痕略微突出、溃破流液、有缝合线穿出。通常缝合线排出以后，伤口就能够自行愈合。为缓解这种疼痛，产妇可以用浸有1:5 000的高锰酸钾溶液的纱布在伤口处湿敷10分钟，然后再涂上红霉素软膏。每天湿敷2～3次最佳。

（六）硬结性痛

硬结性痛是指伤口由于炎症、缝合线没有吸收等导致纤维组织增生，形成硬结引发的疼痛。这时应该进行局部理疗，如红外线照射。还可以用热水坐浴，每次15分钟左右，每天两次。

二、会阴伤口污染的预防与康复

会阴伤口由于所处的位置特殊，非常容易受到各种污染。而且产妇产后会不断排出恶露，难免会流经伤口，影响伤口愈合。所以，产妇在产后一定要注意护理会阴伤口。

（一）采取正确的卧位

会阴侧切通常采用左侧切，为了避免压迫伤口，产妇应采取右侧卧位或者仰卧位，避免恶露对伤口造成污染。右侧卧位还可以帮助伤口里的积血尽快流出，不至于形成血肿，不会对伤口的愈合产生影响。另外，右侧卧位还可以防止恶露中子宫内膜碎片流入伤口，减少子宫内膜异位症的发生概率。等到了产后第五天前后，就可以采用左右轮换卧位。

（二）保持伤口清洁

产妇应及时更换卫生巾，避免恶露长时间浸泡伤口。每天用温开水对伤口进行冲洗，大小便后也要用温开水冲洗。为了避免污染伤口，大便以后要从前向后擦拭，切勿从后向前擦拭。

（三）防止伤口撕裂

产妇在大便的时候可以先对会阴部和臀部进行收敛，这样可以防止会阴伤口因用力大便而撕裂。排便时要避免用力憋气扩张会阴部，如果便秘，可以使用开塞露对直肠和肛门进行润滑。在伤口完全愈合前，产妇不要做下蹲或其他用力的动作。坐立的时候身体重心要向右倾斜，避免压迫伤口而引发疼痛。此外，大腿外展不要过度，防止伤口裂开。如果产妇需要拆线，最好不要在拆线当天出院，因为伤口裂开通常发生在伤口拆线的当天。

（四）避免伤口感染

如果产妇的伤口出现了肿胀、疼痛、硬结等现象，尤其是在挤压时流出脓性分泌物时，要在医生的指导下服用抗生素，再拆除缝合线，促进脓液流出，避免引发更大的问题。

（五）密切观察会阴伤口的情况

要特别注意会阴切口的变化，如果伤口出现剧烈疼痛，要马上与医生联系，或者到医院急诊，及时进行处理，必要时可以做理疗。如果伤口出现了肿胀现象，在排除感染的情况下可以进行理疗，或者用50%硫酸镁进行湿敷，帮助伤口消肿。

（六）注意饮食

产后一周内，产妇最好进食一些少渣食物，比如牛奶、藕粉、蛋汤、米汤、稀粥等半流质食物，预防便秘。适量食用蛋、瘦肉等高蛋白食物，可促进伤口修复。除细粮之外还要适当吃一些粗粮，补充膳食纤维，加速肠蠕动。要注意不能吃辛辣以及具有刺激性的食物。

（李芹）

第四节　剖宫产手术后的护理

在分娩时，由于各种各样的原因，有些产妇经历了剖宫产。在护理剖宫产的产妇们时要更加小心。

剖宫产手术结束后，产妇回到病房最重要的事情就是好好休息。剖宫产毕竟是比较大的手术，需要良好的休养才能使身体较快恢复。而且，这时候的产妇还要忍受导尿管的刺激、吸氧管的不适、心电监护的袖带缠绕以及镇痛泵的作用，会处于极其不舒服的状态，更加需要良好的休息。

一、剖宫产术后的一般护理

（一）躺卧的姿势以平卧为宜

剖宫产术后产妇在生产后平卧6小时就可以枕枕头了，平卧的姿势会减轻对伤口的牵拉。平卧位时，如果把头偏向一侧，可预防呕吐物的误吸。而且，大多数剖宫产产妇都会采用硬脊膜外麻醉方式，术后用平卧姿势可以预防麻醉带来的头痛。

（二）进行术后生命体征监测

常规进行术后生命体征监测。观察产妇面色，测量脉搏、体温、血压，观察小便的颜色和量以及导尿管是否通畅，并且把这些情况准确记录下来。

（三）少用止痛药物

剖宫产手术后，随着麻醉药作用的慢慢消失，产妇伤口的疼痛感会越来越强。一般在术后数小时，伤口开始剧烈疼痛。如果实在无法忍受，可以请医生开止痛药物，或者通过使用镇痛泵来缓解疼痛。但量不要过度，使用太多的止痛药物会对肠蠕动功能的恢复造成不利影响。通常来说，伤口的疼痛在3天后就会减弱甚至消失。

（四）术后应该多翻身

手术时使用的麻醉药会对肠蠕动产生抑制作用，所以手术后产妇会产生不同程度的肠胀气。因此，在产后第一天，产妇应该尽早翻身、多翻身，这样有利于肠蠕动功能的尽快恢复，使肠道里积攒的气体尽早排出来。

（五）尽快进食

剖宫产6小时后，产妇就可以饮用一些可以帮助排气的汤饮了，这样可以增强肠蠕动，尽快排气，减少腹胀。

（六）尽早活动

术后，产妇一旦开始恢复知觉，就可以适当地进行一些肢体活动，并根据身体情况逐渐增加活动量。尽早活动有利于加速全身血液循环，使伤口更快愈合，促使子宫尽快复原，预防肠粘连以及血栓形成而导致其他部位的栓塞。

（七）注意排尿

在做剖宫产手术的时候，医生通常会为产妇放置导尿管。术后12～24小时，麻醉药的影响会逐渐消失，膀胱肌肉再次恢复排尿功能，这时，医生会为产妇拔掉导尿管。拔掉之后，一旦出现了尿意，产妇就要尽力排尿，从而使导尿管保留时间过长带来的危险性降低，避免引发尿路细菌感染。

二、剖宫产术后伤口的护理

剖宫产的伤口是多种多样的，有纵切，也有横切，不过，无论是哪一种伤口，最关键的一点都是一样的，那就是要做好清洁护理。

1）要按时更换伤口的纱布，及时涂药。在换纱布和涂药之前，医生会用蘸有75%乙醇的棉签对伤口以及伤口周围轻轻擦拭，进行消毒，然后再涂药，绑上干净的纱布。伤口愈合以前不要沾水，否则水会污染伤口，导致感染。所以，剖宫产的产妇在产后两周以内尽量不要洗澡，可以对身体进行擦浴。

2）产妇伤口的愈合离不开充足的营养，所以，剖宫产的产妇还要多食用一些能促进伤口愈合的食物。促进伤口恢复的最主要的营养素是蛋白质以及铁、锌、维生素B、维生素C等。产妇应该多吃一些含有这些营养素的食物，如蛋白质含量高的鸡蛋、鱼，锌含量高的海带、木耳，铁含量高的动物肝脏、菠菜、樱桃，维生素C含量高的苹果、橘子等。

3）密切观察伤口，如果伤口出现不适症状，如有较多的渗液流出，要求助医生，及时用盐水纱布对渗液进行引流，并且用盐水对伤口进行冲洗。

伤口疼痛一般在产后 2~3 天就会缓解，如果疼痛一直非常剧烈，并且出现了异常情况，比如伤口红肿、发热，用手按压时有刺痛感，局部还有波动感，很有可能是伤口发炎甚至化脓了，要及时报告医生去进行处理。

（李芹）

第五节　产后尿潴留

产后发生排尿困难，尿液点滴而下甚至闭塞不通，小腹胀急疼痛，称为产后尿潴留。多发生于初产妇及滞产者。产后尿潴留不仅可影响子宫收缩，导致阴道流血量增多，也是造成产后泌尿系统感染的重要因素之一。

一、病因

1）产妇不习惯在床上排尿，或者由于外阴创伤，惧怕疼痛而不敢用力排尿，导致尿潴留。

2）产程较长（尤其是第二产程）而未及时排尿，膀胱和尿道受胎先露部压迫过久，导致膀胱、尿道黏膜充血水肿，张力变低而发生尿潴留。

3）腹壁由于妊娠时持久扩张，产后发生松弛，腹压下降，无力排尿。

4）产后会阴侧切或会阴撕裂造成外阴创伤疼痛，使支配膀胱的神经功能紊乱，反射性地引起膀胱括约肌痉挛而发生产后尿潴留。

5）产前或产程中应用大剂量解痉镇静药，如妊高征患者应用硫酸镁、莨菪类等药物，降低膀胱张力而引起尿潴留。

二、诊断

（一）临床症状与体征

产妇有尿意，但排不出或仅排出少量小便。检查下腹部示膀胱充盈，有压痛。

（二）辅助检查

B 超检查可明确诊断，并能了解残余尿量的多少。

三、治疗与康复

为防止发生产后尿潴留，应让产妇每 3~4 小时排尿一次。如已发生尿潴留，可用下列方法解除：

1）让产妇放松心情，树立信心，采取产妇习惯的排尿体位。

2）用温水冲洗外阴部，同时让产妇听流水声以诱导排尿。

3）用热水袋敷膀胱部位，促使膀胱收缩。

4）可推拿位于脐与耻骨联合中点处的利尿穴，以逆时针方向按摩，并间歇向耻骨联合方向推压，先轻后重，每次 5~15 分钟。

5）当上述方法无效时，应在严格无菌操作下放置导尿管，每 2~4 小时放尿一次，同时可以从尿管内注入催产素 10~20 U，可收到较好的效果。如果尿量过多，不应一次排空或使排空速度过快，以防膀胱压力骤减引起黏膜破裂出血。1~2 天拔除导尿管者多能自行恢复排尿功能。放置导尿管时应严格无菌操作，否则可引起尿路感染。

（李芹）

第六节　产后乳腺疾病

一、乳房疼痛

（一）病因

产后双乳房充血，静脉充盈，乳汁大量分泌，乳腺管不通畅造成乳房充盈、淤积，出现红肿、硬结，个别产妇腋下的副乳也可肿大疼痛，体温可升高，但一般不会超过 38℃。

（二）治疗

1）局部湿热敷。
2）双手托住乳房轻轻向乳头方向反复按摩。
3）让婴儿吸吮或用吸奶器抽吸。
4）少食汤类饮食，一般 2~3 天乳腺管通不畅即可好转。
5）用中药复方涌泉散口服，每日 2 次，每次半包。

二、乳头皲裂

乳头皲裂指乳头皮肤发红、起疱或裂口，哺乳时疼痛。

（一）病因

引起乳头皲裂的原因有以下几种：
1）喂奶不当，时间过长。
2）乳头皮肤娇嫩，不耐婴儿吸吮或婴儿吸吮时咬破乳头。
3）乳头畸形，如扁平乳头、乳头内陷，造成婴儿吸吮困难。
4）乳汁分泌过多而外溢，乳头皮肤被长期浸在乳汁中，引起乳头糜烂或长湿疹。

（二）预防

致病菌可经皲裂口进入乳腺组织引起急性乳腺炎，因此要积极预防和治疗乳头皲裂。

1）在妊娠后期，就应开始注意乳头卫生，每日用肥皂和温开水清洗乳头、乳晕。

2）经常（2~3 天）用 75% 乙醇擦洗、按摩乳头，以增强乳头皮肤的耐磨力，使其在哺乳时不易被婴儿咬破。

3）经常更换内衣，戴乳罩，以防乳头皮肤擦伤。

4）对扁平乳头、内陷乳头应积极给予纠正。

5）要养成良好的哺乳习惯。哺乳时间不要过长。

（三）治疗

1）用消毒纱布包住乳头，勿触碰，以减轻疼痛。

2）勤换内衣，使内衣保持干燥。

3）授乳前后用温开水清洗乳头、乳晕，哺乳后在裂口处用 10% 鱼肝油铋剂或复方安息香软膏或自己的乳汁等涂用。

4）乳头皲裂严重时，应暂停哺乳，将乳汁用手挤出再喂婴儿，以减轻炎症发展，促进皲裂乳头愈合，待皲裂乳头愈合后再哺乳。

5）对经久不愈的皲裂口，可用少许 25% 硝酸银轻涂患处，再用生理盐水洗净，可促使裂口愈合。

三、急性乳腺炎

急性乳腺炎常见于产后哺乳期妇女，尤其多见于初产妇。可见于乳房的任何象限。多为葡萄球菌感染。

（一）病因

1）婴儿哺乳时乳头破损或皲裂，细菌进入乳房致感染性炎症。

2）乳腺管内乳汁残存、淤滞，成为进入乳管致病菌生长繁殖的培养基。

3）乳头内陷，乳管内分泌物排出不畅，淤滞而致感染。

（二）临床表现

1）患乳红、肿、热、痛，局部可触及硬块，压痛明显，不经治疗可发展为乳房脓肿。

2）病情严重者伴寒战、高热、白细胞升高等全身感染征象。

3）急性炎症治疗不当或引流不充分可导致慢性乳腺炎，在乳腺内形成硬结，边界不清，活动度不大。

（三）治疗

1）足量有效的抗生素治疗，多用青霉素或头孢类抗生素。

2）局部热敷或理疗，促进炎症吸收。

3）未形成脓肿者，可继续哺乳，哺乳后吸净剩余乳汁。如果有乳头破损或皲裂，停止对婴儿进行直接哺乳。

4）已形成脓肿者，应及时切开引流，如脓肿与大乳腺管相通，切开引流术后伤口不愈形成乳瘘则应停止哺乳，药物退奶。

5）乳头内陷者，指导患者经常清洗乳头；严重内陷、乳头难以外翻者，可考虑行矫形术。

（李芹）

第七节　产后便秘

一、病因及发病机制

产后便秘是一个困扰很多产妇的问题。究其原因，一是由于怀孕时腹壁扩张，产后腹壁松弛无力、腹压降低；二是由于产妇长期卧床休息、活动不足，导致肠蠕动减慢；三是由于产后饮食失衡，很少食用甚至不吃蔬菜、水果等富含纤维的食物，有些人甚至还饮水少。

如果产妇出现了产后便秘，要采用合适、安全的方式来进行治疗。否则，不但会影响自己的身体健康，也会对婴儿的身体健康产生影响。

二、治疗护理与康复

1）用热毛巾或热水袋对下腹部进行热敷并按摩，每天3次，每次20分钟。

2）服用果导片，每天3次，每次1片。便秘严重者，可以每次服用3片。

3）在肛门里放入开塞露或者甘油栓。

4）腹胀严重的产妇，可以采用肛管排气法，促进肠蠕动。

5）在产前采取有效的预防措施，养成良好的排便习惯，每天在固定时间排便一次。在分娩过程中则要正确用力，避免产程延长。

6）在身体允许的情况下，顺产时产妇产后4小时就可以下床排尿。一天后增加活动量，有利于肠蠕动的恢复。剖宫产无并发症的产妇，产后第二天可以尝试着在室内走动。如果有并发症则要遵照医生的指示，避免过早下床活动。

7）产妇应该尽量使用坐式便器，以缓解会阴切口的张力，减轻排便时的疼痛感。产妇的饮食也要格外注意，最好食用易于消化的流质或半流质食物。产妇还应多吃能促进消化与通便的食物。此外，在恢复排便之前，不要大补特补，以免雪上加霜。

（李芹）

第八节　产后泌尿系统感染

产后有 2% ～ 4% 的产妇发生泌尿系统感染，出现尿频、尿急、尿痛等症状。引起感染的绝大部分病原体为革兰阴性杆菌，以大肠杆菌多见，其他的病原体有变形杆菌、产气杆菌和葡萄球菌等。感染途径主要为上行感染，即细菌从尿道外口侵入，首先感染膀胱，然后再沿输尿管上行感染肾盂、肾盏。

一、病因及发病机制

1）女性尿道短且直，尿道口与肛门靠近，产后机体抵抗力低，容易造成上行感染引起膀胱炎、肾盂肾炎。

2）分娩过程中膀胱受压引起局部黏膜充血、水肿、挫伤，容易发生膀胱炎。

3）分娩时膀胱受压导致膀胱肌收缩力减弱，不能将膀胱内的尿液完全排出，出现尿潴留而引起膀胱炎。

4）分娩过程中安插尿管或过多的阴道检查，可引起细菌侵入造成感染。

5）产后因会阴部伤口疼痛使产妇不敢排尿，造成排尿困难、尿潴留而引起细菌感染。

二、临床表现

（一）膀胱炎

症状多在产后 2 ~ 3 天出现，患者有尿频、尿急、尿痛，排尿时有烧灼感或排尿困难的表现；也可表现为尿潴留、膀胱部位压痛或下腹部胀痛不适；或伴有低热，但通常没有全身症状。

（二）肾盂肾炎

多由下尿路上行感染所致，多发生在右侧，也可两侧均受累。患者症状常发生在产后第 2、3 天，也可发生在产后 3 周。除有膀胱炎表现外，还有高热、寒战、恶心、呕吐、周身酸痛、单侧或双侧腰部疼痛等全身症状。

三、治疗

1）抗感染治疗。

2）给予清热、利尿、通淋的中药。

四、护理与康复

1）产后要仔细评估产妇宫底高度、恶露量，并识别尿潴留的临床表现。采取各种方法使产妇自解小便，如提供隐蔽的环境，必要时采用温水冲洗会阴、在耻骨联合上方加压、听流水声或针灸疗法等。

2）产妇在急性感染期应卧床休息，摄取营养丰富、易消化食物，忌食辛辣刺激之品。鼓励产妇多饮水或补充足量液体，使每日尿量保持在 2 000 ml 以上。

3）按医嘱提供敏感有效的抗生素，症状减轻后仍需持续用药，直至感染症状完全消除、复查尿常规或行尿培养确定无致病菌为止，以防转为慢性。患者如有不适，按医嘱使用抗痉挛药和止痛药，对发热及其他症状给予对症护理。

4）给予患者康复护理和出院指导，指导产妇养成定时排尿的习惯，保证摄入充足的液体量，以防止泌尿系统感染复发。

（李芹）

第九节　产后腰痛

一、病因与发病机制

经历了怀孕和分娩的过程，产妇的内分泌系统会发生很大的变化，连接骨盆的韧带也会随之变得松弛。产后，由于产妇内分泌的改变未能得到及时恢复，骨盆仍然处于松弛的状态，并且产后腹部肌肉也变得松弛，腰椎的负担加重，因此很多产妇会感到腰痛。此外，不正确的哺乳姿势和过度劳累也是造成产后腰痛的重要原因。

二、治疗、护理与康复

1）平时多注意自己的身体姿势，无论是站着还是坐着，都应避免将身体的重心放到腰部。

2）产妇要尽量避免弯腰照顾婴儿。在身体恢复之前，可以把为婴儿洗澡、换尿布的任务暂时交给家人。

3）在给婴儿喂奶的时候，产妇要注意采取正确的姿势，最好是坐在较低的凳子上。如果坐的位置较高，比如坐在床边，可以把一只脚放在一个脚踏上，或身体靠在椅子上。将婴儿放在腿上，让婴儿的头枕着产妇的胳膊，而产妇则可以舒服地用手臂托着婴儿的后背，让婴儿的脸和胸靠近产妇，下颌紧贴着乳房。最好在膝上放一个枕头抬高，这样可以帮产妇分担一些重量。同时产妇也要注意经常变换姿势，避免使腰部肌肉常处于紧张的状态中。

4）补充营养要适度，避免过度肥胖而增加腰部肌肉的负担。

5）产妇在产后不要过早地穿高跟鞋。否则会使身体的重心前移，除了导致足部疼痛之外，还会通过反射影响到腰部，使腰部产生不适的感觉。

6）产后不要提过重或举过高的物体，不要过早跑步、走远路。

7）经常活动一下腰部，使腰部肌肉得到舒展。如果感到腰部酸痛，可以通过按摩、热敷或洗热水澡等方式来促进血液循环，缓解腰部的不适感。

8）平时要重视腰部的保暖，尤其是天气发生较大变化的时候，要注意及时添衣，避免腰部被风吹导致疼痛加剧。

通常来说，产后腰痛可以通过良好的护理得到缓解，但如果情况较严重，就要采用推拿、针灸、理疗和药物外敷等方式来进行治疗了，一定不能掉以轻心。还要注意的是，服用消炎镇痛药物需慎重，因为有些药物可能会通过乳汁进入到婴儿的身体里，对婴儿的健康造成潜在的威胁。

（李芹）

第十节　产后头痛

一些产妇在产后，还没来得及从喜悦中恢复过来，就发现有一种疼痛开始骚扰自己——这就是产后头痛。产后头痛是一种令很多产妇难受不已的产后病。

一、病因

导致产后头痛的原因是多种多样的。第一是由于激素的变化。产妇在怀孕期间，身体里的激素会迅速增加，但生产过后，激素又会急剧下降。这种如同过山车一样的剧烈变化，使产妇一时难以适应，头痛就会找上门来。

第二是由于手术。剖宫产的产妇在进行手术的时候需要进行麻醉，医生会将麻醉药通过脊椎注射到产妇的身体里。如果手术过程中硬脊膜穿破后发生脑脊髓液外漏，就会导致头痛的症状。一般来说，穿刺孔越大，外漏的程度越严重，产妇感受到的头痛就会越剧烈。

第三是由于气血不足。血液是人体生命活动的重要基础，它承担着为身体里的各个器官组织提供营养的重任。产妇在生产过程中大量出血，很容易导致气血不足。一旦大脑无法得到充分的血液输送，头痛就会随之而来，与之相伴的还有头晕目眩、面色萎黄、心悸、失眠等症状。

第四是由于受凉。在分娩的过程中，产妇全身的毛孔都会打开，如果这时受凉受风，就会引起头痛。主要表现是头额冷痛、恶露量少并且颜色呈暗紫色，不过身体温暖时疼痛感会大大减弱。

二、治疗、护理与康复

缓解头痛的方法有很多。头痛严重的时候，产妇可以对头部进行按摩，主要的按摩穴位是太阳穴，可用手指适度进行按压，也可以用拳头来回旋转按摩太阳穴和发际处。这种方法虽然简单，却很有效。此外，绿茶中含有能改善头痛的物质，产妇也可以适当喝一些绿茶，但哺乳妈妈要少喝一些，避免对婴儿造成影响。产妇还应进行适度锻炼，促使血氧含量升高，保证大脑血液供给充足。

（李芹）

第十一节　产后失眠

一、病因及发病机制

睡眠是产妇产后恢复身体的一种重要方式。睡得好，身体才会恢复得好。然而，产妇在心理和生理的双重压力下，常常会陷入失眠的窘境，备受产后失眠的困扰。

产后失眠是一件非常痛苦的事情。产妇的身体本来就很虚弱，如果得不到足够的休息，再加上婴儿哭闹，很容易产生消沉、低落的负面情绪，严重者还会导致产褥期抑郁。所以，一旦出现了产后失眠的症状，一定要重视。

二、治疗、护理与康复

1）保持心情放松。尤其是在睡前可以舒缓一下情绪。在睡前半小时，可以做一些能让自己心情愉悦的事情，比如看看书、听听音乐、敷一敷面膜等。

2）睡前不要吃太多。产妇在睡前两小时最好不要吃太多东西，也不要喝太多水，以免频繁上厕所影响睡眠质量。更不要吃油腻辛辣的食物，这些食物会给产妇的睡眠带来不利的影响。

3）适度运动。运动可以有效地缩短入睡时间、提高睡眠质量。吃完晚饭一小时后，适当地进行运动，既不会让人太过兴奋，又能助眠。对产妇来说，每天半小时的运动量是最佳的，帮助产妇在不至于疲劳的情况下轻松入睡。

4）调整作息。产妇应与婴儿的睡眠保持一致。在婴儿睡觉的时候，产妇应该抓紧时间休息。即使是半小时的小睡，也能让产妇恢复充足的精力。

（李芹）

第十二节　产后痔疮

女性在怀孕期间，随着子宫的不断增大，静脉的流通受到阻碍，血液回流不畅，痔疮随之产生。产后痔疮会给产妇带来很大的痛苦，长期不治还有可能造成病菌入侵血液，引发会阴部、乳腺、盆腔及附件炎症。因此，千万不要忽视产后痔疮，一定要做好护理，尽早治疗。

一、预防

预防产后痔疮的最好方法是产后多喝水，尽早下床活动。由于产后肠道水分不足，产妇很容易便秘，而多喝水能增加肠道的水分，促进肠道蠕动，预防痔疮的产生。

二、治疗、护理与康复

1）饮食上要合理搭配，注意忌口。产妇要少吃辛辣油腻的食物和精细食物。这些食物会导致大便干结而量少，使得粪便在肠道中停留时间较长，很容易引发痔疮。应当多吃一些粗纤维食物促进肠道蠕动，使排便变得轻松。也应吃一些蜂蜜，以防止大便干燥。

2）要勤换内裤，勤洗澡。每次大便后都要清洗肛门，保持肛门清洁。不要用粗糙的手纸、废纸等擦拭肛门，以免造成感染。

3）每天定时排便，每次最好控制在 5 分钟之内。不要强忍大便，也不要用力排便，更不要在排便时看手机、看报纸，尽量保持大便通畅。

（李芹）

第十三节　产后子宫脱垂

一、病因

产后子宫脱垂多是由急产造成的。产程从子宫正规阵缩到胎儿娩出少于 3 小时，就会由于骨盆底组织和阴道肌肉没有经过渐进的扩张过程，而被突然的胎头压迫撕破，又未能及时修补，进而造成子宫脱垂。滞产也容易造成上述情况，形成子宫脱垂。

二、分度

子宫脱垂因程度不同，有轻、中、重之分。轻度子宫脱垂（Ⅰ度）者大多数没有什么感觉，有的只是在长期站立或重体力劳动后感到腰酸下坠。中度子宫脱垂（Ⅱ度）者会有部分宫颈或子宫体露在阴道外。重度子宫脱垂（Ⅲ度）者的整个宫颈与子宫体全部暴露于阴道口外。

三、临床表现

子宫脱垂的症状是：产妇会感到下腹、外阴及阴道有坠胀感，并伴有腰酸背痛，若久立、活动量大时，这种感受会更加明显，倘若病情继续加重，严重者将影响活动。如果属于早期子宫脱垂或症状较轻者，可取平卧位或稍坐一会儿，即可使会阴部恢复常态；重症子宫脱垂则不易恢复，即使用手帮助回纳，但起立后仍可向外脱出。如果子宫脱垂的同时，还伴有膀胱膨胀，往往会有频尿、排尿困难或尿失禁等。倘若子宫脱垂兼有直肠膨出，还可出现排便困难。

四、预防

1）不要生育过多、过密，以免影响母体健康。

2）产后如有组织破裂，必须及时修补。

3）产后24小时，应开始做俯卧体操，每天2~3次，每次15分钟，这样可使子宫位置尽快复原到正前倾位。

4）积极治疗易使腹压增加的慢性疾病，如便秘、咳嗽等。

5）充分休息，产后生殖器恢复正常需要42天，在此期间应充分休息，避免过早参加体力劳动，如挑重担、手提重物以及长时间下蹲等。

五、治疗、护理与康复

轻度子宫脱垂患者，可着重运用体育疗法与用补气升提药物。

（一）体育疗法

1）缩肛运动：用盆底肌肉收缩法将肛门向上收缩，就如同大便完了收缩肛门那样。每天做数次，每次收缩10~20下。

2）臀部抬高运动：平卧床上，两脚踏床，紧贴臀部，两手臂平放在身体两侧，然后用腰部力量将臀部抬高与放下。每天2次，每次20下左右，并逐步增加次数。

3）下蹲运动：两手扶在桌上或床边，两足并拢，做下蹲与起立动作，每日1~2回，每回5~15次。但要注意，平时要防止空蹲，如需下蹲，最好放一只凳子。

（二）补气升提药物及针灸

服用补中益气汤，或针灸百会、关元、中极、三阴交等穴位，即可见效。

（李芹）

第十四节　产后外阴发炎

外阴部常因局部皮肤损伤和产后调养失宜，引起细菌感染而发炎。

一、临床表现

急性外阴发炎时，严重的可引起发热、腹股沟淋巴结肿大、压痛等。如果急性期发作较轻，未能引起重视，可能转为慢性，造成局部皮肤粗糙，外阴瘙痒，影响工作、学习和生活。

二、防治、护理与康复

1）产后经常保持外阴皮肤清洁，大小便后用纸擦净，应由前向后擦，大便后最好用水冲洗外阴。每天用 1:5 000 的高锰酸钾液冲洗一次。

2）恶露未净时应勤换卫生棉垫，勤换内裤，若局部有创伤、擦损，可用金霉素油膏（或眼膏）、红霉油膏涂擦局部。

3）如果发现外阴部有红色小点凸起，可在局部涂些 20% 碘酒，注意只能涂在凸起的部位，不要涂在旁边的皮肤上。少数人对碘酒过敏，不能涂擦。假如为脓点，可用消毒针头挑破，用消毒棉擦去脓液，再涂上抗生素油膏。

4）如果外阴部出现红、肿、热、痛的症状，局部可以热敷，也可用蒲公英、野菊花各 50 g，黄柏 30 g，大黄 10 g，煎水，洗涤外阴。还可口服磺胺、螺旋霉素等抗生素。

5）如果局部化脓，除上述处理外，可用蒲公英 30 g，大黄 15 g，煅石膏 30 g，熬水，坐浴。

6）如果患慢性外阴炎，局部瘙痒时，可用 1:5 000 的高锰酸钾溶液坐浴。最好不要用热水烫洗，因反复烫洗，能使局部皮肤受到损伤，导致越来越痒。

7）患外阴炎后应忌食辛辣食物、醪糟（米酒）等刺激性食物，宜吃清淡食物。

（李芹）

第十五节 产后恶露不下

一、病因

分娩后恶露排出不畅,或所下甚少,可能是子宫复旧不全等造成,可引起腹痛、发热等症,称为产后恶露不下。

二、防治、护理与康复

1)注意观察恶露的性状,恶露一般可持续 20 天左右,若恶露始终是红色,或紫红色,有较多淤血块,其量不减,甚至增多,时间超过 20 天或所下极少,均属于病理情况,应引起注意。

2)若分娩时产妇感受寒邪,从而引起恶露被寒气所凝滞,产生下腹疼痛,按之更甚,痛处可触及肿块,恶露极少。可采用按摩法:产妇取半坐卧式,用手从心下擦至脐,在脐部轻轻揉按数遍,再从脐向下按摩至耻骨联合上缘,再揉按数遍,如此反复按摩 10~15 次,每天 2 次;其次可以热熨,可任选艾叶、陈皮、柚子皮、生姜、小茴香、桂皮、花椒、葱、川芎、红花、乳香等 2~3 味适量,炒热或蒸热,用纱布包扎,外熨痛处。多吃醪糟蛋、鲤鱼,卧室保暖,防止风寒外袭。

3)若分娩后产妇情绪不好,或因操劳过度,或因悲伤过度,而致恶露不下,可采用热熨,选用陈皮、生姜、花椒、乳香、小茴香等 1~2 味,炒热包熨下腹;也可用薄荷 6 g,生姜 2 片泡开水当茶饮。另外,产妇一定要保持心情愉快,避免各种影响情绪的因素。

(李芹)

第十六节 产后肛裂

一、病因和临床表现

产后肛裂一般表现为大便时疼痛,便中和便后带血,但出血量不大。产妇发生肛裂的原因较多,妇女怀孕后由于胎儿逐渐生长发育,子宫体也随之扩大,向下压迫盆腔,使血液在盆腔静脉丛内淤积,血液回流受阻,造成肛门周围组织水肿,抵抗力下降。加之,有的产妇活动量很少,胃肠蠕动缓慢,粪便在肠内停留时间过长,水分吸收过多,粪便干硬，排便时容易造成肛裂。还有的妇女产后吃鸡蛋过多，胃肠道内由产前的多渣食物突然变为少渣食物，出现便秘，易发生肛裂。一般说来，产妇肛裂在产后半个月内的发病率占一半以上。

二、防治、护理与康复

1）产后应保持肛门清洁，每次大便后用温水轻轻擦洗肛门，养成良好的卫生习惯。

2）孕妇久坐可因腹中压力向下压迫，使肛门血管淤血，肛周组织水肿、脆弱，容易造成损伤，因此产妇不宜久坐。有空闲时可经常做提肛运动，即做连续有节奏的下蹲—站立—再下蹲动作，每次做 1~2 分钟，每日做 2~3 次，以加强肛门括约肌收缩，促使局部的血液循环，防止淤血。

3）少吃辛辣刺激的食物，以防加重肛周水肿等症。

4）产妇在怀孕和分娩过程中，消耗掉大量的热量和营养，产后做适当的补充是必要的，但要讲究正确的调节。一些农村地区，在坐月子期间以鸡蛋为主，不用别的食物，这是不可取的。这是因为鸡蛋细腻，容易减少大便次数，出现便秘。因此，产妇在吃鸡蛋的同时，还应吃一些含维生素、纤维素高的蔬菜水果，以保持大便松软、体积适当和含有适量的水分，使大便容易排出；怀孕期间所造成的胃肠道蠕动缓慢，在产后早期还未恢复，应在产后身体适应的情况下，适当下床活动，以避免粪便在肠内停留的时间过久。必要时可进行腹部按摩，以增加肠蠕动的机会。还要养成每日排便的习惯，缩短两次大便的间隔时间，以免大便过多地积聚和过多水分被吸收，造成便秘。

5）便秘严重时，不要强行排便，应先由肛门注入适当的开塞露、甘油栓等润滑药物，以利大便顺利排出，避免造成肛门裂伤。

6）发生肛裂后，每日要进行局部清洗坐浴，尤其在大便后，这样可防止伤口感染，促使伤口尽快愈合。对肛裂疼痛者，可用 1% 普鲁卡因局部封闭，久治不愈者，要去医院进行手术治疗。

（李芹）

第十七节　产后尿失禁

产后尿失禁为产后不能如意约束小便而自遗，常伴小便过频，甚至白昼达数十次。

一、病因

产后尿失禁并不少见，它是因为生产过程中胎儿经过产道时骨盆底的肌肉群（或曰提肛肌）被拉伤或是支配它们的神经血管受伤，而导致提肛肌松弛、萎缩。

分娩过程中，胎儿先露部通过产道，使盆底韧带和肌肉产生过度伸张作用，特别是初产妇及手术助产如臀牵引术、产钳助产术、胎头吸引器助产术等，可直接损伤盆底软组织，于产后体力劳动、持续性咳嗽、便秘等增加腹压的因素，可影响盆底组织恢复，使盆底组织松弛，导致尿道膨出，膀胱颈下降，尿道上段失去紧张度而变为漏斗形，尿道相对变短而宽，泌尿生殖膈及浅层肌肉损伤如会阴深Ⅱ度裂伤可影响尿道外括约肌的功能，由于这些因素的作用，容易发生产后尿失禁。

二、临床表现

小便频数或失禁发生在产后一星期左右，初起多有排尿疼痛，尿时淋漓不断、尿中夹有血丝，继则小便自遗。

三、治疗、护理与康复

1）轻度尿失禁不需要手术治疗，可以自己做肛提肌运动，以加强尿道括约肌的力量。这种方法简单易学，而且没有任何不良反应，只要坚持锻炼，治愈率可达70%。肛提肌运动的具体方法是：患者做收紧肛门的动作，每次收紧应不少于3秒钟，连续做10～15次，可采取站、坐、躺等各种体位，每日进行锻炼3次，坚持一个月后，就有明显疗效。

2）患者可在阴道中塞入海绵阴道塞或子宫托以抬高膀胱颈部，减轻膀胱内压，防止尿液溢出。但要注意的是，每晚要将阴道塞或子宫托取出，到第二天早晨再重新塞入，以防引起阴道壁的擦伤。

3）应用雌激素治疗尿失禁也有一定的效果，但雌激素不宜长期使用，并且一定要在医生指导下使用，切不可擅自涂药，以免发生阴道流血等不良反应。

4）对于严重的尿失禁患者，手术治疗效果比较理想，但该不该手术治疗，也要遵从医嘱。

5）中医治疗。产后尿失禁发生在产后一星期左右，应及时诊断与治疗。

（1）药物法：可应用补气益肾升提的中药，如黄芪、当归、白芍、乌药、益智仁、补骨脂。再随证选用中药，如气虚型选用党参、白术、柴胡、升麻、金樱子；肾虚型选用桑螵蛸、菟丝子、熟地、巴戟天、覆盆子；产伤型选用党参、白及、猪脬、川芎。

（2）外治法：①五倍子10 g，诃子8 g，龙骨12 g，共研末，每次用1 g填脐，用纱布固定。②附子、干姜、赤石脂各等量，共研细末。用水调糊，每次用枣大一块，敷脐部，用纱布固定。③山茱萸10 g，龙骨15 g，小茴香6 g，肉桂9 g，烤干共研末，每次用1 g，蜂蜜调为膏，外盖纱布，胶布包。每日1次，10～15日为1个疗程。④益智仁、炮姜、炙甘草、肉桂各30 g，共研细末。每次用5 g，加葱白（带根须）一段，共捣成饼状，敷脐部，上用暖水袋热敷30～60分钟，24小时1次。以上②③④用于肾阳虚者。⑤用带白根3 cm的葱6根，再加15 g的硫黄以及生姜2片，共同放在一起捣成糊，每天晚上睡觉时敷在肚脐上，第二天清晨取下。可治尿失禁。

（3）针灸法：①取气海、肺俞、足三里、三阴交、膀胱俞穴，用补法并灸，使肺肾得补，通调开合有度，膀胱约束有力，小便自然复常。②取中极、关元、肾俞、膀胱俞、太溪穴，用补法，并施灸法，使肾气得补，膀胱气化正常，约束有力，开合有度则小便自复其常。③取足三里、阴陵泉、脾俞、膀胱俞、中极穴，用补法并灸。有益气生肌敛脬，固脬止尿之效。④耳针：取穴肾、膀胱、肺、脾、内分泌、神门、皮质下、敏感点，每次 3~4 穴，毫针中度刺激，留针 20~30 分钟。也可耳穴压丸或埋针。⑤艾灸关元、百会穴。

（4）食疗法：①益智仁研末，用米汤调服。每次 6 g，每日 2 次。有补肾缩尿作用。②韭菜 150 g（洗净切段），入油锅炒，然后将鲜虾 250 g 放入再炒片刻，加盐、胡椒粉。用于肾阳不足之尿失禁。③新鲜荠菜 240 g（洗净），加水 3 碗煎至 1 碗水时，放入鸡蛋 1 个拌匀煮熟，加盐，饮汤食菜和蛋。每日 1~2 次。用于小便淋漓不净，甚至小便失禁者。④鸡肠 2~3 副（剪开洗净），切小段，用花生油炒至熟时，加醪糟 1~2 匙、食盐少许，作菜食。用于小便频数，甚至尿失禁者。

（5）盆底肌运动疗法：仰卧在床，双脚屈膝微开 7~8 cm，收紧肛门、会阴及尿道 5 秒钟，然后放松，心里默数 5 下再重做，每次做 10 次左右，同时有规律地抬高臀部离开床面，然后放下，每次 10 次左右。起初，收紧 2~3 秒钟即可，后逐渐增至 5 秒钟，此动作也可在站立或坐立时进行。

（6）腹肌运动疗法：①仰卧屈膝，双手放在大腿上，深吸一口气，呼出时收缩腹肌，将头及肩抬起，维持 5 秒钟后放松。②双臂放在身体两侧，举起腿与躯干垂直，然后慢慢放下，另一只腿做同样动作，如此轮流交换举腿 5 次，每天 1~2 次。③双腿放平，双手托枕部，利用腹肌收缩的力量使身体慢慢坐起来，反复多次。④俯卧在床，将枕头置于腹下，保持这种姿势 15 分钟，俯卧时注意勿压迫双侧乳房。⑤仰卧屈曲右膝，伸长左脚，收缩臀部及下肢肌肉，默数 5 下，然后放松，再做左脚。

（李芹）

第十八节　产后盆底肌肉松懈

据统计，我国已婚女性，有 45% 存在不同程度的盆底功能障碍。盆底肌犹如一张"吊网"，女人的膀胱、阴道、子宫等关键部位都被这张"网"紧紧吊住。如果这张"网"松动，那么妇科疾病就会找上门来。为此，专家提醒产妇，如果出现盆底功能障碍性疾病，一定要及时治疗。

一、病因

怀孕和分娩，是造成盆底肌肉松懈很重要的原因之一。十月怀胎，随着胎儿逐渐长大，作用在盆底肌肉上的力量也随之增大，盆底肌的弹性极限受到挑战。分娩时，盆底肌肉又进一步受到胎儿的挤压。另外，如果怀孕期间体重增加过多（例如超过 20 kg），以及多次生育、胎儿巨大、分娩时出现难产、使用产钳等，都容易造成盆底肌受损。盆底肌作为维持女性产道弹性与松紧度的主要组织，更关系着产后夫妻的性生活质量。

二、防治、护理与康复

产后盆底肌肉康复的主要目标和基本原则是提高盆底肌肉收缩能力、预防和治疗盆底功能障碍疾病、改善性生活质量。1940 年，Arnold Kegal 医生提出了 Kegal 训练法以加强盆底肌肉的力量，减少尿失禁的发生。在此基础上辅以生物反馈技术、电刺激等技术，大大提高了盆底康复治疗的治疗效果。

（一）盆底肌肉锻炼法

盆底肌肉锻炼（PFME），又称为 Kegel 运动。方法为做缩紧肛门的动作，每次收紧不少于 3 秒钟，然后放松。连续做 15～30 分钟，每日进行 2～3 次；或每日做 PFME 150～200 次，6～8 周为 1 个疗程。盆底肌肉训练需兼顾 5 个方面：①强度，肌肉收缩可以产生的最大张力；②速率，最大张力和达到最大张力所需时间之比；③持续时间，肌肉收缩可以持续或重复的时间长度；④重复性，可以反复收缩达到一定张力的次数；⑤疲劳，维持肌肉收缩达到要求或预期张力产生疲劳。Ⅰ类纤维训练，主要针对力度、持续时间和重复性这几个方面；Ⅱ类纤维训练，主要针对力度、速率和疲劳这几个方面。

（二）盆底肌肉电刺激

电刺激能提高神经肌肉的兴奋性，唤醒部分因受压而功能暂停的神经细胞，促进神经细胞功能的恢复。电刺激是通过刺激尿道外括约肌收缩，通过神经回路进一步增强括约肌收缩，加强控尿。电刺激神经和肌肉，兴奋交感通路并抑制交感通路，抑制膀胱收缩能力，降低逼尿肌代谢水平，增加膀胱容量，加强储尿能力。电刺激治疗是手术后促进神经功能康复的积极手段，能被动锻炼肌力，预防肌肉萎缩，使神经恢复功能。盆底电刺激是通过松弛盆底肌来缓解因肌痉挛引起的疼痛，直接诱导治疗性的反应或者调节下尿路功能的异常。

（三）盆底生物反馈治疗

生物反馈治疗通过肌电图、压力曲线或其他形式把肌肉活动的信息转化成听觉和视觉信号反馈给患者，指导患者进行正确的、自主的盆底肌肉训练，并形成条件反射。盆底康复能有效地控制不良的盆底肌肉收缩，并对这种收缩活动进行改进和纠正。生物反馈方法包括肌肉生物反馈、膀胱生物反馈、场景反射等。

（四）产后盆底康复注意事项

女性在生育的过程中，盆腔及盆腔内脏器受到的影响及变化是最大的，在生产之后，盆底肌肉会出现松弛等改变，如果不积极康复，那么对于日后的健康生活也有不利的影响。

由于产妇在分娩结束后，盆底功能可能会遭受一定的创伤，盆底功能可以通过在专业医生的指导下锻炼来进行恢复，产妇只要注意保持良好的心态，并持之以恒，就会很快恢复，但此阶段还需要注意以下几方面：

1）在分娩结束之后，可以适当地进行盆底肌锻炼，以帮助身体更好的恢复。如果是存在尿失禁、盆腔脏器脱垂的女性，就需要借助盆底康复治疗来训练盆底肌肉，改善盆底功能，让其更加紧致。

2）产妇产后超过 42 天，在子宫恢复良好、无感染的情况下，即可及时进行盆底肌肉的检测，明确损伤的程度。

3）产后盆底康复，要循序渐进、适时适量、持之以恒，切不可操之过急，以免对身体造成伤害。

（李芹）

第十九节　产后盆腔静脉曲张

盆腔静脉曲张是指盆腔内长期淤血、血管壁弹性消失、血流不畅、静脉怒张弯曲的一种病变。此病好发于产妇和体质较差的妇女。

一、病因

造成盆腔淤血的原因很多，最主要是由于妊娠期子宫胀大，压迫盆腔血管，血液回流受阻，引起淤血；或产后将息失宜，盆腔血管复旧不良。另外，产后久蹲、久站、久坐、长期便秘等，也是主要原因之一。

二、临床表现

由于盆腔淤血，可引起下腹疼痛、恶露多、白带增多，并出现频尿、尿急等现象。

三、防治护理与康复

1）产后要注意卧床休息，随时变换体位，避免长时间的下蹲、站立、坐。

2）保持大便通畅，若有便秘发生，应早晚服蜂蜜一匙，多吃新鲜蔬菜、水果。

3）经医院确诊为盆腔淤血后，可按摩下腹部，用手掌在下腹部做正反方向圆形按摩，并同时在尾骶部进行上下来回按摩，一日两次，每次 10～15 遍。

4）用活血化瘀、芳香理气药热熨，可选川芎、乳香、广香、小茴香、路路通、红花等各 15 g，炒热盛布袋中，熨下腹部、腰脊和尾骶周围。

5）缩肛运动。如大便完了时将肛门向上收缩，收缩 5～6 次，每天做 10～20 次。

6）平卧于床上，两脚踏床，紧靠臀部，两手臂平放在身体的两侧，然后腰部用力，将臀部抬高、放下，每天做两次，每次 20 遍左右，以后可逐渐增加。

7）手扶桌边或床边，两足并拢做下蹲、起立运动，每天两次，每次做 5～10 遍。

8）如果症状较严重者，除做以上运动外，还可采用膝胸卧位，即胸部紧贴床，臀部抬高，大腿必须与小腿呈直角，每天两次，每次 15 分钟左右，这种运动可使症状很快缓解。

9）卧床休息时，最好多采取侧卧位。

10）在可能的情况下，卧床可采取头低脚高位。

（李芹）

第二十节 产后脱发

很多产妇在产后梳头的时候，发现自己的头发大把地脱落，感到十分恐慌。其实，产后脱发是一种非常普遍的现象。

一、病因

导致产后脱发的因素有以下几点：

（一）体内雌激素的变化

产妇在怀孕期间，身体里的雌激素分泌得越来越旺盛，头发的更新速度因此变慢，原本应该正常脱落的头发继续存在的时间就会变长。而且怀孕期间产妇往往非常重视饮食，因为孕期营养好，头发也会长得更健康。但生产之后，雌激素迅速下降，头发的脱落随之增多。

（二）精神焦虑

产妇产后忙着学习照顾婴儿，既耗费体力，又耗费脑力。再加上晚上给婴儿喂奶，作息日夜颠倒，产妇的精神一直处于焦虑状态。在压力的作用下，产妇产后也会大量脱发。

（三）不注意头发的清洁护理

很多产妇会听从老一辈的建议，在产后不洗头。这会导致头皮毛囊被分泌的油脂阻塞，更容易造成脱发。

其实，产后脱发是一种十分正常的生理现象，通常在产后半年左右就会慢慢自行恢复，不需要进行特殊的治疗。但是在这期间，产妇需要进行护理。

二、护理与康复

（一）保持营养均衡

产妇在月子里要保持膳食合理、营养均衡，要充分重视营养的补充，不能挑食、偏食。由于头发最重要的营养来源是蛋白质，因此产妇还应该多吃一些蛋白质含量较高的食物，比如鸡蛋、核桃、牛奶、鱼、葵花子、猪肉、芝麻、紫米等，以满足头发对营养的需求。当然，也要注意多吃一些蔬菜和水果，避免营养失衡。

（二）保持心情愉悦

产妇要认识到产后脱发是正常现象，而且只是暂时的，很快就会恢复。产妇应保持心情愉悦，注意缓解压力，避免烦躁、紧张、抑郁等负面情绪的出现，以免形成恶性循环，让产后脱发发展成精神性脱发。良好的心情不但对头发大有益处，而且还能美容，让产妇容光焕发。

（三）注意护理头发

产妇也需要洗头。因为头发根部的毛囊皮脂腺一直在不停地活动着，每天都会分泌很多油脂，这些油脂很容易将环境中的灰尘黏住，使梳头时的摩擦力增加，导致头发表面的毛小皮翻翘，头发因此变得暗淡、干燥、分叉，甚至出现断裂、脱落的现象。只有及时将头皮上的油脂和污垢清理掉，保持头皮的干净和清洁，才能促进新头发的生长。洗头发的时候要选用性质温和、适合自己的洗发用品，在洗发后最好再使用一些富含水解蛋白、毛鳞素的护发素，防止头发干涩、分叉或打结，保持头发的光滑柔顺。产妇在涂抹护发素的时候，最好从头发的中部开始，不要直接涂抹到头皮上，以防造成毛囊堵塞，导致毛囊发炎。此外，还需注意的是，洗完头发后不要频繁使用电吹风。

（四）经常按摩头皮

产妇可以每天用木梳梳头，这会对头皮起到按摩的作用。也可以用手指有节奏地按摩、刺激头皮，促进头皮的血液循环，加快头发的新陈代谢，使新头发生长得更快一些。

有些产妇为了防止产后脱发，会服用雌激素，这是不可取的做法。因为人体里的激素分泌遵循着一定的规律，服用雌激素容易破坏体内激素的平衡状态，影响到人体的正常生理功能，而且，过多服用雌激素，也会对婴儿的发育造成不利影响。

（李芹）

第九章　妇科炎症

第一节　外阴及前庭大腺炎症

外阴炎

外阴炎主要指外阴部的皮肤与黏膜的炎症。由于外阴部暴露于外，又与尿道、肛门、阴道邻近，与外界接触较多，因此，外阴易发生炎症，其中以大、小阴唇最多见。

一、病因

阴道分泌物、月经血、产后恶露、尿液、粪便的刺激均可引起不同程度的外阴炎症。其次如尿瘘患者的尿液、粪瘘患者的粪便、糖尿病患者的糖尿长期浸渍，穿紧身化纤内裤，月经垫通透性差，局部经常潮湿等均可引起外阴部的炎症。

二、临床表现

外阴皮肤瘙痒、疼痛、有烧灼感甚至肿胀、红疹、糜烂、溃疡，病久皮肤可增厚、粗糙、皲裂甚至发生苔藓样变。常见的外阴炎有以下几种：

（一）非特异性外阴炎

多为葡萄球菌、链球菌、大肠杆菌混合感染。

（二）霉菌性外阴炎

常与霉菌性阴道炎同时存在，可见到豆渣样分泌物，病损表面有时有白色苔状物覆盖。

（三）婴幼儿外阴阴道炎

外阴皮肤黏膜潮红、痒痛，可导致阴唇粘连。

三、实验室及其他检查

应常规查滴虫、白色念珠菌、淋病奈瑟菌以排除滴虫性阴道炎、外阴阴道假丝酵母菌病和生殖道淋病奈瑟菌感染。必要时可取白带做细菌培养，以明确细菌的种类，检查尿糖以明确有无糖尿病。

四、诊断

1）外阴红肿、糜烂或有溃疡，局部瘙痒、灼热或疼痛，分泌物增多。

2）分泌物涂片或培养可发现致病菌。

五、治疗

（一）病因治疗

积极寻找病因，若发现糖尿病应及时治疗糖尿病，若有尿瘘、粪瘘应及时行修补术。

（二）局部治疗

可用 0.1% 碘伏液或 1∶5 000 高锰酸钾溶液坐浴，每日 2 次，每次 15～30 分钟。坐浴后涂抗生素软膏或紫草油。此外，可选用中药苦参、蛇床子、白鲜皮、土茯苓、黄柏各 15 g，川椒 6 g，水煎熏洗外阴部，每日 1～2 次。急性期还可选用微波或红外线进行局部物理治疗。

六、预防

注意个人卫生，经常洗换内裤，保持外阴清洁、干燥。积极寻找病因，以消除刺激的来源。

前庭大腺炎

前庭大腺位于两侧大阴唇后部，腺管开口于小阴唇内侧靠近处女膜处，因解剖部位发病部位的特点，在性交、分娩或其他情况污染外阴部时，病原体容易侵入而引起炎症。前庭大腺炎为多种病原体感染而发生炎症，如未得到及时治疗，造成急性化脓性炎症则成为前庭大腺脓肿，此病以育龄妇女多见。

一、病因

病原体多为葡萄球菌、大肠杆菌、链球菌及肠球菌等，随着性传播疾病发病率的增加，淋病奈瑟菌及沙眼衣原体已成为最常见的病原体。此外还有厌氧菌，其中又以类杆菌最多见，因为类杆菌属是正常阴道寄居者，感染机会较多。本病常为混合感染，多发生在生育期。

二、临床表现

急性前庭大腺炎多见于一侧，发病时首先侵犯腺管，呈急性化脓性炎症变化，局部有红、肿、热、痛，即患侧外阴部肿胀，灼热感，疼痛剧烈，有时有坠胀及大小便困难的感觉。腺管口往往因肿胀或渗出物凝集发生阻塞，脓液不能外流形成脓肿，称前庭大腺脓肿。如已形成脓肿，触之肿块局部可有波动感，触痛明显，如未及时处理，脓腔内压增大时，可自行破溃。脓液流出后，患者自觉轻松；如破口小，引流不畅通，可反复发作，常使患者行走、坐卧不安。前庭大腺炎常有腹股沟淋巴结肿大、体温升高及白细胞计数增加等全身症状。

三、实验室检查

血白细胞偶可升高。

四、鉴别诊断

（一）白塞综合征

以口腔、眼、生殖器溃疡为主，外阴可发生大小阴唇、宫颈或阴道、肛门、会阴等部位溃疡，与本病单纯为前庭大腺腺管开口处炎症有别。

（二）大阴唇腹股沟疝

应与前庭大腺囊肿相鉴别。大阴唇腹股沟疝与腹股沟环相连，挤压后可复位，包块消失，但如向下屏气、增加腹压，则肿块胀大。

五、治疗

急性期需要卧床休息，局部可冷敷。可予抗生素治疗。可自前庭大腺开口处挤出分泌物做病原微生物检查及药敏试验。抗生素可选择青霉素 80 万 U，肌内注射 2 次/天；头孢氨苄（先锋霉素Ⅳ）或头孢氨苄胶囊口服，500 mg，3 次/天。喹诺酮类药物，如环丙沙星胶囊（悉复欢）0.5 g，2 次/天。诺氟沙星（氟哌酸）200 mg，3 次/天。若炎症较严重，可给予抗生素静脉滴注。如尚未化脓则服药促其症状逐渐好转、吸收，如已形成脓肿则可将脓肿切开引流，并用 1∶5 000 高锰酸钾液坐浴，2 次/天。

六、预防

注意个人卫生，尤其是外阴部应保持清洁、干燥，注意产褥期、月经期的调摄；并重视饮食的调养，避免辛辣刺激。

（任朋霞）

第二节　阴道炎

阴道炎即阴道炎症，是导致外阴阴道症状如瘙痒、灼痛、刺激和异常流液的一组病症。正常健康妇女阴道由于解剖组织的特点对病原体的侵入有自然防御功能。如阴道口的闭合，阴道前后壁紧贴，阴道上皮细胞在雌激素的影响下的增生和表层细胞角化，阴道酸碱度保持平衡，使适应碱性的病原体的繁殖受到抑制，而宫颈管黏液呈碱性，当阴道的自然防御功能受到破坏时，病原体易于侵入，导致阴道炎症。

正常情况下有需氧菌及厌氧菌寄居在阴道内，形成正常的阴道菌群。任何原因将阴道与菌群之间的生态平衡打破，也可形成条件致病菌。临床上常见有：细菌性阴道病（占有症状女性22%~50%）、外阴阴道假丝酵母菌病（17%~39%）、滴虫性阴道炎（4%~35%）、老年性阴道炎、婴幼儿外阴阴道炎。

细菌性阴道病

一、病因和发病机制

细菌性阴道病是指阴道内正常菌群失调所致的一种混合感染，但临床及病理特征无炎症改变。细菌性阴道病时乳酸杆菌减少，其他细菌大量繁殖，主要有加德纳菌、厌氧菌以及人型支原体，其中厌氧菌数量可增加100~1 000倍。

细菌性阴道病除导致阴道炎症外，还可引起其他不良结果。如妊娠期细菌性阴道病可导致绒毛膜羊膜炎、胎膜早破、早产；非妊娠妇女可引起子宫内膜炎、盆腔炎、子宫切除术后阴道残端感染。

二、临床表现

主要表现为阴道分泌物增多，色灰黄或灰白，有腥臭味，稀薄，有时可见泡沫（系厌氧菌产生的气体所致）。可伴有外阴轻度烧灼及瘙痒感。月经过后或性交后腥臭气味加重。

三、实验室检查

无真菌、淋菌和滴虫。涂片革兰染色见混合细菌群，即大量革兰阴性或革兰染色不确定的小杆菌。

四、诊断

下列4条具有3条阳性者即可诊断为细菌性阴道病。
1）阴道分泌物为匀质稀薄的白带。
2）阴道pH值>4.5（正常阴道pH值≤4.5）。
3）氨臭味试验阳性，取少许阴道分泌物放于玻片上，加入10%氢氧化钾液1~2滴，产生一种鱼腥臭气味即为阳性。
4）线索细胞阳性，取少许白带放在玻片上经染色，或直接加一滴生理盐水混合，置于高倍显微镜下见到20%以上的线索细胞。线索细胞即阴道脱落的表层细胞，于细胞边缘贴附的大量颗粒状物即加德纳菌及其他厌氧菌，细胞边缘不清。

五、治疗

（一）全身用药

1. 甲硝唑

甲硝唑为首选药物。一般 500 mg/次，2 次/日。7 天为 1 个疗程。连续服用 3 个疗程效果最好。也有人采用 400 mg/次，2~3 次/日，共 7 天，或单次给予 2 g 口服，必要时 24~48 小时重复给药。甲硝唑近期有效率为 82%~92%。

2. 克林霉素（氯林可霉素）

克林霉素是目前公认的另一有效药物，可适用于孕妇。用法：口服 300 mg/次，2 次/天，连服 7 天，有效率达 94%；另有分析，近期治愈率为 93.5%，远期为 89.7%，不良反应有腹泻、皮疹及阴道刺激症状，但均不严重，不必停药。

3. 匹氨西林

匹氨西林 700 mg/次，2 次/日，6~7 天为 1 个疗程。有报道指出，本药可用作甲硝唑的替代治疗。有人曾对 289 例患者分别用本药及甲硝唑治疗，本药有效率为 54%，甲硝唑为 69%。

4. 氨苄西林

氨苄西林 500 mg/次，1 次/6 小时，5~7 天为 1 个疗程。有人对几种治疗方案进行比较，结果发现，氨苄西林治愈率为 58%，甲硝唑为 97%。大多数学者认为患者的配偶不必治疗，对无症状的携带者亦可不治疗。妊娠期患者可选用氨苄西林，不要服甲硝唑。

（二）阴道用药

1）甲硝唑 400 mg 或甲硝唑栓 1 枚置阴道内，1 次/天，共 7 天。

2）2% 克林霉素软膏外涂，每晚 1 次，连用 7 天。

3）氧氟沙星阴道泡腾片，每晚 1 次，1 片/次，置阴道深部，连用 7 天。偶有灼烧感、瘙痒感，对本品及喹诺酮类药物过敏者禁用。治愈率为 96%。

4）聚维酮碘栓 200 mg，置阴道穹隆部，每晚 1 粒，5~7 天为 1 个疗程，据报道，有效率为 94.4%，但碘过敏者慎用。

5）洁尔阴阴道泡腾片 300 mg，置阴道，每晚 1 次，共 7 天。

6）用 1% 过氧化氢液、洁尔阴洗液、1% 乳酸液、0.5% 醋酸液、肤阴泰洗液、肤阴洁洗液冲洗阴道，可改善阴道内环境，提高疗效。

（三）性伴侣的治疗

本病虽与多个性伴侣有关，但对性伴侣给予治疗并未改善治疗效果及降低其复发，因此，性伴侣不需常规治疗。

（四）妊娠期细菌性阴道病的治疗

由于本病与不良妊娠结局有关，应在妊娠中期进行细菌性阴道病的筛查，任何有症状的细菌性阴道病孕妇及无症状的高危孕妇（有胎膜早破、早产史）均需治疗。由于本病在妊娠期有合并上生殖道感染的可能，故多选择口服用药，甲硝唑 200 mg，每日 3~4 次，连服 7 日。也可选用甲硝唑 2 g，单次口服；或克林霉素 300 mg，每日 2 次，连服 7 日。

六、预防

注意个人卫生，增强体质，保持阴部清洁，避免流产及产褥感染，避免分娩及妇科手术操作时损伤阴道，避免用刺激性强的药水冲洗阴道，杜绝感染源。

外阴阴道假丝酵母菌病

外阴阴道假丝酵母菌病（VVC）也称外阴阴道念珠菌病，是常见外阴阴道炎症。病原菌主要为白假丝酵母菌。假丝酵母菌适宜在酸性环境中生长，妊娠妇女和糖尿病患者、大量应用免疫抑制剂者及长期应用广谱抗生素者易受感染。

一、病因

80%~90%的病原体为白假丝酵母菌。有白假丝酵母菌感染的阴道 pH 值在 4.0~4.7，通常 <4.5。在 10%~20%非孕妇女及 30%的孕妇阴道中有此菌寄生，但并不引起症状。当机体抵抗力降低，阴道内糖原增多，酸性增强时，假丝酵母菌即可迅速繁殖而引起炎症。故本病多见于孕妇、糖尿病患者及接受大剂量雌激素治疗的患者。大量长期应用抗生素及肾上腺皮质激素，亦可使菌群紊乱，而导致假丝酵母菌生长。其他严重的传染病，消耗性疾病以及 B 族维生素缺乏等，均为其生长繁殖的有利条件。传染途径有：①内源性传染，为主要传播途径。假丝酵母菌除寄生在阴道外，还可寄生于人的口腔和肠道，这三个部位的假丝酵母菌可相互传染。②直接传染，少部分患者通过性交直接传染。③间接传染，因接触被感染的衣物而传染。

二、临床表现

主要症状为外阴瘙痒、灼痛。从轻微痒感到难以忍受的奇痒。大多数患者瘙痒均较严重，坐卧不安，影响工作与生活，且伴烧灼痛，尤在性生活、排尿时更甚。有的可有尿频、尿急及性交痛。另一症状为白带增多，典型表现为白带黏稠，呈白色豆渣样或凝乳状。无混合感染时，一般无臭味。

检查可见小阴唇内侧、阴道黏膜上紧紧黏附有白色片状薄膜，如鹅口疮样伪膜，不易擦去，若揭去伪膜可见其下黏膜红肿，可有小的浅表溃疡与渗血。

三、诊断

根据上述症状、体征，白带中找到假丝酵母菌及芽孢，即可诊断。一般涂片即可发现。若在玻片上加一小滴等渗氯化钠溶液或 10%~20% 氢氧化钾溶液，加盖玻片，微加热镜检，红、白细胞及上皮细胞立即溶解，便于查找假丝酵母菌及芽孢，或涂片后经革兰染色镜检，可靠性可提高 80%，最可靠的方法当属假丝酵母菌培养。此外，诊断时要注意有无相关发病诱因，如妊娠、使用广谱抗生素及大剂量使用甾体激素史和糖尿病史等。

四、治疗

（一）消除诱因

若有糖尿病，给予积极治疗；及时停用广谱抗生素、雌激素。

（二）药物治疗

1. 局部用药

1）制霉菌素阴道栓：100 mg，每日早、晚各 1 次置于阴道深部，10 天 1 个疗程。

2）硝酸咪康唑栓剂（达克宁）：200 mg，每晚 1 次置于阴道深部，2 周 1 个疗程。

3）克霉唑栓剂（或霜剂、软膏）：阴道内用药。

4）1% 甲紫：隔天 1 次，涂擦阴道，6~7 次为 1 个疗程。

5）地衣芽孢杆菌栓剂：外阴用高锰酸钾水洗净后，患者自行将栓剂置入阴道深部，早、晚各 1 次，1 次 1 枚，连用 3 天后取阴道分泌物做涂片检查，观察疗效，治愈即停药。

6）爱宝疗制剂

（1）爱宝疗阴道栓，一粒含聚甲酚磺醛 90 mg，每日或隔日 1 次，1 粒/次，晚间放入阴道深处。

（2）爱宝疗软膏，含聚甲酚醛 18 mg，隔日 1 次，晚间用插入管将软膏送入阴道深处。

（3）爱宝疗浓缩液，按 1:5 的比例用水稀释。冲洗阴道。

7）双唑泰栓：每晚 1 枚，置于阴道后穹隆处，7 天为 1 个疗程。文献报道，总有效率为 82.66%，优于克霉唑栓（61.55%）。

8）3% 碳酸氢钠溶液：冲洗阴道，连用 10 天。以增加阴道碱性度，从而不利于假丝酵母菌生长繁殖，然后局部上药，将制霉菌素片塞入阴道内，每日 1 片，10 天为 1 个疗程。或用 3%~5% 克霉唑软膏涂于阴道、外阴部，每日 1 次，5 次为 1 个疗程。

9）妇宁栓：每次 1 粒，每日 1 次，阴道纳药。

10）妇炎栓：每次 1 粒，每日 1 次，阴道纳药。

11）妇炎平胶囊：阴道纳药，每次 1~2 粒，每日 1 次。

12）灭敌刚片：阴道纳药，每次 1 片，每日 1 次。

13）洁尔阴洗液：用温开水将其稀释至 10% 浓度以上，采用阴道冲洗或坐盆，每日 2 次，2 周为 1 个疗程。有较好的疗效。

2. 全身用药

1）酮康唑：酮康唑是近来发现的一种咪唑二恶烷衍生物，对皮肤真菌等双相真菌和真菌纲具有抑制和杀灭作用，对皮肤黏膜念珠菌感染特别是外阴阴道假丝酵母菌病、阴道炎疗效好，疗程短。方法：成人每日 1 次 2 片（400 mg），7 天为 1 个疗程，餐中或饭后服用，无肝、肾、胃疾病者服药不能中断，夫妻同服。

2）氟康唑：氟康唑为新型三唑类抗真菌药，选择抑制真菌麦角甾醇合成。具有广谱抗菌活性，不良反应少，既可口服又可静脉注射。较酮康唑作用强 20～100 倍。对阴道假丝酵母菌感染有效率为 97%。方法：不论口服或静脉滴注（30 分钟内滴完），第 1 天 400 mg，每日 1 次，以后 200 mg，每日 1 次，根据病情决定疗程。孕妇、哺乳期妇女、16 岁以下儿童慎用。

3）伊曲康唑：伊曲康唑为三唑类抗真菌药，作用比酮康唑强，口服吸收良好。对外阴阴道假丝酵母菌真菌转阴率达 80%，方法：200 mg，每日 1 次。如疗效不佳可增至 400 mg，每日 1 次。治疗时间根据病情决定。常见不良反应有恶心、呕吐、皮疹、头晕、足肿、一过性转氨酶升高。

4）制霉菌素片：口服 50 万～100 万 U，每日 3 次，7～10 天为 1 个疗程。

妊娠期外阴阴道假丝酵母菌病的发病率高，症状较重，并可能引起胎儿宫内感染，应进行局部用药治疗。

（三）复发性外阴阴道假丝酵母菌病的治疗

一年内有症状并经真菌学证实的外阴阴道假丝酵母菌病发作 4 次或以上，称为复发性外阴阴道假丝酵母菌病（RVVC），发生率约为 5%。多数患者复发机制不明确。抗真菌治疗分为初始治疗及维持治疗。初始治疗若为局部治疗，延长治疗时间为 7～14 日；若口服氟康唑 150 mg，则第 4 日、第 7 日各加服 1 次。常用的维持治疗：氟康唑 150 mg，每周 1 次，共 6 个月；或克霉唑栓剂 500 mg，每周 1 次，连用 6 个月；或选用其他局部唑类药物间断应用。在治疗前应做真菌培养确诊。治疗期间定期复查，监测疗效及药物不良反应，一旦发现不良反应，立即停药。

（四）妊娠合并外阴阴道假丝酵母菌病的治疗

局部治疗为主，7 日疗法效果佳，禁用口服唑类药物。

（五）性伴侣治疗

无须对性伴侣进行常规治疗。约 15% 的男性与女性患者接触后患有龟头炎，对有症状的男性应进行假丝酵母菌检查及治疗，预防女性重复感染。

（六）随访

若症状持续存在或诊断后 2 个月内复发者，需再次复诊。

五、预防

消除发病诱因；讲究卫生，保持外阴阴道清洁、干燥；医疗用品严格消毒；治疗期间禁止房事，且夫妻同时治疗。

滴虫性阴道炎

一、病因

滴虫性阴道炎由阴道毛滴虫引起，是常见阴道炎。阴道毛滴虫适宜在温度为 25 ~ 40℃、pH 值为 5.2 ~ 6.6 的潮湿环境中生长，在 pH 值 5 以下或 7.5 以上的环境中则不生长。滴虫的生活史简单，只有滋养体而无包囊期，滋养体生命力较强，能在 3 ~ 5℃ 的环境中生存 21 日，在 46℃ 的环境中生存 20 ~ 60 分钟，在半干燥环境中约生存 10 小时；在普通肥皂水中也能生存 45 ~ 120 分钟。滴虫有嗜血及耐碱的特性，故于月经前、后阴道 pH 值发生变化（月经后接近中性）时，隐藏在腺体及阴道皱襞中的滴虫于月经前、后常得以繁殖，引起炎症发作。滴虫能消耗、吞噬阴道上皮细胞内的糖原，并可吞噬乳杆菌，阻碍乳酸生成，使阴道 pH 值升高。滴虫性阴道炎患者的阴道 pH 值为 5.0 ~ 6.5。滴虫不仅寄生于阴道，还常侵入尿道或尿道旁腺，甚至膀胱、肾盂以及男性的包皮皱襞、尿道或前列腺中。滴虫性阴道炎往往与其他阴道炎并存，美国报道约 60% 的滴虫性阴道炎同时合并细菌性阴道病。

二、传播方式

传播途径有：①经性交直接传播，与女性患者有一次非保护性交后，约 70% 的男子发生感染，通过性交男性传染给女性的概率可能更高。由于男性感染滴虫后常无症状，易成为感染源。②经公共浴池、浴盆、浴巾、游泳池、坐式便器、衣物、污染的器械及敷料等间接传播。

三、临床表现

（一）症状

滴虫性阴道炎的典型症状是阴道分泌物增加伴瘙痒，分泌物呈稀薄泡沫状，如有其他细菌混合感染，白带可呈黄绿色、血性，脓性且有臭味，瘙痒部位在阴道口和外阴，局部灼热、疼痛、性交痛，少数滴虫感染者无以上症状称带虫者。

（二）体征

检查时可见阴道黏膜充血，严重时有散在的出血点。有时可见后穹隆有液性泡沫状或脓性泡沫状分泌物。

四、实验室及检查

以悬滴法检查阴道分泌物，可发现活动的阴道毛滴虫。阴道 pH 值为 5.0~6.5。

五、诊断

典型患者容易诊断，若在阴道分泌物中找到滴虫即可确诊。检查滴虫最简便的方法是悬滴法。在有症状的患者中，其阳性率可达 90%。具体方法是：加温生理盐水 1 小滴于玻片上，于阴道后穹隆处取少许分泌物混于生理盐水中，立即在低倍光镜下寻找滴虫。若有滴虫，可见其呈波状运动而移动位置，亦可见到周围白细胞被推移。对可疑患者，若多次悬滴法未能发现滴虫时，可送培养，准确性可达 98%。取分泌物前 24~48 小时避免性交、阴道灌洗或局部用药，取分泌物前不做双合诊，窥阴器不涂润滑剂。分泌物取出后应及时送检并注意保暖，否则滴虫活动力减弱，易造成辨认困难。

六、鉴别诊断

（一）外阴阴道假丝酵母菌病

阴道分泌物为乳白色，呈凝乳状或水样，外阴奇痒，检查可见阴道壁附一层白膜，白带镜检可见芽孢及菌丝。

（二）老年性阴道炎

阴道分泌物色黄、质稀，时有血色，有阴道烧灼感，检查可见阴道黏膜薄且光滑，可有小出血点或小溃疡。

（三）细菌性阴道炎

阴道分泌物增多，质稀薄，色灰白，气腥臭，可伴轻度外阴瘙痒或烧灼感。检查阴道黏膜无充血。细菌学检查无滴虫、真菌或淋病奈瑟菌，可找到一般病原菌。

七、治疗

（一）全身用药

滴虫性阴道炎，常伴有泌尿系统及肠道内滴虫感染，单纯局部用药，不易彻底消灭滴虫，应结合全身用药。

1. 甲硝唑

甲硝唑 400 mg，2~3 次/天，7 天为 1 个疗程；对初次患病的患者单次口服甲硝唑 2 g，可收到同样效果。口服吸收好、疗效高、毒性小、应用方便，服药后偶见胃肠道反应，如食欲减退、恶心、呕吐。此外，偶见头痛、皮疹、白细胞减少等，一旦发现应停药。甲硝唑能通过乳汁排泄，若在哺乳期用药，用药期间及用药后 24 小时内不哺乳。另外，甲硝唑为诱变剂，虽然对人类的致畸作用尚未定论，但药物可通过胎盘到达胎儿血循环，故妊娠期间慎用。有人建议妊娠前 16 周禁止口服本药。

新生儿用药可为 50 mg/次，2 次/日，共 4~5 天，婴幼儿则以 80 mg/kg 的剂量分 4 天用。

性伴侣应同时治疗，男性可用每次口服 2 g 的方法治疗。男性长期感染，可导致尿道狭窄，有时会发展成为附睾炎或前列腺炎。

2. 替硝唑

替硝唑 2 g 口服，1 次/日，共用 7 天，如治疗无效，药量可加倍。

儿童用药为 15 mg/（kg·d），分 3 次服，共 7 天。

3. 曲古霉素

曲古霉素 10 万~20 万 U 口服，2 次/日，共 7 天。

4. 其他

其他对甲硝唑有耐药性的患者，有报道可用甲苯达唑（甲苯咪唑），2 次/日，100 mg/次，连服 3 天；或口服呋喃唑酮，3 次/日，100 mg/次。

老年或闭经患者可同时服用己烯雌酚 0.25~0.5 mg，每日 1 次，7~10 日为 1 个疗程，乳腺癌、子宫内膜癌患者禁用。

（二）局部用药

1. 增强阴道防御能力

用 0.5%~1% 乳酸或醋酸，或 0.25% 碘伏液冲洗阴道，每日 1 次，7 日为 1 个疗程。

2. 甲硝唑

甲硝唑阴道泡腾片 200 mg，于阴道冲洗后或每晚塞入阴道 1 次，7 日为 1 个疗程。

（三）妊娠期滴虫性阴道炎的治疗

妊娠期滴虫性阴道炎的治疗目前尚存在争议。国内药物学家仍建议妊娠期禁用甲硝唑；美国注射剂协会（PDA）推荐用甲硝唑 250 mg，每日 3 次，连服 7 日。

（四）治疗中注意事项

为避免重复感染，内裤及洗涤用的毛巾应煮沸 5~10 分钟；治疗期间禁性生活，夫妇双方同时治疗；未婚女性以口服治疗为主；治疗后检查滴虫阴性时，应于下次月经后继续治疗 1 个疗程，方法同前，以巩固疗效。

（五）治愈标准

滴虫性阴道炎常于月经后复发，检查滴虫阴性时，应每次月经后复查白带，连续 3 次检查滴虫均为阴性方为治愈。

八、预防

做好卫生宣传，开展普查普治，及时发现和治疗带虫者，消灭传染源。严格实行公共设施的卫生管理及监护，禁止患者及带虫者进入游泳池。妇科检查所用器械及物品要严格消毒，防止交叉感染。

老年性阴道炎

一、病因

因卵巢功能衰退，雌激素水平降低，阴道壁萎缩，黏膜变薄，上皮细胞内糖原含量减少，阴道内 pH 值增高，局部抵抗力降低，致病菌容易入侵繁殖引起炎症。同时，由于阴道黏膜萎缩，上皮菲薄，血运不足，使阴道抵抗力降低，便于细菌侵入繁殖引起炎症病变。另外，个人卫生习惯不良，营养缺乏，尤其是 B 族维生素缺乏，可能与发病有关。此外，手术切除双侧卵巢、卵巢早衰、盆腔放疗后、长期闭经、长期哺乳等均可引起本病发生。

二、临床表现

1）阴道分泌物增多、稀薄、呈淡黄色，严重者白带呈脓血性，有臭味。

2）外阴瘙痒或灼热感。

3）阴道黏膜萎缩，可伴有性交痛。有时有尿失禁。

4）感染还可侵犯尿道而出现尿频、尿急、尿痛等泌尿系统的刺激症状。

5）妇科检查可见阴道黏膜呈萎缩性改变，皱襞消失，上皮菲薄并变平滑，阴道黏膜充血，有小出血点，有时有表浅溃疡，溃疡面可与对侧粘连，检查时粘连可因分开而引起出血。粘连严重时可造成阴道狭窄甚至闭锁，炎性分泌物引流不畅形成阴道积脓或宫腔积脓。

三、实验室检查

阴道分泌物滴虫和霉菌检查呈阴性。阴道细胞学检查排除宫颈及子宫的恶性肿瘤。

四、诊断

根据临床表现，诊断一般不难，但应排除其他疾病才能诊断。应取阴道分泌物检查滴虫及假丝酵母菌，排除特异性阴道炎。对有血性白带者，应与子宫恶性肿瘤鉴别，妇科检查时注意子宫大小及形态、出血来源，须常规做宫颈刮片，必要时行分段诊刮术。对阴道壁肉芽组织及溃疡需与阴道癌相鉴别，可行局部组织活检。当形成慢性炎症后，可发生两种结果：一是阴道黏膜下结缔组织纤维化，阴道失去弹性，最后形成阴道狭窄和瘢痕；另一种情况为阴道壁粘连形成阴道闭锁，甚至在闭锁以上形成阴道积脓，此种情况虽少见，但病情严重。

五、治疗

(一) 一般治疗

注意卫生,保持外阴、阴道部清洁。避免进食葱、姜、蒜、辣椒等刺激性食物。

(二) 药物治疗

1. 1%乳酸、0.5%醋酸溶液

用1%乳酸、0.5%醋酸溶液冲洗阴道,继后擦干阴道,喷撒抗生素粉或用栓。也可用1:5 000高锰酸钾液冲洗阴道。有溃疡者也可用紫草油涂搽局部。

2. 己烯雌酚

己烯雌酚0.25~0.5 mg,每晚塞入阴道,7~10天为1个疗程。病情顽固者用0.125~0.25 mg,每晚1次口服,10次为1个疗程。

3. 雌三醇

雌三醇1~2 mg,口服,每晚1次,7天为1个疗程。

4. 尼尔雌醇

尼尔雌醇为雌三醇的衍生物,是目前雌激素药物中雌激素活性最强的药物,可选择性地作用于阴道。每日2.5~5 mg,口服。

5. 妊马雌酮

本品是从妊娠马尿中提取的一种水溶性天然结合型雌激素。每次0.5~2.5 mg,每日1~3次。肝功能不全者慎用。

6. 炔雌醇

绝经后妇女体内雌激素减少,阴道壁上皮萎缩变薄,角化程度较低,易招致损伤和感染,发生老年性阴道炎。如无禁忌证,可用炔雌醇治疗,效果可靠。剂量为每日0.025~0.05 mg。

7. 复方氯霉素甘油

取氯霉素25 g,己烯雌酚0.1 g,加入热甘油(甘油用水浴加热到80℃左右)中,不断搅拌溶解,最后加甘油至1 000 ml,用多层消毒纱布过滤即得,使用时先用1:1 000苯扎溴铵液棉球擦洗外阴,以扩阴器扩张阴道,用1:1 000苯扎溴铵液棉球擦净阴道分泌物,再以消毒干棉球擦干,以带尾的消毒棉球浸润复方氯霉素甘油液后涂布阴道,然后将棉球放置于阴道后穹隆处,使棉球尾端留于阴道口,嘱患者于2~24小时自行取出,一般用药1~3次即可痊愈。

8. 紫金锭

用5片(15 g)研为细末,以扩阴器扩开阴道上药,每日1次,5次为1个疗程。

9. 洁尔阴洗液

洁尔阴洗液冲洗阴道,有一定疗效。

六、预防

老年性阴道炎的主要发生原因在于体内雌激素减少，绝经后如能给予适当雌激素，便可防止发生本病。平时要注意外阴阴道清洁，每日清洗外阴阴道。炎症未愈时应避免房事。饮食宜清淡而有营养，勿过食生冷伤脾的食物，阴虚或湿热体质者，忌服辛酸辣之品，以免热灼阴液。慢步走运动对老年性阴道炎患者有益，每天坚持做几次仰卧起坐，也可使腹部的血流改善，有助于改善老年性阴道炎。此外，应积极参加妇科疾病的普查，做到早期发现、早期治疗。

婴幼儿外阴阴道炎

一、病因

婴幼儿外阴阴道皮肤黏膜特别嫩、薄，自我防护功能不健全，且常有尿液浸泡，加上护理不当，很容易感染，造成婴幼儿外阴阴道炎。最常见的细菌是化脓性球菌、链球菌、大肠杆菌、白喉杆菌以及淋病奈瑟菌、假丝酵母菌等，常通过母亲或其他护理人员的手、衣物、浴盆、浴巾等传播；亦可由于卫生习惯不良，外阴不洁，或外阴部因蛲虫引起瘙痒而抓伤等导致细菌侵入而发生炎症。

二、临床表现

主要症状为阴道分泌物增加，呈脓性。由于大量分泌物刺激引起外阴痛痒，患儿哭闹、烦躁不安或用手搔抓外阴。检查可见外阴、阴蒂、尿道口、阴道口黏膜充血、水肿，有脓性分泌物自阴道口流出。病变严重者，外阴表面可见溃疡，小阴唇可见粘连，粘连的小阴唇遮盖阴道口及尿道口，只在其上、下方留有一小孔，尿自小孔排出。在检查时还应做肛门检查排除阴道异物及肿瘤。

三、实验室检查

阴道分泌物涂片检查或进行培养可查出病原体。注意阴道有无异物。

四、治疗

治疗原则：保持外阴清洁、干燥、减少摩擦，避免外阴局部潮湿；应用敏感抗生素。抗生素可口服或肌内注射，也可外用，用1:5 000的高锰酸钾坐浴后，外阴涂敷金霉素或红霉素软膏，或涂雌激素软膏。

小阴唇粘连如呈膜样，用拇指将左右大阴唇各向外方轻推以分离之，而后，局部涂以金霉素油膏，每日 3～4 次，直至组织恢复正常。如粘连紧密，需在麻醉下手术切开，阴唇创面用肠线间断缝合。

五、预防

保持外阴清洁、干燥、减少摩擦，但应尽早穿封裆裤。便后，应注意自前向后揩拭。如有异物，必须取出。

（任朋霞）

第三节　宫颈炎症

宫颈炎

宫颈炎是妇科常见疾病之一，多见于育龄妇女，为宫颈受损伤和病原体侵袭而致，包括宫颈阴道部炎症及宫颈管黏膜炎症。宫颈是阻止下生殖道病原体进入上生殖道的重要防线，但宫颈管单层柱状上皮本身抗感染能力较差，若受到性交、分娩、流产、手术等机械性刺激而受损，就更易发生感染。临床上将宫颈炎分为急性宫颈炎和慢性宫颈炎两种，以慢性宫颈炎为多。急性宫颈炎主要表现为宫颈红肿，宫颈管黏膜水肿，常伴急性阴道炎或急性子宫内膜炎。慢性宫颈炎有糜烂样改变（宫颈柱状上皮异位）、宫颈肥大、宫颈息肉、宫颈腺囊肿和宫颈外翻等多种表现。慢性宫颈炎与宫颈癌有一定关系，故应积极防治。30岁以上有宫颈炎的妇女应定期做宫颈刮片检查癌细胞。

一、病因及病原体

（一）急性宫颈炎

急性宫颈炎是由性交、流产、分娩、诊断性刮宫等引起宫颈损伤，病原体侵入损伤部位所致。常见病原体有以下几种：

1. 性传播疾病病原体

性传播疾病病原体有淋病奈瑟菌及沙眼衣原体，主要见于性传播疾病的高危人群。

2. 内源性病原体

如葡萄球菌、链球菌、大肠杆菌以及滴虫、假丝酵母菌、阿米巴原虫等。

（二）慢性宫颈炎

慢性宫颈炎症可由急性宫颈炎症迁延而来，也可为病原体持续感染所致，病原体与急性宫颈炎相似。不洁性生活、雌激素水平下降、阴道异物长期刺激等均可引起慢性宫颈炎。流产、分娩、阴道手术损伤宫颈后继发感染，也可不引起急性症状，而直接发生慢性宫颈炎。

二、病理

肉眼见宫颈红肿，宫颈管黏膜充血、水肿，脓性分泌物可经宫颈外口流出。镜下见血管充血，宫颈黏膜及黏膜下组织、腺体周围大量中性粒细胞浸润，腺腔内可见脓性分泌物。

三、临床表现

（一）急性宫颈炎

主要表现为阴道分泌物增多，呈黏液脓性，阴道分泌物刺激可引起外阴瘙痒及灼热感。可有性交痛、下腹坠痛等症状。若合并尿路感染，可出现尿急、尿频、尿痛。若为淋病奈瑟菌感染，因尿道旁腺、前庭大腺受累，可见尿道口、阴道口黏膜充血、水肿以及多量脓性分泌物。常于阴道炎和子宫内膜炎同时发生。葡萄球菌、链球菌等化脓菌感染可向上蔓延导致盆腔结缔组织炎。

沙眼衣原体感染所致的急性宫颈炎症状常不明显，甚至无症状。白带增多、点滴状出血或尿路刺激征是其常见症状。

（二）慢性宫颈炎

1. 白带增多

慢性宫颈炎患者可无症状，有时白带增多可为唯一症状，白带呈淡黄色，有时可带有血丝，也可有接触性出血。偶有分泌物刺激引起外阴瘙痒不适。

2. 下腹或腰骶部疼痛

下腹或腰骶部疼痛为常见症状，月经期、排便时加重，可有性交痛。当炎症蔓延，形成慢性子宫旁结缔组织炎时疼痛更甚。

3. 尿路刺激征

当炎症蔓延波及膀胱三角区或膀胱周围的结缔组织，可出现尿路刺激症状，即尿频或排尿困难。

4. 其他症状

部分患者可出现月经不调、痛经、盆腔沉重感等。

四、实验室检查

1. 白细胞检测

①宫颈管脓性分泌物涂片做革兰染色，中性粒细胞＞30/高倍视野。②阴道分泌物湿片检查，白细胞＞10/高倍视野。

2. 病原体检测

应做衣原体及淋病奈瑟菌的检测，以及有无细菌性阴道病及滴虫性阴道炎。

五、阴道检查

1）宫颈管或宫颈管棉拭子标本上肉眼见到脓性或黏液脓性分泌物。
2）用棉拭子擦拭宫颈管时，容易诱发宫颈管内出血。

六、诊断

根据典型临床表现，妇科检查及显微镜检查阴道分泌物白细胞增多，即可做出宫颈炎的初步诊断。宫颈炎诊断后，需进一步做衣原体及淋病奈瑟菌的检测。

七、治疗

针对病因进行治疗，西药以应用抗生素为主，按药敏试验选择抗生素。治疗原则是及时、足量、规范、彻底，同时治疗性伴侣。目前对于无并发症的急性淋病奈瑟菌性宫颈炎主张大剂量、单次给药，常用的药物有头孢曲松钠 250 mg，肌内注射；头孢克肟 400 mg，口服；氧氟沙星 400 mg，口服；大观霉素 2 g，肌内注射，此外，可选用头孢唑肟 50 mg，肌内注射；头孢噻肟钠 1 g，肌内注射；头孢西丁钠 2 g，肌内注射；或头孢呋辛钠 1 g，口服。治疗衣原体的药物为四环素类、红霉素类及喹诺酮类，常用药物为多西环素 100 mg，口服，每日 2 次，连用 7 日；或阿奇霉素 1 g，单次口服；或环丙沙星 250 mg，口服，每日 2 次，连用 7 日；或红霉素 500 mg，每日 4 次，口服，连用 7 日。由于淋病奈瑟菌感染常伴有沙眼衣原体感染，而沙眼衣原体感染不一定有淋病奈瑟菌的感染，因此，一般治疗原则是如为淋病奈瑟菌性宫颈炎则治疗时除选用抗淋病奈瑟菌的药物外，同时应用抗沙眼衣原体感染的药物。若为沙眼衣原体性宫颈炎，则可仅选用治疗沙眼衣原体的药物。

八、预防

宣教性生活卫生；恪守无菌操作常规以防产后及流产后感染；提高人工流产、中期引产手术质量，正确处理分娩，以防宫颈损伤；及时发现、及时修补宫颈裂伤。

宫颈炎症相关疾病

一、病理及临床表现

（一）宫颈糜烂样改变

宫颈外口处的宫颈阴道部外观呈细颗粒状的红色区，称为宫颈糜烂样改变。以往的教科书称为"宫颈糜烂"，并认为是慢性宫颈炎的最常见病理改变。随着阴道镜的发展以及对宫颈病理生理认识的提高，"宫颈糜烂"这一术语不再恰当。"宫颈糜烂"并不是上皮脱落、溃疡的真性溃烂；也不等同于病理学上的慢性宫颈炎的诊断标准。宫颈糜烂样改变可能是生理性的柱状上皮异位，即宫颈阴道部的鳞状上皮被宫颈管的柱状上皮所取代，阴道镜下表现为宽大的转化区及内侧的柱状上皮；也可能是病理性的，如炎症时的宫颈柱状上皮充血、水肿；或宫颈上皮内瘤变以及宫颈癌的早期表现。对存在宫颈糜烂样表现者，需做宫颈刮片排除癌前病变以及宫颈癌；有充血、水肿者需进行感染的相关检查。宫颈糜烂样改变只是妇科检查时常见的一个体征，是否需要治疗需根据具体情况而定。生理性柱状上皮异位一般可不予处理，但由于覆盖在宫颈阴道部的单层柱状上皮具有分泌功能，并且质脆，有些患者可表现为阴道分泌物增多及性交后出血，对有症状的患者可给予物理治疗，如激光、微波、冷冻治疗。对生理性柱状上皮异位合并感染者或者宫颈糜烂样改变是因感染所致者，需进行抗感染治疗，处理参见宫颈炎。对癌前病变及宫颈癌所致的宫颈糜烂样改变者，其处理则参见相关章节。

（二）宫颈息肉

慢性炎症刺激，宫颈管黏膜局部增生向宫颈外口突出，形成单个或多个带蒂的小肉芽样组织，质软脆，易出血，其恶变率 <1%。

（三）宫颈黏膜炎

病变局限于宫颈管黏膜及黏膜下组织，宫颈口充血、发红，宫颈外口可见脓性分泌物。

（四）宫颈肥大

炎症长期刺激，宫颈充血水肿，腺体和间质增生，不同程度肥大、硬度增加，可为正常的 2~4 倍，表面多光滑或有糜烂。

（五）宫颈腺囊肿

又称纳博特囊肿。在宫颈糜烂愈合过程中，新生的鳞状上皮覆盖宫颈腺管口，或深入腺管，将腺管口阻塞，腺体分泌物引流受阻、潴留形成囊肿。一般约米粒大小，略突出于宫颈表面，内含黄白色液体。

二、治疗原则

排除早期宫颈癌后，针对病原体及时采用足量抗生素治疗。宫颈糜烂样改变只是妇科检查时常见的一个体征，是否需要治疗需根据具体情况而定。目前，对于宫颈糜烂样改变的治疗，国内外学者的观念存在差异。国外学者认为：无临床症状者，不需任何治疗，仅需要做细胞学筛查，若细胞学异常，则根据细胞学结果进行相应处理。国内部分学者认为：宫颈管的柱状上皮抵抗力低，病原体易侵入发生炎症，主张采取各种治疗方法破坏柱状上皮和化生上皮，使宫颈阴道部全部为新生的鳞状上皮覆盖，以减少异常化生及感染的机会。目前，物理治疗是临床最常用的有效治疗方法。

（任朋霞）

第四节 盆腔炎性疾病

盆腔炎性疾病（PID）是指女性上生殖道的一组感染性疾病，主要包括子宫内膜炎、输卵管炎、输卵管卵巢脓肿（TOA）、盆腔腹膜炎。炎症可局限于一个部位，也可同时累及几个部位，最常见的是输卵管炎及输卵管卵巢炎，单纯的子宫内膜炎或卵巢炎较少见。盆腔炎性疾病多发生在性活跃期、有月经的妇女，初潮前、绝经后或未婚者很少发生盆腔炎性疾病，若发生盆腔炎性疾病也往往是邻近器官炎症扩散的结果。盆腔炎性疾病若被延误诊断和未能得到有效治疗有可能导致上生殖道感染后遗症（不孕、输卵管妊娠、慢性腹痛等），称为盆腔炎性疾病后遗症，从而影响妇女的生殖健康，且增加家庭与社会的经济负担。

急性盆腔炎性疾病

一、病因

1）宫腔内手术操作后感染。

2）下生殖道感染，主要是下生殖道的性传播疾病，如淋病奈瑟菌性宫颈炎，衣原体性宫颈炎以及细菌性阴道病与急性盆腔炎性疾病密切相关。

3）经期卫生不良：使用不洁的月经垫、经期性交等，均可使病原体侵入而引起炎症。上述感染的病原体以下生殖道内源性菌群的病原体为主，如葡萄球菌、链球菌、大肠杆菌、厌氧菌等。

4）感染性传播疾病：不洁性生活史、过早性交、多个性伴侣、性交过频者可致性传播疾病的病原体入侵，引起急性盆腔炎性疾病。常见病原体为淋病奈瑟菌、沙眼衣原体或合并有需氧菌、厌氧菌感染。

5）邻近器官炎症直接蔓延：例如阑尾炎、腹膜炎等，以大肠杆菌为主。

6）慢性盆腔炎急性发作。

7）宫内节育器：宫内节育器可引起急性盆腔炎性疾病，一是在放置宫内节育器10日内，可引起急性盆腔炎性疾病，此时的感染以葡萄球菌、链球菌、大肠杆菌、厌氧菌为主；二是在长期放置宫内节育器后继发感染形成慢性炎症，有时可急性发作。

二、病理

（一）急性子宫内膜炎及子宫肌炎

急性子宫内膜炎及子宫肌炎多见于流产、分娩后（见"产褥感染"一节）。

（二）急性输卵管炎、输卵管积脓、输卵管卵巢脓肿

细菌由宫颈或宫壁的淋巴播散到盆腔结缔组织引起结缔组织充血、水肿、白细胞浸润，以宫旁结缔组织最常见。病变累及输卵管浆膜层形成输卵管周围炎，然后累及肌层，输卵管黏膜层受累极轻或不受累；若炎症为沿子宫内膜向上蔓延者，首先引起输卵管黏膜炎，黏膜充血、肿胀、渗出，管腔内有积脓，大量中性白细胞浸润，重者上皮变性脱落，管腔粘连、伞端闭塞，形成输卵管积脓，发炎的输卵管伞端可与卵巢粘连而发生卵巢周围炎，称输卵管卵巢炎或附件炎。炎症可通过卵巢排卵的破孔侵入卵巢形成卵巢脓肿，若脓肿与输卵管积脓粘连贯通，即形成输卵管卵巢脓肿。

（三）急性盆腔腹膜炎

盆腔内器官发生严重感染时，往往蔓延到盆腔腹膜，发炎的腹膜充血、水肿、渗出，形成盆腔脏器的粘连。当有大量的脓性渗出液积聚于粘连的间隙内，可形成散在的小脓肿，积聚于直肠子宫陷凹处形成盆腔脓肿。若脓汁流入腹腔则扩散为弥漫性腹膜炎。

（四）败血症及脓毒血症

当病原体毒性强、数量多，患者抵抗力降低时，常发生败血症。多见于严重的产褥感染，感染性流产，亦可由于放置宫内节育器、输卵管结扎术损伤脏器引起，细菌大量进入血液循环并大量繁殖形成败血症，感染的血栓脱落入血引起脓毒血症，若得不到及时的控制，可很快出现感染性休克，甚至死亡。

三、临床表现

急性盆腔炎性疾病可因炎症轻重及范围大小而有不同的临床表现。发病时下腹痛伴发热，若病情严重可有寒战、高热、头痛、食欲下降。月经期发病可出现经量增多、经期延长，非月经期发病可有白带增多。若有腹膜炎，则出现消化系统症状，如恶心、呕吐、腹胀、腹泻等。若有脓肿形成，可有下腹包块及局部压迫刺激症状；包块位于前方可出现膀胱刺激症状，如排尿困难、尿频，若引起膀胱肌炎还可有尿痛等；包块位于后方可有直肠刺激症状，若在腹膜外可致腹泻、里急后重感和排便困难。

感染的病原体不同，临床表现也有差异。淋病奈瑟菌感染引起的急性盆腔炎性疾病起病急，多在48小时内出现高热、腹膜刺激征及阴道脓性分泌物。非淋病奈瑟菌引起的急性盆腔炎性疾病起病较缓慢，高热及腹膜刺激征不明显，常伴有脓肿形成。若为厌氧菌感染引起的急性盆腔炎性疾病，则容易多次复发，有脓肿形成，患者的年龄偏大，往往大于30岁。沙眼衣原体感染病程较长，高热不明显，长期持续低热，主要表现为轻微下腹痛，久治不愈，阴道不规则出血。患者呈急性病容，体温升高，心率加快，腹胀，下腹部有压痛、反跳痛及肌紧张，肠鸣音减弱或消失。

盆腔检查：阴道可能充血，并有大量脓性分泌物，将宫颈表面的分泌物拭净，若见脓性分泌物从宫颈口外流，说明宫颈黏膜或宫腔有急性炎症。穹隆有明显触痛，须注意

观察其是否饱满；宫颈充血、水肿、举痛明显；宫体稍大，有压痛，活动受限；子宫两侧压痛明显，若为单纯输卵管炎，可触及增粗的输卵管，有明显压痛；若为输卵管积脓或输卵管卵巢脓肿，则可触及包块且压痛明显；宫旁结缔组织炎时，可扪到宫旁一侧或两侧有片状增厚，或两侧宫骶韧带高度水肿、增粗，压痛明显；若有脓肿形成且位置较低时，可扪及后穹隆或侧穹隆有肿块且有波动感，三合诊常能协助进一步了解盆腔情况。

四、实验室及其他检查

（一）血液

白细胞计数及中性粒细胞均增高，血沉增速。

（二）尿常规

尿呈葡萄酒色，并出现急性肾衰竭。

（三）宫颈排出液

用宫颈排出液培养致病菌（包括淋病奈瑟菌）及进行药物敏感试验。

（四）后穹隆穿刺

后穹隆穿刺的抽出液中含有白细胞和细菌。其抽出液可送培养病原体（包括淋病奈瑟菌）及药物敏感试验，比宫颈排出液更为可靠。

五、诊断

根据病史、症状和体征可做出初步诊断。此外，还需做必要的化验，如血常规、尿常规、宫颈管分泌物及后穹隆穿刺物检查。

急性盆腔炎性疾病的临床诊断标准，需同时具备下列 3 项：①下腹压痛伴或不伴反跳痛；②宫颈或宫体举痛或摇摆痛；③附件区压痛。

下列标准可增加诊断的特异性：宫颈分泌物培养或革兰染色涂片淋病奈瑟菌阳性或沙眼衣原体阳性；体温超过 38℃；血白细胞总数 $> 10 \times 10^9/L$；后穹隆穿刺抽出脓性液体；双合诊或 B 型超声检查发现盆腔脓肿或炎性包块。

临床诊断急性输卵管炎有一定的误诊率，借助腹腔镜检查能提高确诊率。

腹腔镜的肉眼诊断标准有：①输卵管表面明显充血；②输卵管壁水肿；③输卵管伞端或浆膜面有脓性渗出物。

在做出急性盆腔炎性疾病的诊断后，要明确感染的病原体。

六、鉴别诊断

（一）急性阑尾炎

急性阑尾炎起病早期腹痛开始于上腹部或脐周，为阵发性逐渐加重，数小时至24

小时后，腹痛转移至右下腹阑尾所在部位，且呈持续性。检查麦氏点示压痛、反跳痛明显，腰大肌征、闭孔肌征可阳性，而妇科检查可无阳性体征。

（二）卵巢囊肿蒂扭转

卵巢囊肿蒂扭转患者多于突然改变体位时发生一侧下腹剧烈疼痛，常伴恶心、呕吐甚至休克。妇科检查可触及张力较大的肿块，有压痛及腹肌紧张，但早期无发热症状。

（三）异位妊娠

异位妊娠有不规则阴道流血或停经史，突然发生一侧下腹撕裂样剧痛，下腹有明显压痛及反跳痛，以一侧为著，腹肌紧张则轻微。腹内出血多时可叩出移动性浊音，并有休克表现。宫颈举痛明显，尿妊娠试验阳性，后穹隆穿刺可抽出不凝血。

七、治疗

（一）支持疗法

卧床休息，半卧位有利于脓液积聚于直肠子宫陷凹而使炎症局限。给予高热量、高蛋白、高维生素流食或半流食，补充液体，注意纠正水、电解质紊乱及酸碱失衡，必要时少量输血。高热时采用物理降温。尽量避免不必要的妇科检查，以免引起炎症扩散，若有腹胀应行胃肠减压。

（二）抗感染治疗

根据药物敏感试验选用抗生素较为合理，在化验结果未出来前，采用联合用药疗效好，配伍要求抗需氧菌同时抗厌氧菌且广谱、足量。在治疗过程中，可根据药物敏感试验结果与临床治疗反应，随时调整用药。给药途径以静脉滴注收效快。

急性盆腔炎性疾病常用的抗生素配伍方案如下：

1. 青霉素或红霉素与氨基糖苷类药物及甲硝唑配伍

青霉素每日 320 万 ~ 960 万 U 静脉滴注，分 3 ~ 4 次加入少量液体中间歇快速滴注；红霉素每日 1 ~ 2 g，分 3 ~ 4 次静脉滴注；庆大霉素 1 次 80 mg，每日 2 ~ 3 次，静脉滴注或肌内注射；阿米卡星每日 200 ~ 400 mg，分 2 次肌内注射，疗程一般不超过 10 日；甲硝唑葡萄糖注射液 250 ml（内含甲硝唑 500 mg），静脉滴注，每 8 小时 1 次，病情好转后改口服 400 mg，每 8 小时 1 次。本药通过乳汁排泄，哺乳期妇女慎用。

2. 第一代头孢菌素与甲硝唑配伍

尽管第一代头孢菌素对革兰阳性菌的作用较强，但仍有部分药物对革兰阴性菌有较好的作用，如头孢拉定静脉滴注，每日 2 ~ 4 g，分 4 次给予；头孢唑啉钠每次 0.5 ~ 1 g，每日 2 ~ 4 次，静脉滴注。

3. 克林霉素或林可霉素与氨基糖苷类药物（庆大霉素或阿米卡星）配伍

克林霉素 600 mg，每 8 ~ 12 小时 1 次，静脉滴注，体温降至正常后改口服，每次 250 ~ 500 mg，每日 3 ~ 4 次；林可霉素每次 300 ~ 600 mg，每日 3 次，肌内注射或静脉滴注。克林霉素或林可霉素对多数革兰阳性菌及厌氧菌有效，与氨基糖苷类药物联合应用，无论是实验室还是临床均获得良好疗效。此类药物与红霉素有拮抗作用，不可与其联合；长期使用可致假膜性肠炎，其先驱症状为腹泻，遇此症状应立即停药。

4. 第二代头孢菌素或相当于第二代头孢菌素的药物

头孢呋辛钠，每次 0.75~1.5 g，每日 3 次，肌内注射或静脉注射。头孢孟多静脉注射或静脉滴注，每次 0.5~1 g，每日 4 次，较重感染每次 1 g，每日 6 次。头孢替安每日 1~2 g，分 2~4 次给予，严重感染可用至每日 4 g。头孢西丁钠每次 1~2 g，每日 3~4 次，此药除对革兰阴性菌作用较强外，对革兰阳性菌及厌氧菌（消化球菌、消化链球菌、脆弱类杆菌）均有效。若考虑有衣原体感染，应同时给予多西环素 100 mg 口服，每 12 小时 1 次。

5. 第三代头孢菌素或相当于第三代头孢菌素的药物

头孢噻肟钠肌内注射或静脉注射，1 次 0.5~1 g，1 日 2~4 次；头孢曲松钠 1 g，每日 1 次，静脉注射，用于一般感染，若为严重感染，每日 2 g，分 2 次给予；头孢唑肟每日 0.5~2 g，严重者 4 g，分 2~4 次给予；头孢替坦二钠每日 2 g，分 1~2 次静脉注射或静脉滴注。头孢曲松钠、头孢唑肟及头孢替坦二钠除对革兰阴性菌作用较强外，对革兰阳性菌及厌氧菌均有抗菌作用。若考虑有衣原体或支原体的感染应加用多西环素 100 mg，口服，每 12 小时 1 次，在病情好转后，应继续用药 10~14 日。对不能耐受多西环素者，可用阿奇霉素替代，每次 500 mg，每日 1 次，连用 3 日。淋病奈瑟菌感染所致急性盆腔炎性疾病者首选此方案。

6. 哌拉西林钠

哌拉西林钠是一种新的半合成的青霉素，对多数需氧菌及厌氧菌均有效。每日 4~12 g，分 3~4 次静脉注射或静脉滴注，严重感染者，每日可用 10~24 g。

7. 喹诺酮类药物与甲硝唑配伍

喹诺酮类药物是一类较新的合成抗菌药，本类药物与许多抗菌药物之间无交叉耐药性。第三代喹诺酮类药物对革兰阴性菌及革兰阳性菌均有抗菌作用。常用的有环丙沙星，每次 100~200 mg，每日 2 次，静脉滴注；氧氟沙星，每次 400 mg，每 12 小时 1 次，静脉滴注。

（三）手术治疗

下列情况应行手术解决。

1）若有盆腔脓肿或腹膜后脓肿形成，经药物治疗 48~72 小时，高热不降，中毒症状加重或肿块增大，根据脓肿位置高低，及时经腹或经阴道切开引流。

2）若有盆腔脓肿破裂症候，如突然腹痛加剧、高热、寒战、恶心、呕吐、腹胀、拒按或中毒性休克表现，需立即剖腹探查。

3）确诊为输卵管积脓或输卵管卵巢脓肿，经药物治疗炎症控制，病情稳定后，应适时手术，切除病灶。

八、预防

1）提高防病意识，做好四期卫生保健。医务人员在进行人工流产、放避孕环及处理分娩时，应严格无菌操作。

2）卧床休息，采用半坐卧位，以利炎症的局限及脓液的引流。注意补充营养、水及电解质。高热时，行物理降温。

盆腔炎性疾病后遗症

若盆腔炎性疾病未得到及时正确的治疗，可能会发生一系列后遗症。主要病理改变为组织破坏、广泛粘连、增生及瘢痕形成，导致：①输卵管阻塞、输卵管增粗；②输卵管卵巢粘连形成输卵管卵巢肿块；③若输卵管伞端闭锁、浆液性渗出物聚集形成输卵管积水；或输卵管积脓或输卵管卵巢脓肿的脓液吸收，被浆液性渗出物代替形成输卵管积水或输卵管卵巢囊肿；④盆腔结缔组织表现为主、骶韧带增生、变厚，若病变广泛，可使子宫固定。

一、临床表现

（一）不孕

输卵管粘连阻塞可致不孕。急性盆腔炎性疾病后不孕发生率为 20% ～30%。不孕的发生率与盆腔炎性疾病发作次数有关，第一次盆腔炎性疾病发作，不孕率为 8% ～13%，第二次为 19.5% ～36%，第三次为 40% ～60%。

（二）异位妊娠

盆腔炎性疾病后异位妊娠发生率是正常妇女的 8～10 倍，异位妊娠的发生率也与盆腔炎性疾病发作次数有关，第 1、2、3 次盆腔炎性疾病发作后异位妊娠的发生率分别为 6%、12% 及 22%。

（三）慢性盆腔痛

慢性炎症形成的粘连、瘢痕以及盆腔充血，常引起下腹部坠胀、疼痛及腰骶部酸痛，常在劳累、性交后及月经前后加剧。文献报道约 20% 的急性盆腔炎性疾病发作后遗留慢性盆腔痛。慢性盆腔痛的发生与病情严重程度及发作次数有关，发作 1 次者，慢性盆腔痛的发生率为 12%，发作 3 次或以上者，则上升为 67%。慢性盆腔痛常发生在盆腔炎性疾病急性发作后的 4～8 周。

（四）盆腔炎性疾病反复发作

由于盆腔炎性疾病造成的输卵管组织结构的破坏，局部防御机能减退，若患者仍有同样的高危因素，可造成盆腔炎性疾病的再次感染导致反复发作。有盆腔炎性疾病病史者，约25%的人群将再次发作。

（五）妇科检查

若为输卵管病变，则在子宫一侧或两侧触到呈索条状增粗输卵管，并有轻度压痛；若为输卵管积水或输卵管卵巢囊肿，则在盆腔一侧或两侧触及囊性肿物，活动多受限；若为盆腔结缔组织病变，子宫常呈后倾后屈，活动受限或粘连固定，子宫一侧或两侧有片状增厚、压痛，宫骶韧带常增粗、变硬，有触痛。

二、实验室及其他检查

B超显像示盆腔有炎性包块；或子宫输卵管碘油造影示输卵管部分或完全堵塞，或呈油滴状聚集；或腹腔镜检示有明显炎症、粘连。

三、诊断

既往有急性盆腔炎性疾病史以及反复发作史、不孕史症状和体征明显者，诊断多无困难。有时患者自觉症状较多，而无明显盆腔炎性疾病病史及阳性体征，此时对慢性盆腔炎性疾病后遗症的诊断须慎重，以免轻率做出诊断造成患者思想负担。有时盆腔充血或阔韧带内静脉曲张也可产生类似慢性盆腔炎性疾病后遗症的症状。

四、治疗

治疗原则：采取综合措施，积极合理治疗，尽量保留卵巢功能，为不孕患者争取受孕机会，取得根治效果。

（一）一般治疗

解除患者心理负担，树立战胜疾病的信心，加强营养，锻炼身体，提高机体抵抗力。

（二）药物治疗

如低热、下腹痛等症状有所加重，应酌情给予抗生素治疗以防盆腔炎性疾病后遗症亚急性或急性发作。可同时采用透明质酸酶 1 500 U 或 α－糜蛋白酶 5 mg 肌内注射，隔日 1 次，5~10 次为 1 个疗程，以利粘连和炎症的吸收。

（三）物理疗法

选用短波、超短波、微波、离子透入等物理疗法以促进盆腔血液循环，改善组织营养状态，提高新陈代谢而有利于消炎散肿。

（四）手术治疗

经药物治疗无效的盆腔炎性肿块、输卵管积水或输卵管卵巢囊肿可行手术治疗，存在小的感染灶，反复引起炎症发作者亦宜手术治疗。手术以彻底治愈为原则。

（任朋霞）

第五节 生殖器结核

　　由结核分枝杆菌引起的女性生殖器炎症称为生殖器结核，又称结核性盆腔炎。生殖器结核多见于 20～40 岁妇女；也可见于绝经后的老年妇女，常继发于身体其他部位结核如肺结核、肠结核、腹膜结核、泌尿系统结核以及其他部位结核。约 10% 的肺结核患者伴有生殖器结核。生殖器结核潜伏期很长，可达 10 年，多数患者在日后发现生殖器结核时，其原发病灶多已痊愈。

　　生殖器结核是全身结核的一部分，多为继发感染。主要来源于肺结核、肠结核、腹膜结核等。以血行传播为主，亦可直接蔓延或通过淋巴管传播，一般首先侵犯输卵管，再蔓延至子宫内膜，蔓延至宫颈、卵巢则少见。

一、病理

（一）输卵管结核

　　生殖系统感染结核分枝杆菌时，输卵管首先受到影响。输卵管结核占女性生殖器结核的 85%～95%，且多为双侧性。输卵管增粗肥大、僵直，浆膜面粟粒状结节，输卵管黏膜上皮纤毛遭到结核分枝杆菌侵蚀破坏，管腔充满干酪样物质，伞端可粘连闭锁。输卵管与周围邻近器官相粘连。输卵管蠕动不正常。

（二）子宫内膜结核

　　子宫内膜结核常由输卵管结核蔓延而来。患输卵管结核的患者中约有 50% 的人同时患有子宫内膜结核。子宫内膜受到不同程度的破坏，最后可导致子宫内膜结疤、粘连、宫腔变小，以致月经量减少或闭经。

（三）卵巢结核

　　卵巢结核由输卵管结核蔓延而来，仅有卵巢周围炎。由血行播散者，可在卵巢深部形成结节、干酪样坏死，甚至脓肿。

（四）宫颈结核

　　宫颈结核较少见，多由子宫内膜结核蔓延而来，形成浅表溃疡或乳头状增生，极易与宫颈癌混淆。

（五）盆腔腹膜结核

　　盆腔腹膜结核常合并输卵管结核，分渗出型和粘连型。前者以渗出为主，渗出液为浆液性草黄色，积聚粘连形成包裹性囊肿。后者以粘连为主，腹膜增厚，与周围器官紧密粘连，发生干酪样坏死，形成瘘管。

二、临床表现

生殖器结核的临床表现很不一致，不少患者可无症状，有的患者则症状较重。

（一）症状

1）活动期常有午后潮热或低热、无力、盗汗、食欲欠佳、消瘦等表现。不孕常是本病的主要或唯一症状。输卵管结构和功能的破坏和子宫内膜的广泛破坏导致不孕。

2）月经失调：早期患者因为子宫内膜充血，可表现为月经过多，而大多数人则因子宫内膜被破坏而表现为月经过少。

3）下腹疼痛：盆腔炎症、粘连所致，月经来潮时特别明显。

（二）体征

可有消瘦、浅表淋巴结肿大等。部分患者无阳性体征，仅因不孕行诊断性刮宫术才发现子宫内膜结核。严重者子宫活动差，宫旁组织增厚，可触及结节状索状物或实质性包块。

三、实验室及其他检查

（一）胸部摄片

胸部摄片，必要时做胃肠或泌尿系统、骨骼系统 X 线检查，可有助于诊断。

（二）盆腔平片

盆腔平片中发现多个淋巴结或输卵管、卵巢部位的钙化影，对诊断生殖器结核的意义极大。

（三）诊断性刮宫

通过诊断性刮宫取子宫内膜做病检可协助诊断。早期子宫内膜结核多局限在近输卵管开口处的两侧子宫角部，且以在月经来潮前子宫内膜最厚时病变最明显，故应在经前数天进行刮宫，并注意刮取两侧子宫角部内膜送检，以提高诊断阳性率。对可疑患者一次刮宫阴性并不能完全排除结核的存在。有时需间隔 2～3 月反复刮宫送检方能最后确诊。也有人主张先给予孕酮类药物 2～3 月，使患者出现假孕，再行刮宫以提高病检阳性率。闭经患者诊断性刮宫时、多无组织刮出，甚至可因宫腔变形、狭窄或粘连阻塞，以致探针无法进入宫腔，这种情况提示有子宫结核存在。对高度可疑生殖器结核患者，在刮宫前后应注射链霉素数天以预防感染扩散。

（四）细菌学检查

将宫腔刮出物或月经血做结核分枝杆菌培养或做动物接种，也可协助诊断。但无论是细菌培养还是动物接种，每检查一次至少需时 8 周，且有时需反复多次培养或接种，方能确诊，故以上两种细菌学检查方法一般仅作为诊断性刮宫阴性时的一种补充诊断手段。

（五）子宫输卵管碘油造影

此法具有一定的诊断价值。特别是当患者已长期闭经做诊断性刮宫刮不出组织物时，子宫输卵管碘油造影往往是较可靠的诊断生殖器结核的方法。生殖器结核患者常呈现特殊的显影图像。不规则钙化点散在盆腔两侧。子宫腔的边缘不规则，如鼠噬状、有壁龛或充盈缺损。病程长者宫腔变小或严重畸形。有时，造影剂进入子宫肌层淋巴管而呈细网状，或可进入静脉血流。输卵管粗、细不均而成念珠状或僵直如铁丝状，失去自然的弯曲形态，有的出现壁龛及淋巴管显影，有的输卵管不显影。

四、诊断

多数患者缺乏明显症状，阳性体征不多，故诊断时易被忽略。为提高确诊率，应详细询问病史，尤其当患者有原发不孕、月经稀少或闭经时；未婚女青年有低热、盗汗、盆腔炎性疾病或腹水时；慢性盆腔炎性疾病久治不愈时；既往有结核病接触史或本人曾患肺结核、胸膜炎、肠结核时，均应考虑有生殖器结核的可能。诊断标准如下。

1）生殖器组织切下标本病理检查或取活检找到典型结核结节。

2）病灶分泌物或月经血做结核分枝杆菌培养或动物接种，结核分枝杆菌阳性。

3）临床结核可疑，经子宫输卵管碘油造影，X 线片上的表现有如下任何一项特征者可基本诊断为生殖器结核。

（1）相当于输卵管部位有散在钙化点。

（2）输卵管有多发性狭窄呈串珠状。

（3）输卵管中段阻塞并伴有碘油进入输卵管间质中的溃疡。

（4）宫腔重度狭窄或畸形。

（5）宫腔狭窄或变形，伴碘油进入淋巴管或血管。

（6）卵巢部位出现钙化点。

4）临床有可疑，并具有以下 2 项以上者。

（1）盆腔平片显示有孤立钙化点。

（2）输卵管僵硬，呈直管状，远端阻塞。

（3）输卵管呈不规则形，并有阻塞。

（4）输卵管一侧未显影，一侧中段阻塞并有间质内碘油灌注。

（5）输卵管远端闭锁，而管腔内有灌注缺陷。

（6）双侧输卵管峡部阻塞。

（7）子宫腔边缘不规则，呈锯齿状。

（8）子宫间质、淋巴管或静脉内有碘油灌注。

五、治疗

本病一旦确诊，必须坚持早期、联合、足量、规则和全程用药原则。

（一）一般支持疗法

急性患者，至少需休息 3 个月；慢性患者可从事部分工作和学习，但要注意劳逸结合，加强营养，适当参加体育活动，增强体质。

（二）抗结核治疗

抗结核药物治疗对 90% 的女性生殖器结核有效。必须遵循早期联合、规律、适量、全程原则。既往多采用 1.5 ~ 2 年的长疗程治疗，近年来将疗程缩短为 6 ~ 9 个月，取得良好效果。常用药物如下：

1. 利福平

利福平（R）450 ~ 600 mg/d，早饭前顿服，便于吸收。不良反应极轻，主要对肝脏有损害，出现短暂性肝功能损害、氨基转移酶升高等。多发生于原有肝脏疾病患者。此药对胎儿有潜在致畸性，故早孕妇女忌用。

2. 利福定

利福定 150 ~ 200 mg/d，早饭前顿服，作用效果及不良反应与利福平相似，与利福平有交叉耐药性，孕妇慎用。

3. 异烟肼

异烟肼（I）300 mg/d，顿服，此药对结核分枝杆菌的杀灭作用强，用量较小，口服不良反应小，价廉，故应用广泛。与其他抗结核药物合用可减少耐药性的产生，并有协同作用。

4. 链霉素

链霉素（S）0.75 g，肌内注射，1 次/日。单独使用易产生耐药性，多与其他抗结核药物联合使用，长期使用可有眩晕、口麻、四肢麻木感、耳鸣，患者可致耳聋。老年妇女慎用。

5. 乙胺丁醇

乙胺丁醇（E）0.5 ~ 0.75 g/d。对结核分枝杆菌有较强的抑制作用，与其他抗结核药无交叉耐药性，联合使用可增强疗效。主要不良反应为球后视神经炎，发生率为 0.8%，大剂量使用时易产生，早日停药多能恢复。

6. 吡嗪酰胺

吡嗪酰胺（P）1.5 g/d，分 3 次口服。不良反应以肝脏损害常见，还可有高尿酸血症、关节痛和胃肠道反应。本药毒性大，易产生耐药，抑菌作用不及链霉素。但对于细胞内缓慢生长的结核分枝杆菌有效，与其他抗结核药物联合，可以缩短疗程。

7. 紫霉素

紫霉素（VM）对结核分枝杆菌有抑制作用。用药剂量为每次 1 ~ 2 g，肌内注射，每周 2 次，肾功能不良者禁用。

8. 环丝氨酸

环丝氨酸（CS）对抗结核作用比链霉素、异烟肼弱，但细菌不易产生耐药，主要用于耐药结核分枝杆菌的感染。口服，每次 250 mg，每日 2 次。不良反应主要为神经系统毒性反应。

9. 利福布汀

利福布汀（RBU）为利福霉素类衍生物，是一长效制剂，每周用药 1 次，每次 60 mg，可与其他抗结核药联用，效果与 RFP 相当，不良反应较少。

10. 喹诺酮类药

①氧氟沙星对结核分枝杆菌的最小抑菌浓度（MIC）为 1.25 mg/L，对结核病有肯定疗效，特别是慢性空洞型结核。但其疗程长，价格昂贵，杀菌效果不如 RFP、INH、PZA，故不作首选。②司帕沙星在体内的 MIC 比氧氟沙星低 1~2 级稀释度。单用效果与 INH 相似，联用效果相当于 RFP，有望成为未来用于治疗多重耐药结核病的首选，但该药疗程超过 1 周时，其不良反应发生率上升。

目前推行两阶段短疗程药物治疗方案，前 2~3 个月为强化期，后 4~6 个月为巩固期或继续期。常用的治疗方案：①强化期 2 个月，每日链霉素、异烟肼、利福平、吡嗪酰胺四种药物联合应用，后 4 个月巩固期每日连续应用异烟肼，利福平（简称 2SHRZ/4HR）；或巩固期每周 3 次间歇应用异烟肼、利福平（$2SHRZ/4H_3R_3$）。②强化期每日链霉素、异烟肼、利福平、吡嗪酰胺四种药联合应用 2 个月，巩固期每日应用异烟肼、利福平、乙胺丁醇，连续 6 个月（2SHRZ/6HRE）；或巩固期每周 3 次应用异烟肼、利福平、乙胺丁醇，连续 6 个月（$2SHRZ/6H_3R_3E_3$）；也可采用全程间歇疗法，强化期 2 个月，每周 3 次联合应用链霉素、异烟肼、利福平、吡嗪酰胺，巩固期 6 个月，每周 3 次应用异烟肼、利福平、乙胺丁醇（$2S_3H_3R_3Z_3/6H_3R_3E_3$）；或采用 $2SHRZE/6H_3R_3E_3$ 方案。第一个方案可用于初次治疗的患者，第二个方案多用于治疗失败或复发的患者。若对以上方案中的链霉素耐药，可用乙胺丁醇代替。其他可选用的方案有 $2HRZ/7H_3R_3$ 或 $3SHR/6H_2R_2$，多用于病情较轻的患者。以上各方案，可根据病情，酌情选用。

（三）免疫治疗

在结核病的病程中，可引起 T 细胞介导的免疫应答，也有 I 型超敏反应。结核病患者处于免疫紊乱状态，细胞免疫功能低下，而体液免疫功能增强，出现免疫功能严重失调，对抗结核药物的治疗反应迟钝，往往使用单纯抗结核药物化疗不易收到良好的疗效。因此对结核病患者除使用抗结核药物化疗外，辅以免疫调节剂可以及时调整机体的细胞免疫功能，提高治愈率，减少复发率。常用结核病免疫调节剂有：

1. 卡提素

卡提素（PNS）是卡介苗的菌体热酚乙醇提取物，含 BCG 多糖核酸等 10 种免疫活性成分，具有提高细胞免疫功能及巨噬核酸功能，使 T 细胞功能恢复，提高 H_2O_2 的释放及自杀伤细胞的杀菌功能。常用 PNS 1 mg 肌内注射，每周 2 次，与异烟肼、利福平、链霉素并用作为短程化疗用药用于活动性肺结核。

2. 母牛分枝杆菌菌苗

该药物的作用机制一是提高巨噬细胞产生 NO、H_2O_2 的水平杀灭结核分枝杆菌，二是抑制变态反应。每 3 ~ 4 周深部肌内注射，1 次 0.1 ~ 10.5 mg，共用 6 次，并联合抗结核药物治疗初治和难治性生殖器结核，可缩短初治生殖器结核化疗疗程及提高难治性生殖器结核的治疗效果。

3. 左旋咪唑

左旋咪唑（LMS）主要是通过激活免疫活性细胞，促进淋巴细胞转化产生更多的活性物质，增强网状内皮系统的吞噬能力，故对结核患者治疗有利，但它对正常机体影响并不显著。LMS 作为免疫调节剂治疗某些难治性疾病已被临床日益重视。LMS 一般联合化疗药物辅助治疗初治生殖器结核，用法为 150 mg/d，每周连服 3 天，同时每日应用化疗药物治疗，疗程 3 个月。

4. γ - 干扰素

γ - 干扰素（IFN）可使巨噬细胞活化产生 NO，从而抑制或杀灭结核分枝杆菌。常规抗结核药物化疗无效的结核患者在加用 γ - IFN 后可以缓解临床症状。用法为 25 ~ 50 $\mu g/m^2$ 皮下注射，每周 2 次或 3 次。作为辅助药物治疗难治性播散性结核分枝杆菌感染，用量为 50 ~ 100 $\mu g/m^2$，每周至少 3 次。不良反应有发热、寒战、疲劳、头痛，但反应温和而少见。

（四）手术治疗

出现以下情况可考虑手术治疗：①盆腔包块经药物治疗后缩小，但不能完全消退。②治疗无效或治疗后又反复发作者。③已形成较大的包裹性积液者。④子宫内膜结核药物治疗无效者。为避免手术时感染扩散及减轻粘连对手术有利，术前应采用抗结核药物 1 ~ 2 个月，术后根据结核活动情况，病灶是否取净，决定是否继续用抗结核药物治疗，以达彻底治愈。手术以全子宫及双侧附件切除术为宜，对年轻妇女应尽量保留卵巢功能，对病变局限于输卵管，而又迫切希望生育者，可行双侧输卵管切除术，术后给予辅助生育技术。由于生殖器结核所致的粘连常较广泛而紧密，术前应口服肠道消毒药物并做清洁灌肠，术时应注意解剖关系，避免损伤。

六、预防

增强体质，做好卡介苗的接种，积极防治肺结核、淋巴结核和肠结核等。

（任朋霞）

第十章　妇科肿瘤

第一节 外阴良性肿瘤

一、平滑肌瘤

平滑肌瘤来源于外阴的平滑肌，毛囊的立毛肌或血管平滑肌。多见于生育年龄，主要位于大阴唇、阴蒂及小阴唇。平滑肌瘤突出在皮肤表面，质硬，表面光滑。镜下见平滑肌细胞排列成束状，与胶原纤维束交错纵横或形成旋涡状结构，常伴退行性变。

二、纤维瘤

纤维瘤由成纤维细胞增生形成。多位于大阴唇。呈皮下硬结、有蒂实性块物，大小不一，大的常伴退行性变。切面为致密、坚硬、灰白色纤维结构。镜下可见平行纤维束呈波浪状或互相盘绕。细胞核为梭形。

三、脂肪瘤

脂肪瘤来自大阴唇或阴阜部的脂肪组织。生长缓慢、质软。位于皮下组织内，呈圆形分叶状，大小不等。患者一般无不适。镜下见成群成熟脂肪细胞间有纤维混杂。

四、乳头瘤

乳头瘤为单个肿块，多生长于大阴唇上方。表面见无数小乳头状突起，盖有油脂性物质，呈指状，突出于皮肤表面，大小不一，直径由数毫米至数厘米。大乳头瘤表面可溃疡、出血、感染。镜下见指状疏松纤维基质，其上有增生的鳞状上皮覆盖。表皮增厚以棘细胞层和基底细胞层为主，上皮脚变粗，并向真皮纤维结缔组织伸展。2%~3%的乳头瘤可发生恶变。

五、汗腺瘤

汗腺瘤为汗腺上皮增生形成的肿瘤，发生于大汗腺。50岁以上妇女常见。镜下见囊性结节，其中有乳头状结构，呈腺瘤样。腺上皮为高柱状或立方形，一般为良性，是否会发生恶变有意见分歧。

外阴良性肿瘤的诊断除根据各类肿瘤的性状特点外，主要依靠活检以明确诊断。

经确诊为外阴良性肿瘤者，治疗以手术切除为主，并应将组织标本送病理检查。

（张翠美）

第二节　外阴恶性肿瘤

外阴恶性肿瘤占女性生殖器恶性肿瘤的 4% ~ 5%，虽然生育年龄妇女患病并不少见，但外阴恶性肿瘤患者仍以 60 岁以上的妇女为主；外阴恶性肿瘤最常见的组织学类型为鳞癌，外阴黑色素瘤居第二位，其他的组织病理学类型有：疣状癌、外阴湿疹样癌、腺癌、基底细胞癌和前庭大腺癌等。

外阴鳞状细胞癌

外阴鳞状细胞癌是最常见的外阴癌，占外阴恶性肿瘤的 85% ~ 90%，占妇科恶性肿瘤的 3.5%。

一、病因

病因尚不完全清楚。外阴色素减退伴不典型增生可发生癌变；外阴长期受慢性刺激如乳头瘤、尖锐湿疣、慢性溃疡等也可发生癌变。目前认为，外阴癌与单纯疱疹病毒Ⅱ型、人乳头状瘤病毒、巨细胞病毒的感染可能有关。

二、病理

外阴癌多发生于大阴唇、小阴唇和阴蒂，发生于前庭部位者较少见，偶尔可发生于会阴部。病变可为高出于周围皮肤或黏膜之结节，呈圆形、卵圆形或肾形，质地硬，呈实性，表面呈红色或红黄色，覆盖于肿瘤结节之上的皮肤可光滑或糜烂，或有溃疡形成。根据肿瘤的不同生长方式，大体上可分为结节溃疡型、菜花型和混合型。

外阴癌以鳞状细胞癌多见，占 90% 以上，其余有基底细胞癌、恶性黑色素瘤、巴氏腺腺癌较少见。本病可以扩散到阴道下 1/3 周围，侵犯坐骨直肠窝前面的蜂窝组织及生殖管沟的蜂窝组织，随后侵犯肛门直肠区。淋巴道转移多见，可转移至一侧或双侧腹股沟淋巴结。虽然有时可以转移到肺、肝、骨，但远处转移仍不多见。

三、临床分期

北京首都医院对外阴癌的临床分期如下所示：
0 期：原位癌，癌灶局限在表皮内。
I_0 期：微浸润癌或早期浸润癌，浸润深度不超过基底膜下 5 mm。
I_{0a}：无淋巴结转移。
I_{0b}：有淋巴结转移。
Ⅰ期：病灶直径≤2 cm。

Ⅰ$_a$：无淋巴结转移。

Ⅰ$_b$：有淋巴结转移。

Ⅱ期：病灶直径 > 2 cm。

Ⅱ$_a$：无淋巴结转移。

Ⅲ期：病灶累及尿道或肛门。

Ⅲ$_a$：无淋巴结转移。

Ⅳ期：已有远处转移。

四、临床表现

（一）症状

可有外阴瘙痒，外阴白色病变，性病，外阴溃疡经久不愈等病史。

外阴瘙痒是最常见的症状。绝大多数外阴鳞状细胞癌患者在疾病发生的同时或之前有瘙痒症状。瘙痒的原因主要由外阴慢性病灶引起，如外阴营养不良等，而并非由肿瘤本身引起。瘙痒一般以晚间为重。因抓搔致外阴表皮剥脱，更使瘙痒症状加重。随病情的发展可出现病灶局部的疼痛、破溃、出血、感染等症状，晚期可有转移灶的相应症状及恶病质。

（二）体征

外阴鳞状细胞癌多发生于大、小阴唇，尤以右侧大阴唇更为常见，但外阴任何部位均可发生。早期浸润癌体征不明显，常与外阴营养不良等疾病共存。随疾病发展，在局部可出现丘疹、结节或小溃疡；晚期则见不规则肿块，直径可为 0.5 ~ 8 cm，可单发，也可多发。单灶性癌可分为菜花型和溃疡型，向外生长的菜花型病灶多数分化较好；溃疡型病灶一般呈浸润生长，多发生于外阴后部，常侵犯前庭大腺、会阴体和坐骨直肠窝。若癌灶已转移至腹股沟淋巴结，可扪及一侧或双侧腹股沟淋巴结增大、质硬、固定。

五、实验室及其他检查

（一）细胞学检查

在癌前病变中阳性率较低，为57%，在癌中可达77%。

（二）活体组织检查

用1%甲苯胺蓝染色病灶，若为病变区则用醋酸后不褪色。在阳性区活检可提高早期癌确诊率。

（三）阴道镜检查

对外阴上皮内瘤变（VIN）诊断有价值，局部涂3% ~ 5%酸醋，VIN区可出现典型的醋酸泛白反应，在该区活检，可提高活检阳性率。

（四）影像学检查

B 超、CT 或 MRI，对分化差的鳞癌、腺癌软肿瘤、部分黑色素瘤，在易发生盆腔淋巴结转移部位进行检测，为制订合理的治疗方案提供依据。

六、诊断

根据症状和体征及辅助检查可诊断，其中活组织病理检查是确诊的必需手段。

七、治疗

手术治疗为主，辅以放疗与化疗。

（一）手术治疗

0 期：单侧外阴切除。
Ⅰ期：外阴广泛切除及病灶同侧或双侧腹股沟淋巴结清扫术。
Ⅱ期：外阴广泛切除及双侧腹股沟、盆腔淋巴结清扫术。
Ⅲ期：同Ⅱ期或加尿道前部切除与肛门皮肤切除。
Ⅳ期：外阴广泛切除、直肠下段和肛管切除、人工肛门形成术及双侧腹股沟、盆腔淋巴结清扫术。癌灶浸润尿道上段与膀胱黏膜，则需做相应切除术。

（二）放射治疗

不能手术治疗的晚期外阴癌，放疗可以收到姑息疗效。放疗亦可作为手术前后的辅助治疗，或手术、化疗的综合性治疗措施之一。Hacker 等报道，8 例病变广泛之外阴癌患者在手术前用放疗，可使手术范围缩小，易于成功，而术后发病率并不升高，存活 15 个月到 19 年者占 62%（5 例）。Boronow 等报道，对外阴阴道癌采用手术加放疗，并提出相同的观点。适应证为对于全身情况差，癌肿较晚，拒绝手术的患者，可采用单纯性放疗；对外阴原发灶大或癌肿已累及阴唇系带、会阴和肛门者，手术切除有一定困难，原发灶可给予术前放疗，放射强度为 20 ~ 30 Gy/2 ~ 3 周，休息 2 周后行外阴切除术；对手术后病理证实淋巴结转移且手术切除不彻底者，可给予术后放疗，剂量应为根治量。

（三）化学治疗

病灶局部可注射氟尿嘧啶或平阳霉素，也可应用全身治疗。可使个别患者获得姑息效果。

八、预防

注意外阴清洁，预防外阴皮炎及其他慢性刺激而引起的局部病变。早期治疗外阴慢性营养不良、外阴干枯病、瘙痒症等。定期做妇科体检，对可疑病灶应立即活检。

外阴恶性黑色素瘤

外阴恶性黑色素瘤占外阴恶性肿瘤的 2% ~3%，常来自结合痣或复合痣。任何年龄妇女均可发生，多见于小阴唇、阴蒂，特征是病灶稍隆起，有色素沉着，结节状或表面有溃疡；患者常诉外阴瘙痒、出血、色素沉着范围增大。典型者诊断并不困难，但要区别良恶性，需根据病理检查结果。

治疗原则是行外阴根治术及腹股沟淋巴结及盆腔淋巴结清扫术。预后与病灶部位、大小、有无淋巴结转移、浸润深度、尿道及阴道是否波及、远处有无转移、手术范围等有关。外阴部黑痣有潜在恶变可能，应及早切除，切除范围应在病灶外 1 ~2 cm 处，深部应达正常组织。

外阴基底细胞癌

外阴基底细胞癌临床少见，占外阴恶性肿瘤的 2% ~13%。好发于绝经后妇女，平均年龄 58 ~59 岁。发病原因不明，可能与局部放疗有关。外阴基底细胞癌生长发展缓慢，治愈率高。

局部瘙痒或烧灼感为主要症状，部分患者也可无症状。如肿瘤出现溃疡、感染时，可出现局部疼痛和血性分泌物。

大阴唇为最常见的发病部位，也可在小阴唇、阴蒂等处出现。病灶多为单发，偶可多发。早期呈灰白色，位于变薄的上皮下，小结节的直径常 <2 cm。此外，约有 20%的外阴基底细胞癌伴发其他癌。外阴基底细胞癌以局部浸润为特点，很少发生转移。

病理检查：可分两种基本类型，即表浅斑块型和侵蚀性溃疡型。表浅斑块型表面粗糙，带有黑色素或微红色，质地较硬。侵蚀性溃疡型呈局限性硬结，边缘隆起呈围堤状，中心出现表浅溃疡，或出现坏死组织或表面结痂。肿瘤周围可出现卫星结节，也可为多中心起源。镜检：肿瘤组织自表皮基底层长出，细胞成堆伸向间质，基底细胞排列呈线圈状，中央为间质，有黏液变性。

外阴基底细胞癌生长缓慢，易被误认为良性病变。根据临床表现和检查，诊断一般无困难，需做病理组织学检查以确诊。恶性黑色素瘤有时与具色素性基底细胞癌难以区别，但恶性黑色素瘤有痣的病史和恶变的过程，恶变后发展较快，易出现区域淋巴结转移。

外阴湿疹样癌

外阴湿疹样癌又称派杰病，本病少见，多发生于绝经后妇女，主要症状为长期慢性外阴瘙痒和疼痛。病变局限于一侧阴唇或累及全部外阴皮肤。表现为红色糜烂状，湿疹样渗出改变。表皮粗糙、增厚，伴白色病变或小颗粒，略突出，可形成浅溃疡及结痂。镜检见棘细胞层增厚，上皮脚增宽延长，在基底层中可见到大而不规则的圆形、卵圆形或多边形派杰细胞，胞质空而透亮，核大小、形态、染色不一。一般无淋巴转移。

治疗：局部较广泛切除或单纯外阴切除即可，如在切缘发现癌细胞，可再度手术切除。如出现浸润或合并汗腺癌时，需做外阴根除术和双腹股沟淋巴结清除术。

（张翠美）

第三节 宫颈癌

宫颈癌是最常见的妇女恶性肿瘤。在欧美国家，宫颈癌在妇科恶性肿瘤中的排名已退居第二、第三位，但在我国仍居首位，并在地理分布上主要集中在中部地区，山区多于平原。宫颈癌的发病年龄呈双峰状，35～39 岁和 60～64 岁高发。近 40 年由于宫颈细胞学筛查的普及使宫颈癌得以早期发现、早期诊断及早期治疗，生存率明显提高，发病率及死亡率已明显下降。

一、病因

宫颈癌的发病原因复杂，人类对宫颈癌的发生已经历了近百年的探索。20 世纪 50 年代初人类认为宫颈癌的发生主要与性生活、早婚及多产有关；60 年代还提出宫颈癌与男性包皮垢中的致癌物质、吸烟等有关系密切；70 年代后研究多集中在生殖道人疱疹病毒感染，提出 HSV－Ⅱ可能是宫颈癌的病毒病因。

1974 年，Zur Hausen 首次提出 HPV 感染与宫颈肿瘤有密切关系。1983 年 Durst 和 Zur Hausen 发现了 HPV16，随着原位杂交、聚合酶链反应 PCR 技术的建立，大量的 HPV 研究在世界各国相继完成。人类对 HPV 感染与宫颈癌病变关系的认识日渐统一。Walboomers. Jaw M 报道了几乎所有宫颈癌病理样本中均能找到 HPV，印证了 HPV 感染是宫颈上皮内瘤变及宫颈癌发生的必要因素。无论是实验室还是流行病学的证据都证实了这一观点。宫颈癌的生物病因学研究取得了突破性的进展，宫颈癌已成为目前人类所有癌症中唯一病因明确的癌症。

二、危险因素

（一）行为因素

性生活过早（＜18 岁）、多个性伴侣、多孕多产及性紊乱。

（二）生物因素

生物因素包括细菌、病毒和衣原体等各种微生物感染。

（三）遗传因素

少量研究证实宫颈癌可能存在家族聚集性。

（四）基因因素

在致癌因素作用下，癌基因 *ras* 被激活，抑癌基因 *p53* 突变或失活。

三、病理

（一）组织学分类

1. 鳞状细胞癌

鳞状细胞癌（简称鳞癌）占 90%～95%，其生长方式有外生型、内生型和溃疡型。其中外生型易出血；内生型的临床表现出现晚而淋巴转移发生早；溃疡型易继发感染并有恶臭分泌物排出。

2. 腺癌

腺癌来源为被覆宫颈管表面和颈管内腺体的柱状上皮，占 5%～10%，其外观与鳞癌相似。

若腺癌与鳞癌并存时，称为宫颈腺—鳞癌；腺癌合并有鳞状上皮化生时，称为宫颈腺角化癌。

镜检时，根据细胞形态均可分为高分化、中分化和低分化三类，对于选择和制订具体治疗方案有参考价值。

（二）病程发展阶段

1. 不典型增生

不典型增生属于癌前病变。表现为细胞分化不良、排列不齐、核深染等。

2. 原位癌

原位癌又称上皮内癌，宫颈上皮全层被癌细胞所替代，但未穿透基膜。

3. 浸润癌

早期浸润癌，是指癌细胞穿破基底膜，出现间质浸润，但深度不超过 5 mm，宽不超过 7 mm，无临床特征。若进一步发展则成为宫颈浸润癌。

（三）转移途径

1. 直接蔓延

向下方沿阴道黏膜蔓延是最常见的方式，其次为向上至子宫下段肌层，向两侧至阔韧带、阴道旁组织，甚至达骨盆壁。晚期可致输尿管阻塞，向前后可侵犯膀胱和直肠。

2. 淋巴转移

其发生概率与病程进展阶段有关，越接近晚期，转移率越高。首先受累的是宫颈旁、髋内、髂外及闭孔淋巴结，次为骶前、髂总、腹主动脉旁及腹股沟淋巴结，晚期可转移至左锁骨上淋巴结。

3. 血行转移

血行转移多发生于晚期，癌组织破坏小静脉后，经体循环至肺、肾、脊柱等处。

四、临床分期

宫颈癌的临床分期采用国际妇产科联盟（FIGO）修订的临床分期（表 10 - 1）。

表 10 - 1　宫颈癌的临床分期标准

期　别	肿　瘤　范　围
0 期	原位癌（浸润前癌）
Ⅰ 期	癌灶局限在宫颈（包括累及宫体）
Ⅰ$_A$	肉眼未见癌灶，仅在显微镜下可见浸润癌
Ⅰ$_{A1}$	间质浸润深度≤3 mm，宽度≤7 mm
Ⅰ$_{A2}$	间质浸润深度>3 mm 而≤5 mm，宽度≤7 mm
Ⅰ$_B$	临床可见癌灶局限于宫颈，或显微镜下可见病变>Ⅰ$_{A2}$
Ⅰ$_{B1}$	临床可见癌灶最大直径≤4 cm
Ⅰ$_{B2}$	临床可见癌灶最大直径>4 cm
Ⅱ 期	癌灶已超出宫颈，但未达盆壁。癌灶累及阴道，但未达阴道下 1/3
Ⅱ$_A$	无宫旁浸润
Ⅱ$_B$	有宫旁浸润
Ⅲ 期	癌肿扩散骨盆壁和（或）累及阴道下 1/3，导致肾盂积水或无功能肾
Ⅲ$_A$	癌累及阴道下 1/3，但未达盆腔
Ⅲ$_B$	癌已达盆壁，或有肾盂积水或无功能肾
Ⅳ$_A$	癌播散超出真骨盆或癌浸润膀胱黏膜或直肠黏膜
Ⅳ$_B$	远处转移

五、临床表现

（一）症状

1. 早期宫颈癌

早期宫颈癌常无症状或仅有少量接触性出血，与慢性宫颈炎无明显区别。

1）阴道流血：不规则阴道流血是宫颈癌患者的主要症状。年轻患者常表现为接触性出血，发生在性生活后或妇科检查后。阴道出血量可多可少，根据病灶大小、侵及间质内血管的情况而定，早期流血量少，晚期病灶较大，表现为流血量多，一旦肿瘤侵及较大血管可能引起致命的大出血。年轻患者也可表现为经期延长、周期缩短、经量增多；老年患者常主诉绝经后有不规则阴道流血。一般外生型癌出血较早，血量也多；内生型癌则出血较晚。

2）阴道分泌物增多

阴道分泌物增多亦是宫颈癌的主要症状。多发生在阴道流血之前。患者常诉阴道排液增多，呈白色或血性，稀薄如水样或米泔水状。早期阴道分泌物可以没有任何气味，随着癌瘤的生长，癌组织继发感染、坏死，可有腥臭。肿瘤向上蔓延累及子宫内膜时，分泌物被颈管癌瘤阻塞，不能排出，可形成宫腔积液或积脓，患者出现下腹不适、小腹疼痛、腰酸腰痛及发热等症状。

2. 晚期宫颈癌

晚期宫颈癌根据病灶侵犯的范围而出现继发性症状。病灶波及盆腔结缔组织、骨盆壁、压迫输尿管或直肠、坐骨神经等时，患者诉尿频、尿急、肛门坠胀、大便秘结、里急后重、下肢肿痛等。到了疾病末期，患者表现为消瘦、发热、全身衰竭等。

（二）体征

宫颈原位癌，镜下早期浸润癌及极早期宫颈浸润癌，局部均无明显改变，宫颈光滑或为轻度糜烂。随着病变的进一步发展，可出现不同的体征。外生型患者可有息肉状、乳头状、菜花状赘生物，常被感染，质脆，触之易出血；内生型则见宫颈肥大，质硬，宫颈膨大如桶状，宫颈表面光滑或有结节。当晚期癌组织坏死脱落时可形成溃疡或空洞并有恶臭。阴道壁被侵及时则可见赘生物生长；宫旁组织受累时，妇科检查时可扪及宫旁组织增厚、结节状、质硬甚或为冰冻盆腔。

六、实验室及其他检查

（一）宫颈刮片细胞学检查

宫颈刮片细胞学检查是普查采用的主要方法。刮片必须在宫颈移行带处。涂片后用巴氏染色，结果分为5级：Ⅰ级正常，Ⅱ级炎症引起，Ⅲ级可疑，Ⅳ级可疑阳性，Ⅴ级阳性。Ⅲ、Ⅳ、Ⅴ级涂片必须进一步检查，明确诊断。

（二）碘试验

碘试验用于识别宫颈病变的危险区，以便确定活检取材的部位，提高诊断率。

（三）氮激光肿瘤固有荧光诊断法

氮激光肿瘤固有荧光诊断法用于癌前病变的定位活检。固有荧光阳性，提示有病变；阴性，提示无恶性病变。

（四）宫颈和宫颈管活体组织检查

宫颈和宫颈管活体组织检查是诊断宫颈癌的主要依据。但应注意有时因取材过少或取材不当，而有一定的假阴性，所以多采用在宫颈碘染色情况下，在着色与不着色交界处多点取组织进行活体组织检查。如宫颈刮片细菌学检查为Ⅲ级或Ⅲ级以上，而宫颈活检为阴性者，应用小刮匙搔刮宫颈管，将刮出物送组织病理学检查。

（五）阴道镜检查

阴道镜检查用特制的阴道镜，可将宫颈组织放大数十倍，借以发现肉眼所不能看见的早期宫颈癌的一些表面变化。凡宫颈刮片细胞学检查为Ⅲ级以上者，应立即在阴道镜检查下，观察宫颈表面有无异型上皮或早期宫颈癌病变，并提供活检部位，以提高活检阳性率。

（六）宫颈锥形切除检查

宫颈锥形切除检查宫颈刮片多次阳性，阴道镜下活检又不能确诊者；或活检为重度异型增生，原位癌或镜下早期浸润者；无条件追踪或活检无肯定结论者，可做宫颈锥切术，并将切除组织分块做连续病理切片检查，以明确诊断。目前诊断性宫颈锥切术已很少采用。

七、诊断

由于特殊的解剖部位和易于暴露的特点，晚期宫颈浸润癌的诊断并不困难，但早期宫颈癌（包括宫颈原位癌、镜下早期浸润癌和极早期浸润癌）常无症状，也无明显体征，诊断较为困难，需仔细询问病史、进行详细体格检查及必要的辅助检查才能明确诊断。

1）详细询问患者的现病史、既往史、月经史、婚产史及个人家族史，从中发现诊断线索。如患者存在患宫颈癌的高危因素，则应做重点检查，并随访。年轻患者有接触性出血或老年患者有绝经后阴道不规则出血是宫颈癌最重要的早期症状，应引起高度警惕。

2）做好防癌普查工作，凡已婚妇女妇科检查时都常规进行阴道脱落细胞检查，如细胞学在巴氏Ⅱ级以上或临床检查可疑者，应重复进行涂片或阴道镜检查；如涂片发现癌细胞，均应在阴道镜下行多点活检，送病理检查。

八、治疗

宫颈癌的治疗是以手术为主，辅以放疗和化疗的综合性治疗。应根据临床分期、病变范围、年龄、全身状况及并发症等决定治疗方案，无论早期还是晚期，都应遵循个体化的原则，现代宫颈癌的治疗对策强调了肿瘤治疗的整体化观念。对早期宫颈癌治疗趋向保守，强调综合治疗，注重生存质量。

（一）宫颈上皮内瘤病

确诊为宫颈上皮内瘤病（CIN）Ⅰ级者，暂时按炎症处理，每3~6个月随访刮片1次，必要时再次活检，病变持续不变者继续观察。确认为CINⅡ级者，应选用电熨、激光、冷凝或宫颈锥切术进行治疗，术后每3~6个月随访1次。确诊为CINⅢ级者，主张行子宫全切术。年轻患者若迫切要求生育，可行宫颈锥切术，术后定期随访。

（二）宫颈浸润癌

1. 手术治疗

1）Ⅰ$_{A1}$期：一般做筋膜外全子宫切除术。对年轻要求保留生育功能患者，若病灶没有累及淋巴、血管区，可做宫颈锥切术，只要锥切边缘正常，可不再做子宫切除术。

2）Ⅰ$_{A2}$、Ⅰ$_B$和Ⅱ$_A$期：广泛子宫切除术（子宫根治术）和双侧盆腔淋巴结清扫术。对年轻患者，卵巢若正常应予以保留。

3）Ⅱ$_B$、Ⅲ和Ⅳ$_A$期：可单独放疗，包括腔内照射和体外照射两种方法。腔内照射多用后装机，放射源为^{137}Cs（^{137}铯）、^{192}Ir（^{192}铱）等。体外照射多用直线加速器^{60}Co（^{60}钴）等。早期患者以腔内照射为主，晚期患者以体外照射为主；也可以采用放疗配合手术治疗的方法。

4）Ⅵ$_B$期：全盆腔放疗结合化疗控制症状。

2. 放射治疗

放疗适用于各期患者。但有阴道萎缩、狭窄、畸形或子宫脱垂等解剖结构异常，骨髓抑制，急、慢性盆腔炎性疾病，并发膀胱阴道瘘或直肠阴道瘘等病变者，则不宜放疗。放疗时尽可能地保护正常组织和器官。宫颈癌的放疗以腔内照射为主。晚期则除腔内照射之外，体外照射也非常重要。

3. 化学治疗

可作为综合治疗的一种手段，多用于晚期癌的姑息治疗，也可作为对手术或放疗的辅助治疗，如配合放疗，能增加放射敏感性。化疗药中以环磷酰胺、5－FU的疗效较好，平阳霉素、阿霉素和消瘤芥亦有一定的缓解率。

宫颈癌化疗方式包括：①放疗或手术前的辅助治疗，又称新辅助化疗；②放疗或手术后的辅助治疗；③与放疗同时进行的化疗。

新辅助化疗的目的：①缩小肿瘤体积，提高手术切除率；②减少肿瘤负荷和乏氧细胞，提高放疗效果；③降低癌细胞活力，减少术中播散及术后转移；④减灭亚临床病灶，减少复发和转移。术前化疗因肿瘤、盆腔血管尚未破坏，化疗药物容易进入瘤体，化疗效果较好，接受新辅助化疗的患者，术后病理检查显示盆腔淋巴结转移率，宫旁浸润率和血管受累率均明显低于术前未化疗者。

新辅助化疗的适应证：主要用于局部晚期宫颈癌和具有不良预后因素的高危患者。①宫颈局部癌灶直径＞4 cm者；②临床分期为Ⅰ$_{B2}$～Ⅱ$_A$；③组织学分化差的宫颈腺鳞癌，宫颈黏液腺癌；④有保留内分泌功能要求的年轻宫颈癌者；⑤巨块型宫颈癌。化疗后2～3周为手术的最佳时间。

常用药物与化疗方案：铂类药物是目前治疗宫颈癌最有效的化疗药物，单独使用反应率达50%。近年来宫颈癌化疗获得较好效果的药物有：①喜树碱类药物，为细胞毒性的植物碱，能抑制拓扑间质异构酶导致DNA复制断裂，代表药有依立替康（开普托）、拓扑替肯（金喜素）；②紫杉醇（泰素）；③吉西他滨（健择）；④其他还有氟尿嘧啶、长春新碱、丝裂霉素、异环磷酰胺、依托泊苷。常用的化疗方案有PVB、PEB、PMB等。

（三）激光治疗

激光不仅有杀伤癌细胞的作用，而且还能产生免疫性，并能提高化疗效果。宫颈癌早期，病灶局限的患者可做局部治疗。近年来，激光已被用于治疗宫颈细胞发育不良。

（四）电灼治疗

局部电灼能使癌细胞加热坏死，并可提高癌对放射和化学药物的敏感性，以达到治疗目的。

（五）冷冻治疗

冷冻治疗适用于早期无转移的宫颈癌患者，常选用液氮快速致冷的方法。

（六）中医治疗

中医治疗采用标本兼治，攻补兼施，全身与局部治疗相结合的原则。全身治疗以辨证论治为主，以改善全身功能为主要目的，在配合手术及放、化疗时能起到独特的作用。局部治疗是中医治疗宫颈癌的主要特色。

九、预防

1）加强性知识教育，提倡晚婚，杜绝性紊乱。
2）积极治疗宫颈糜烂样改变及慢性宫颈炎。
3）育龄妇女应每 1~2 年定期进行防癌检查 1 次。

（张翠美）

第四节　子宫肌瘤

子宫肌瘤是女性生殖器官最常见的良性肿瘤，也是人体最常见的肿瘤。由平滑肌和结缔组织组成，又称子宫平滑肌瘤。多见于 30~50 岁的育龄妇女，以 40~50 岁最多见，20 岁以下少见。子宫肌瘤的确切发病率较难统计，根据尸检资料，35 岁以上妇女约 20% 有子宫肌瘤，因很多患者无症状，临床不易发现而漏诊，故临床统计子宫肌瘤的发生率仅为 4%~11%。随着 B 超等影像学技术的广泛应用，在普查时发现很多无症状子宫肌瘤患者，但仍缺乏确切的统计资料。

一、病因和病理

（一）病因

根据肌瘤好发于生育年龄妇女，绝经后肌瘤停止生长、逐渐萎缩甚至消失的特征，推测子宫肌瘤的发生发展可能与女性激素有关。虽然大多数子宫肌瘤患者血中的雌、孕激素水平并没有升高，但肌瘤组织中雌、孕激素受体的水平比子宫肌层高，这提示肌瘤组织局部对雌、孕激素的高敏感性可能在肌瘤的发生发展中起重要的作用。近年来的研究还发现许多肽类生长因子及其受体是子宫肌瘤的生长调节因子，因此，子宫肌瘤的发生发展可能是雌、孕激素和局部生长因子间复杂相互作用的结果。

（二）病理

子宫肌瘤大多发生于宫体，少数位于宫颈部。其病理大体所见多为球形实质性肿瘤，单个或多个，大小不一，小的直径可仅为数毫米，大的亦有重达数十千克。肌瘤外表有一层包膜覆盖，由包绕肌瘤的结缔组织和肌纤维束构成的假包膜。肌瘤与包膜之间的联结一般较疏松，手术时易从包膜层将肌瘤剥出。切开包膜后，见周围正常的肌组织退缩，肌瘤向外突出，一般肌瘤呈白色，质硬，切面为漩涡状结构。肌瘤的颜色和硬度是由含纤维组织的多少而决定，如含平滑肌多，则色略红，质地较软；如含纤维组织多，则色较白，质地较硬。镜下可见肌瘤由皱纹状排列的平滑肌纤维相互交叉组成。漩涡状，其间掺有不等量的纤维结缔组织。细胞大小均匀，呈卵圆体或杆状，核染色较深。

（三）分类

子宫肌瘤的类型较多，根据肿瘤在子宫壁上的位置不同可分为以下几种：

1. 壁间肌瘤

壁间肌瘤为最常见的肌瘤，占总数的 60% ~70%，肌瘤位于子宫肌壁中间，周围为子宫肌层所包绕。

2. 浆膜下肌瘤

浆膜下肌瘤较壁间肌瘤少见，占总数的 20% ~30%，肌瘤向子宫表面方向生长，瘤体的大部分突出于子宫外壁，其上仅有浆膜层覆盖。若浆膜下肌瘤继续向腹腔方向扩展，最后仅有一蒂与子宫相连时，肿瘤活动可引起扭转。如果蒂部断裂，肌瘤可与子宫的邻近组织（大网膜、肠系膜等）发生粘连，从中获得血液供给，继续生长，称为寄生性肌瘤。如浆膜下肌瘤向阔韧带两叶腹膜间伸展，则形成继发性阔韧带肌瘤。但阔韧带肌瘤还可能来源于阔韧带内平滑肌组织。

3. 黏膜下肌瘤

黏膜下肌瘤系指肌瘤向子宫腔方向生长，并逐渐突出于子宫腔内者。占肌瘤的10% ~15%。宫腔因之扩大、变形。黏膜下肌瘤的底部易形成蒂，在宫腔内生长犹如异物，致使子宫收缩。肌瘤可被挤压，堵塞宫颈口或挤出宫颈口而脱落在阴道内或甚至延伸达外阴口。

上述各类型肌瘤可单独发生，也可同时存在。

子宫肌瘤在生长过程中常常出现一种或多种变性。

1）玻璃样变性：为最常见的变性，常见于较大的、生长迅速的肿瘤。变性区域水肿、软化，漩涡状结构消失，仅见退化的玻璃样物质。显微镜下则见一片均匀粉红色无结构的区域，偶然隐约可见肌细胞阴影。

2）囊性变性：在营养不良情况下，肌瘤组织可发生液化，产生胶样物并形成无数不规则形状的小囊腔。囊腔内含清亮或草黄色液体。肿瘤形成破棉絮状，可有液体流出。显微镜下见肌束间有不规则空隙。液化极度时可见整个肌瘤成单个性囊腔，质软如囊肿。

3）坏死：在循环障碍及重度感染时可发生坏死，坏死部分呈黄色，质软，有时坏死物脱落，形成囊腔，坏死多位于肌瘤结节中央。红色变性是一种特殊的坏死形式，多发生于妊娠或产后，肌瘤变为红色，质软无光泽，犹如半熟之牛肉，可能由于循环障碍伴有溶血所致。

4）钙化：肌瘤组织内血液循环有障碍时，可发生钙质沉积，一般为散在小块状，钙化波及肿瘤全部，可使肌瘤变成一个十分坚硬的子宫石。X 线检查有助于诊断。

5）肉瘤变性：肌瘤发生恶性变即为肉瘤变，发生率极低，约占子宫肌瘤的 0.5%，多见于年龄较大的妇女，短期内肌瘤迅速增大或伴阴道流血。

二、临床表现

（一）症状

多无明显症状，仅在体检时偶然发现。症状与肌瘤部位、有无变性相关，而与肌瘤大小、数目关系不大。常见症状有：

1. 子宫出血

子宫出血是子宫肌瘤最常见的症状。临床可表现为①月经过多：出血有周期性，月经量增多，往往伴经期延长，此种类型出血最多见。②月经量多：月经周期缩短，经量增多。③不规则出血：月经失去正常周期，持续时间长，时多时少且淋漓不断，多见于黏膜下肌瘤。子宫出血以黏膜下肌瘤及肌壁间肌瘤多见，浆膜下肌瘤很少引起子宫出血。

子宫出血的可能解释：①大的肌间肌瘤或多发性肌间肌瘤随着子宫的增大，宫腔内膜的面积也必然随之增加，行经时子宫内膜脱落面积大，修复时间长以致出血多，经期长；②由于肌壁间肌瘤的存在，妨碍子宫以有效的宫缩来控制出血；③子宫肌瘤多发生于生育年龄的晚期，有些患者的子宫肌瘤并不大而有月经过多，可能由于伴发功能失调性子宫出血引起。

2. 腹部肿块

子宫位于盆腔的深部，肌瘤初起时腹部摸不到肿块。当子宫肌瘤逐渐增大超过妊娠3 个月大时，或位于子宫底部的浆膜下肌瘤较易从腹部触及。肿瘤居下腹正中，实性可活动，但活动度不大，无压痛，生长缓慢。如果患者腹壁厚，子宫增大或超出盆腔，甚至达 5 个月妊娠大小，患者仍难自己发现，因此子宫肌瘤患者以腹壁肿块就诊者少。蒂长的巨大黏膜下肌瘤可脱出于阴道口外，患者可因外阴脱出肿物就诊，肿瘤多伴有感染坏死，近年这种情况已很少见。

3. 阴道溢液

子宫黏膜下肌瘤或宫颈黏膜下肌瘤均可引起白带增多，肿瘤感染时可有大量脓性白带，如有溃烂、坏死、出血时可有血性或脓血性伴有恶臭的阴道溢液。

4. 压迫症状

肌瘤压迫膀胱可引起尿频、排尿困难、尿潴留等。压迫直肠可致里急后重、排便困难等。阔韧带肌瘤压迫输尿管可引起输尿管扩张、肾盂积水等。

5. 疼痛

一般无腹痛，但可出现下腹坠胀、腰背酸痛等。肌瘤合并感染、红色变性或浆膜下肌瘤蒂扭转时可出现剧痛并伴有发热。

6. 不孕和流产

肌瘤向宫腔内生长或引起宫腔变形可妨碍精子通过、受精卵着床和胚胎发育，因而可引起部分患者不孕或流产。

7. 贫血

长期月经过多或不规则阴道流血可导致失血性贫血。

（二）体征

若肌瘤较大可在下腹部扪及质硬、圆形或不规则形实性结节状肿物。妇科检查时可发现子宫增大、表面有单个或多个不规则结节突起或有蒂与子宫相连的实性活动肿物。带蒂的黏膜下肌瘤突出于阴道内，用窥阴器即可在阴道内见到表面光滑的红色结节。当组织坏死或合并感染时，肌瘤表面有渗出物覆盖并有恶臭味。

三、实验室及其他检查

（一）B 超检查

B 超检查可明确肌瘤大小、数目及部位，可排除卵巢实质性肿瘤。

（二）诊断性刮宫

若为黏膜下肌瘤进行诊断刮宫，宫腔内有凹凸不平感。

（三）宫腔镜检查

宫腔镜检查可鉴别黏膜下肌瘤、宫颈管肌瘤及内膜异位等。

四、诊断和鉴别诊断

根据病史、临床表现及辅助检查诊断并不困难。

须与以下情况进行鉴别，如妊娠子宫、充盈膀胱、卵巢肿瘤、子宫内膜异位症、子宫腺肌瘤、子宫内膜癌、宫颈癌、子宫肌肥大症、盆腔炎性包块，子宫肉瘤等。

五、治疗

治疗应根据患者年龄，生育要求，症状及肌瘤的部位、大小、数目全面考虑。

（一）随访观察

无症状肌瘤一般不需治疗，特别是近绝经期妇女。绝经后肌瘤多可萎缩或逐渐消失。每 3~6 个月随访 1 次。

（二）药物治疗

子宫肌瘤属激素依赖性肿瘤，对肌瘤小、症状轻、年轻或近绝经期妇女，可采用激素治疗。

（三）传统手术治疗

传统手术治疗是治疗子宫肌瘤最常采用的方法，应根据疾病个体选择手术方式。肌瘤切除术适用于 <35 岁、未婚或已婚未生育、要求保留生育功能者，位于宫腔内和黏膜下肌瘤若 <5 cm 可采用宫腔镜切除肌瘤，若黏膜下肌瘤带蒂脱出宫颈口可经阴道切除肌瘤，如为子宫壁间肌瘤，则应经腹行肌瘤切除或挖除恢复子宫正常形态；术后复发率为 20%~30%。

1. 手术指征

①较大的单发性或多发性子宫肌瘤，子宫超过 2.5 个月妊娠大小，易发生变性；②肌瘤合并内膜增生，引起月经过多，导致继发性贫血，药物治疗无效者；③肌瘤短期内增大迅速或绝经后肌瘤体积增大，疑有恶变者；④因肌瘤引起明显压迫症状者；⑤年轻不育妇女合并子宫肌瘤者；⑥特殊部位肌瘤，如宫颈、黏膜下或阔韧带内肌瘤。

2. 手术方式

（1）肌瘤摘除术：适于 ≤40 岁妇女，有生育要求或者虽无生育要求，但不愿切除子宫者。浆膜下肌瘤可经腹或在腹腔镜下切除；黏膜下肌瘤可经阴道或宫腔镜摘除。

（2）子宫切除术：凡肌瘤大于 3 个月妊娠子宫或肌瘤虽不大但症状明显，流血量多而致继发性贫血，经药物治疗无效，肌瘤有恶变可能等均可行次全或全子宫切除术。卵巢外观正常可保留双侧卵巢。术前应行宫颈刮片细胞学检查、内膜活检或诊刮病检以排除子宫恶性病变，必要时可手术中行冷冻切片组织学检查。

（四）腹腔镜手术治疗

1. 腹腔镜全子宫切除术

腹腔镜全子宫切除（LH）是指完全在腹腔镜下完成子宫切除，子宫从阴道或不从阴道取出，阴道残端在腹腔镜下缝合关闭。目前，腹腔镜子宫切除术尚不能完全替代经腹子宫切除术和阴式子宫切除术，是一种可能使大部分需子宫切除患者避免开腹的微创手术。

2. 腹腔镜次全子宫切除术

腹腔镜次全子宫切除术（LSH）是指在腹腔镜下切除子宫体而保留宫颈的手术。

（1）优点：LSH 具有手术时间短、术中出血少、术后病率低、恢复快的优点。

（2）适应证：年龄在 40 岁以下的年轻患者，宫颈无病变，肌瘤子宫体一般小于 12 周妊娠子宫大小，有子宫切除适应证者。

3. 腹腔镜筋膜内宫颈上子宫切除术

腹腔镜筋膜内宫颈上子宫切除术（CISH）为不切开阴道穹隆，保持了阴道生理解剖完整，又切除了宫颈移行带，达到全子宫切除目的的手术，是一种新的受欢迎的子宫切除术式。

优点是手术创伤小、出血少、恢复快，在切除病灶的同时最大限度地保持了盆底、阴道和宫颈外的完整性，防止宫颈残端癌的发生。

4. 腹腔镜下子宫肌瘤切除术

1）优点：手术创伤小，术后恢复快，住院时间短。

2）缺点：手术费用高，经训练后的医生才可完成。

3）适应证：有症状或不育的患者，子宫肌瘤直径≥3 cm。

4）禁忌证：①多发性子宫肌瘤；②直径≥5 cm 的 3 个以上子宫肌瘤；③增大的子宫体积超过妊娠 16 周；④单个子宫肌瘤直径≥15 cm。

（五）介入治疗

子宫肌瘤的血管介入治疗是通过在双侧子宫动脉内注入栓塞剂使肌瘤血管床被永久栓塞从而达到治疗目的。其适应证与手术治疗指征基本相同，还包括拒绝手术，要求保留子宫和生育功能者；保守治疗（包括药物治疗及肌瘤切除术）无效或复发者；体弱或合并严重内科病如糖尿病等不能耐受手术者；巨大子宫肌瘤子宫切除前的栓塞治疗。

禁忌证：妊娠；怀疑子宫平滑肌肉瘤者；与卵巢（附件）肿块无法鉴别者；带细蒂的浆膜下肌瘤、阔韧带肌瘤及游离的子宫肌瘤；子宫动静脉瘘；有多种造影剂过敏史；严重凝血机制异常。

此技术成功率高，并具有创伤小，可以保留子宫功能及正常生育能力的特点；术后并发症发生率低，主要有卵巢衰竭而导致闭经、感染。

（六）肌瘤合并妊娠的处理

子宫肌瘤可以与妊娠同时存在，其发生率占肌瘤患者的 0.5% ~1%，占妊娠的 0.3% ~0.5%。常见于 30 岁以上的妇女，与子宫肌瘤本身发生率相一致。由于很多患者的肌瘤小，又无症状，在妊娠分娩过程中，易被忽略。子宫肌瘤与妊娠可以相互影响。子宫肌瘤患者不孕的发生率较一般妇女高，其中以黏膜下肌瘤患者的不孕发生率最高。肌瘤是否影响受孕，取决于肌瘤生长部位、大小、数目。如肌瘤生长部位恰巧堵塞输卵管入口或使子宫腔变形而影响受精或受精卵着床发育，可造成不孕。黏膜下肌瘤可阻碍受精卵着床或致早期流产，黏膜下肌瘤的存在使子宫收缩频率增加，这也是造成早期流产的原因。妊娠晚期可引起早产或胎位不正，故肌瘤合并妊娠时，应定期做产前检查。在妊娠晚期或产褥期，子宫肌瘤偶可发生红色变性，这可能是局部组织溶血引起血管栓塞，造成了局部组织出血。发作时临床表现为剧烈腹痛伴恶心、呕吐、体温上升、白细胞计数升高。诊断明确后一般采用镇痛、休息等保守治疗，不做手术，除非诊断未能明确。分娩时，肌瘤可影响子宫收缩，引起滞产和产后出血；如肌瘤嵌顿于盆腔内，可阻塞产道而造成难产。必要时应及时行剖宫产，并酌情行子宫切除或肌瘤剜除术。临产时应做好输血和抢救准备。

（张翠美）

第五节　子宫内膜癌

子宫内膜癌，又称子宫体癌，指发生于子宫内膜的一组上皮恶性肿瘤。以来源于子宫内膜腺体的腺癌最常见，故又称子宫内膜腺癌。属女性生殖道常见的三大恶性肿瘤之一，占女性全身恶性肿瘤7%，占女性生殖道恶性肿瘤20%～30%。本病发生可自生殖年龄到绝经后，以50～69岁为发病高峰年龄，绝经后妇女占70%～75%，围绝经期妇女占15%～20%，40岁以下仅占5%～10%。本病近年发生率有上升趋势，特别是工业发达国家，上升更为明显。

一、病因

子宫内膜癌病因尚不清楚，目前认为与下列因素有关。

（一）未孕、未产、不孕

受孕次数少，未产妇女比有5个孩子的妇女的易感性高3倍。据日本妇产科学会子宫癌登记委员会报道，年轻子宫内膜癌患者中有66.4%为未产妇，更有人认为不孕、无排卵者以及更年期排卵紊乱者，其子宫内膜癌发生率明显高于有正常排卵性月经的妇女，故推测年轻的子宫内膜癌患者多处于长期无排卵的内分泌紊乱状态，这些患者可能与未能被孕激素拮抗的雌激素长期作用有关。

（二）体质因素

子宫内膜癌易发生在肥胖、高血压、糖尿病的妇女。这些因素是子宫内膜癌高危因素。

（三）与雌激素的关系

多年来无论从临床观察或实验研究已认为子宫内膜癌的发生与雌激素的长期刺激有关。

1. 内源性的雌激素

内源性的雌激素主要来自性腺即卵巢分泌的雌激素。Lucas（1974）报道，在分泌雌激素的卵巢粒层—卵泡膜瘤患者中子宫内膜增生者高达35%，子宫内膜癌高达10%，子宫内膜癌常与无排卵性异常子宫出血、多囊卵巢综合征、功能性卵巢瘤等合并存在，她们的子宫内膜长期受雌激素刺激而无孕酮拮抗，子宫内膜长期受少量或过多雌激素的刺激可能导致子宫内膜癌的发生。另一种内源性的雌激素是来自性腺外的雌激素，在绝经后妇女，卵巢功能已衰竭，但体内仍有雌激素，这是肾上腺分泌的雄烯二酮，经芳香化而产生的雌酮，体内的雌酮的增加容易导致子宫内膜癌。此外，当肝硬化引起肝功能代谢障碍，以致雌激素积蓄，也易于发生子宫内膜癌。

2. 外源性的雌激素

外源性的雌激素是指替代疗法时使用的雌激素。更年期妇女使用雌激素者，其发生子宫内膜癌的相对危险性比不使用者至少高5倍。大宗有代表性的回顾性流行病学研究显示，在应用雌激素的妇女中子宫内膜癌发生的危险性增加4~14倍，且与雌激素应用时间的长短及剂量有关。McDonald等报道，使用妊马雌酮6个月至3年的妇女患子宫内膜癌的相对危险指数是4.9，使用3年以上者为7.9，每日量在1.25 mg以上者，其危险指数上升到7.2。

但是，对于雌激素的致癌作用目前仍存有争议，事实也确有许多子宫内膜癌患者并不肥胖，能正常孕育，也从未应用过雌激素等。因此，对于雌激素在子宫内膜癌发生中的确切作用，至今仍在探究。

（四）与子宫内膜增生过长的关系

长期以来已公认子宫内膜癌的发生可能与子宫内膜增生过长有关。但究竟哪一类型的子宫内膜增生过长与子宫内膜癌的发生关系最密切，也是长期以来研究的课题。现已证实子宫内膜癌的发生与子宫内膜腺囊型增生过长关系不大，而与子宫内膜腺型增生过长密切有关，尤其是伴细胞不典型者，关系更为密切。

（五）社会及经济因素

与宫颈癌比较，子宫内膜癌更多发生于中上等社会阶层的妇女。

（六）绝经后延

绝经后延妇女发生子宫内膜癌的危险性增加4倍。子宫内膜癌患者的绝经年龄比一般妇女平均晚6年。

（七）遗传因素

约20%的子宫内膜癌患者有家族史。子宫内膜癌患者近亲有家族肿瘤史者比宫颈癌患者高2倍。

二、分类

按其累及范围和生长方式，可分为两类。

（一）局限型

癌变局限于子宫壁某部，肿瘤呈颗粒状、小菜花状或小息肉状生长。范围虽小，但可浸润深肌层。

（二）弥散型

癌变累及大部或全部内膜。肿瘤呈息肉状或菜花状生长，可充满宫腔，甚至下达宫颈管，质脆，表面可有坏死、溃疡。如浸润肌层，则形成结节状病灶；如蔓及浆膜层，子宫表面则出现结节状突起。

按细胞组织学特征，可分为以下几类：①子宫内膜样腺癌，包括腺癌、腺棘皮癌（腺癌合并鳞状上皮化生）和腺鳞癌（腺癌和鳞癌并存），占80%～90%；②黏液性癌；③浆液性癌；④透明细胞癌；⑤鳞状细胞癌；⑥混合性癌；⑦未分化癌。

三、转移途径

多数生长缓慢，局限于内膜或宫腔内时间较长，也有极少数发展较快，短期内出现转移。主要转移途径是直接蔓延、淋巴转移，晚期可有血行转移。

（一）直接蔓延

癌灶沿子宫内膜向上蔓延生长，经子宫角达输卵管；向下蔓延累及宫颈、阴道；向肌层浸润，可穿透浆膜而延及输卵管、卵巢，并广泛种植于盆腔腹膜、直肠子宫陷凹及大网膜。

（二）淋巴转移

淋巴转移为子宫内膜癌的主要转移途径。其转移途径与肿瘤生长的部位有关。宫底部的癌灶可沿阔韧带上部的淋巴管网转移到卵巢，再向上到腹主动脉旁淋巴结。子宫角及前壁的病灶可经圆韧带转移到腹股沟淋巴结。子宫后壁的病灶可沿骶韧带至直肠淋巴结。子宫下段及宫颈管的病灶与宫颈癌的淋巴转移途径相同。

（三）血行转移

血行转移少见，出现较晚，主要转移到肺、肝、骨等处。

四、临床分期

子宫内膜癌的临床分期至今仍用FIGO临床分期（表10-2）。

表 10 - 2　子宫内膜癌的临床分期

0 期	腺瘤样增生或原位癌（不列入治疗效果统计）
Ⅰ 期	癌局限于宫体
Ⅰa 期	宫腔长度≤8 cm
Ⅰb 期	宫腔长度＞8 cm

根据组织学分类，Ⅰa 期及Ⅰb 期又分为 3 个亚期：G_1——高分化腺癌；G_2——中分化腺癌；G_3——未分化癌

Ⅱ 期	癌已侵犯宫颈
Ⅲ 期	癌扩散至子宫以外盆腔内（阴道或宫旁组织可能受累），但未超出真骨盆
Ⅳ 期	癌超出真骨盆或侵犯膀胱或直肠黏膜或有盆腔以外的播散
Ⅳa 期	癌侵犯附近器官，如直肠、膀胱
Ⅳb 期	癌有远处转移

五、临床表现

（一）症状

阴道流血、阴道排液是子宫内膜癌的主要症状。

1. 阴道流血

绝经前表现为月经紊乱、月经量增多、经期延长或经间期出血，绝经后表现为阴道不规则出血。

2. 阴道排液

可为白带增多、浆液性或浆液血性分泌物增多。合并感染者可有脓性或脓血性恶臭分泌物。

3. 疼痛

当癌瘤浸润周围组织或压迫神经时可引起下腹及腰骶部疼痛。有宫腔积液、积脓时可刺激子宫收缩，出现下腹痛及痉挛性疼痛。

4. 恶病质

晚期可出现贫血、消瘦、发热、全身衰竭等。

（二）体征

早期可无明显体征，子宫可以为正常大小或稍大。疾病发展时，子宫增大变软、固定或在宫旁或盆腔内扪及不规则形结节状肿物。

六、实验室及其他检查

（一）细胞学检查

阴道细胞学检查阳性率仅为 50%，宫腔吸引宫腔毛刷涂片阳性率可达 90%。

（二）诊断性刮宫（分段）

诊断性刮宫（分段）是诊断子宫内膜癌最常用的方法，确诊率高，所有不正常出血妇女均应做诊断性刮宫，绝经后妇女子宫内膜厚度≥5 mm，诊断性刮宫阳性率超过80%，但当病灶较小或位于宫底角时易漏诊，故对有症状而诊断性刮宫阴性者应做进一步检查。

（三）宫腔镜检查

可在内镜直视下对可疑部位取活体组织送病理学检查，适用于有异常出血而诊断性刮宫阴性者，可了解有无宫颈管病变。

（四）阴道超声

阴道超声（TVS）可了解子宫内膜厚度、病灶大小、子宫内膜占位病变、有无侵犯肌层、有无合并子宫肌瘤、是否侵犯宫颈，有助于术前诊断及制订手术方案。

（五）血清 CA125 检测

癌血清标志物 CA125 可升高，CA125 阳性与子宫内膜癌临床分期、病理类型、病灶子宫外转移有关。如 CA125 > 50 kU/L，可有深肌层侵犯，CA125 > 350 kU/L，87.5% 有子宫外转移。

（六）CT 与 MRI

CT 与 MRI 均为非创性检查方法，CT 对子宫内膜癌肌层侵犯准确率为 76%，MRI 为 83% ~92%，可联合应用。

七、诊断

根据病史、症状、体征及实验室检查可确诊。应注意以下问题：

1）病史询问时注意本病的高危因素，如老年、肥胖、高血压、糖尿病、绝经延迟、少育或不育等，家族中是否有子宫内膜癌发病史。对有高危因素的患者如出现阴道不规则出血、月经改变、阴道排液等症状，应进行诊断性刮宫明确诊断。如诊断性刮宫结果呈阴性，应密切观察和随访。

2）凡患者有绝经后出血症状，无论出血量多少、持续时间多长及发生几次，都是不正常的，应高度警惕，采取必要措施明确出血部位及出血的原因，排除子宫内膜癌。

3）更年期妇女出现不规则阴道流血，不能简单认为是更年期异常子宫出血而予以药物治疗，应先行诊断性刮宫明确诊断。年轻妇女患子宫内膜癌者并不少见，特别是存在高危因素者，如出现月经紊乱、不规则出血、经期延长或月经间期出血等症状，应警惕子宫内膜癌的可能，诊断性刮宫明确出血原因后再行药物治疗。

八、治疗

采用手术治疗为主，放疗、化疗或激素治疗为辅的综合治疗方法。

（一）手术治疗

子宫内膜癌手术分期程序是：腹部正中直切口、打开腹腔后立即取盆、腹腔冲洗液或腹水进行细胞学检查，然后仔细探查整个腹腔内脏器。网膜、肝脏、结肠旁沟和附件表面均需检查和触摸任何可能存在的转移病灶，然后仔细触摸腹主动脉旁和盆腔内可疑或增大的淋巴结。在开始手术前先结扎或钳夹输卵管远侧端以防在处理子宫及附件时有肿瘤组织流出。切除子宫后，应该在手术区域外切开子宫以判断病变的范围。许多子宫内膜癌患者过度肥胖或年纪过大，或有并发症和合并症，所以在临床上必须判断患者能否耐受过大的手术。

（二）放射治疗

单纯放疗适用于晚期或有严重的全身疾病、高龄和无法手术的患者，术后放疗用于补充手术的不足及复发患者。在大多数西方国家常采用先放疗，然后进行全子宫及双侧附件切除术、选择性盆腔及腹主动脉旁淋巴结切除术的方法。

腔内放射包括宫颈癌腔内放射、宫腔填充法腔内治疗、后装法腔内放射 3 种方法。腔内放射可在术前进行，以利于手术的成功，可减少复发，提高 5 年生存率。近代研究表明，术前先行腔内放射，2 周内切除子宫者，36% 已无残余癌；8 周后手术者，59% 无残余癌。无残余癌者 5 年复发率为 3.8%，有残余癌者为 19.2%。又有研究指出，I 期癌单纯手术 5 年存活率为 69.5%，术前腔内放疗组 5 年存活率为 93.75%；单纯手术组复发率为 11.51%，术前放疗组为 6.97%。此外，腔内放射亦可在术后进行，主要针对病变累及宫颈或阴道切缘残瘤，最好在术后 3~4 周时辅补以阴道内放射。

体外放疗，不论为术前、术后或单纯放疗，都必须考虑个体差异区别对待。术前体外放疗主要针对宫旁或盆腔淋巴结可疑转移灶。术后体外照射主要针对手术不能切除的转移灶和盆腔及腹主动脉旁淋巴结转移。单纯体外照射适用于晚期患者，阴道及盆腔浸润较广泛，不宜手术，且腔内放射亦有困难者。

（三）化学治疗

子宫内膜癌的化疗主要适宜于晚期或复发、转移的患者或作为高危患者手术后的辅助治疗，如低分化肿瘤，肿瘤侵犯深肌层、盆腔或主动脉旁淋巴结阳性者，以及一些恶性程度极高的病理类型的肿瘤。

（四）激素治疗

对晚期癌、癌复发患者，不能手术切除的患者或年轻、早期患者要求保留生育功能者均可考虑孕激素治疗。

1. 孕激素

正常子宫具有较丰富的雌激素受体（ER）和孕激素受体（PR），能分别识别雌激素和孕激素，与其结合后发挥生物效应。子宫内膜癌为激素依赖性肿瘤，但受体含量较正常内膜低，且肿瘤分化程度越差，临床期别越晚，受体含量就越低。公认激素受体含量与预后和治疗选择有重要关系：受体含量低者，肿瘤复发率高，生存期短，预后不良，死亡率高，对孕激素治疗反应差，对细胞毒药物反应好；反之，受体含量高者，肿瘤分化好，生存期长，预后好，适宜孕激素治疗。据报道，受体阳性者，治疗有效率分别为：ER 阳性者，50%~60%，PR 阳性者，70%~80%，两者均阳性为 80%；未做受体检测者则为 30%。

在孕激素作用下，子宫内膜癌细胞可以从恶性向正常内膜转化，直接延缓脱氧核糖核酸和核糖核酸的合成，从而控制癌瘤的生长。孕激素还可增强癌细胞对放疗的敏感性，使早期患者肿瘤缩小、消失或分化好转。诸多学者的研究表明，孕激素不但对原发灶有抑制作用，对转移灶，尤其是肺转移灶也有较好疗效，对内膜癌的皮肤转移灶也有治疗作用，年轻未育的子宫内膜癌患者在孕激素治疗后可以妊娠。

当今临床应用的孕激素主要有 3 种。

1）醋酸甲羟孕酮：200~300 mg，每日 1 次口服，或 500 mg，每日 3 次口服，或 400~1 000 mg，肌内注射，每周 1 次。8 周以后每周 250 g；或每日 100 mg，10 天后每日 200 mg，每周 3 次，维持量为每周 100~200 mg。

2）醋酸甲地孕酮：每日每次 400 mg，肌内注射，连用半年至 1 年；或每周 40~60 mg 口服。

3）17-羟乙酸孕酮：500 mg，每周 2 次，肌内注射，或 1 000 mg，肌内注射，每周 1 次，连用 3~6 个月；或每日 500 mg，1~2 个月后每日 250 mg。

上述长效孕激素通常应连续使用 2 个月以上，才能产生疗效，对癌瘤分化良好、PR 阳性者疗效好，对远处复发者疗效优于盆腔复发者，治疗时间至少 1 年。大规模随机安慰剂对照研究未显示出辅以孕激素治疗能够改善子宫内膜癌患者的无进展生存率及总生存率，故目前激素治疗多用于晚期和复发转移患者，孕激素的有效率<20%。

孕激素治疗产生的不良反应少，症状轻，偶见恶心、呕吐、水肿、秃发、皮疹、体重过度增加及满月脸等，严重的过敏反应及血栓性静脉炎、肺动脉栓塞较罕见。

2. 抗雌激素药物

近年报道，雌激素拮抗剂三苯氧胺（TMX）对原发性肿瘤为 ER 阳性的复发病变有效，或当孕激素治疗失败时，应用此药有效。用法：20 mg，每日 2 次，口服，连用 3 个月至 2 年。三苯氧胺有促使 PR 水平升高的作用，对受体水平低的患者可先用三苯氧胺使受体水平上升后，再用孕激素治疗，或者两者同时应用可以提高疗效。药物不良反应有潮热、畏寒等类似围绝经期综合征的表现，骨髓抑制表现为白细胞、血小板计数下降，但一般较其他化疗药物反应轻，其他可以有少量不规则阴道流血、恶心、呕吐等。

3. 氨鲁米特（氨基导眠能）

氨鲁米特是一种作用于中枢神经系统的药物，除有镇静作用外，还能抑制肾上腺，从而抑制外周组织芳香化酶的产生，使血浆 17 羟孕烯醇酮、雄烯二酮下降，体内雌激素水平下降。从 20 世纪 80 年代开始，氨鲁米特用于乳腺癌的治疗，取得了一定的疗效，但其对内膜癌的治疗，国内外鲜见报道。国内有人用氨鲁米特治疗子宫内膜癌患者发现，氨鲁米特可降低患者血中雌激素、孕激素水平，并使内膜癌组织中 ER、PR 含量下降，用药后癌组织在光镜下的形态学变化主要表现为癌细胞退行性变，提示氨鲁米特可抑制癌细胞生长，由于此类报道较少，氨鲁米特对子宫内膜癌的作用有待进一步研究。

（张翠美）

第六节　卵巢肿瘤

卵巢肿瘤是女性生殖器常见肿瘤之一，恶性肿瘤的发病率占女性生殖器恶性肿瘤的第 3 位。卵巢癌的年发病率为 （9 ~ 17）/10 万。由于目前尚缺乏早期诊断卵巢癌的有效方法，致使 60% 的患者在诊断时已属晚期。尽管治疗方法层出不穷，但 5 年生存率仍徘徊在 40% 左右。

一、病因

病因未明，可能与遗传和家族因素、工业污染、环境、高胆固醇食物、不孕或少育、内分泌因素等有关。早生育、早绝经和口服避孕药可减少卵巢癌的发生；遗传因素与大约 5% 的卵巢癌相关。恶性肿瘤的转移途径主要是盆、腹腔直接种植播散和淋巴转移，血行转移少见。卵巢恶性肿瘤在盆、腹腔内的种植播散和转移相当广泛，所有腹膜、肠系膜、肠管、大网膜、肝、脾等脏器均可受累。淋巴转移通过卵巢门淋巴管至腹主动脉旁淋巴结，通过阔韧带进入盆腔淋巴结、圆韧带至髂外和腹股沟淋巴结。横膈也是转移的好发部位。晚期可出现血行转移。

二、分类

卵巢肿瘤种类繁多、分类复杂。

三、病理特点

（一）卵巢上皮性肿瘤

卵巢上皮性肿瘤发病年龄多为 30 ~ 60 岁。有良性、临界恶性和恶性之分。临界恶性肿瘤是指上皮细胞增生活跃及核异型，表现为上皮细胞层次增加，但无间质浸润，是一种低度潜在恶性肿瘤，生长缓慢，转移率低，复发迟。

（二）卵巢生殖细胞肿瘤

卵巢生殖细胞肿瘤发生率仅次于上皮性肿瘤。好发于儿童及青少年，青春期前占60%～90%。绝经后仅占4%。

（三）卵巢性索间质肿瘤

卵巢性索间质肿瘤来源于原始性腺中的性索及间质组织，占卵巢恶性肿瘤的5%～8%，一旦原始性索及间质组织发生肿瘤，仍保留其原来的分化特性，各种细胞均可构成一种肿瘤。

（四）转移性肿瘤

转移性肿瘤占卵巢肿瘤的5%～10%。乳腺、胃肠道、生殖道、泌尿道等部位的原发性肿瘤均可转移到卵巢。因系晚期肿瘤，故预后不良。库肯伯格（Krukenberg）瘤是指原发于胃肠道，肿瘤为双侧性，中等大小，一般保持卵巢原状，肿瘤与周围器官无粘连，切面实性，胶质样，多伴有腹水的肿瘤。预后极坏，多在术后1年内死亡。

四、卵巢恶性肿瘤的转移途径

卵巢恶性肿瘤的蔓延及转移主要通过下述途径进行。

（一）直接蔓延

较晚期的卵巢恶性肿瘤，不仅与周围组织发生粘连，而且可直接浸润这些组织，如子宫、壁层腹膜、阔韧带、输卵管、结肠及小肠等。

（二）植入性转移

卵巢恶性肿瘤常可穿破包膜，癌细胞广泛地种植在直肠子宫陷凹、腹膜、大网膜及肠管等处，形成大量的结节状或乳头状转移癌，并引起大量腹水。

（三）淋巴转移

淋巴转移是卵巢恶性肿瘤常见的转移方式，发生率为20%～50%，主要沿卵巢动、静脉及髂总淋巴结向上和向下转移。横膈是卵巢癌常见转移部位。

（四）血行转移

卵巢恶性肿瘤除肉瘤、恶性畸胎瘤及晚期者外，很少经血行转移，一般远隔部位转移可至肝、胸膜、肺及骨骼等处。

五、临床分期

卵巢恶性肿瘤的临床分期见表10-3。

表 10 – 3   原发性卵巢恶性肿瘤的分期

Ⅰ期	肿瘤局限于卵巢
Ⅰₐ	肿瘤局限于一侧卵巢，包膜完整，表面无肿瘤，腹水或腹腔冲洗液中不含恶性细胞
Ⅰ_b	肿瘤局限于两侧卵巢，包膜完整，表面无肿瘤，腹水或腹腔冲洗液中不含恶性细胞
Ⅰ_c	Ⅰₐ 或 Ⅰ_b 肿瘤伴以下任何一种情况：包膜破裂，卵巢表面有肿瘤，腹水或腹腔冲洗液中含恶性细胞
Ⅱ期	一侧或双侧卵巢肿瘤，伴盆腔内扩散
Ⅱₐ	蔓延和（或）转移到子宫和（或）输卵管
Ⅱ_b期	蔓延到其他盆腔组织
Ⅱ_c期	Ⅱₐ 或 Ⅱ_b 肿瘤，腹水或腹腔冲洗液中含恶性细胞
Ⅲ期	一侧或双侧卵巢肿瘤，伴显微镜下证实的盆腔外的腹腔转移和（或）区域淋巴结转移。肝表面转移为Ⅲ期
Ⅲₐ	显微镜下证实的盆腔外的腹腔转移
Ⅲ_b	腹腔转移灶直径≤2 cm
Ⅲ_c	腹腔转移灶直径＞2 cm 和（或）区域淋巴结转移
Ⅳ期	远处转移，除外腹腔转移（胸水有癌细胞，肝实质转移）

注：Ⅰ_c 及 Ⅱ_c 如细胞学阳性，应注明是腹水还是腹腔冲洗液；如包膜破裂，应注明是自然破裂还是手术操作造成的破裂。

六、临床表现

（一）内分泌紊乱

卵巢性腺间质肿瘤及部分上皮性肿瘤，由于肿瘤细胞、间质组织能合成并分泌雌激素，使患者表现为内分泌障碍，青春期前出现性早熟，生育年龄妇女月经不调，不规则阴道流血，在绝经后妇女出现阴道流血，在卵泡膜细胞瘤、卵巢支持间质细胞瘤由于雄激素分泌而表现为男性化特征。

（二）腹部包块

卵巢良性肿瘤生长缓慢，早期体积小多无症状，多在妇科检查时发现，当肿瘤增大超出骨盆腔时，可在下腹部触及一活动无压痛肿物，当肿瘤增大迅速，占据整个腹腔时患者才出现腹胀、尿频、便秘、气促及双下肢水肿等症状。

（三）消化道症状

临床以消化道症状就诊者可占 50% 以上，绝经后妇女常可达 80%。多由于肿瘤巨大压迫肠道，或因肿瘤侵犯肠道，种植于大网膜、膈肌等部位而产生中等量以上腹水，可表现为腹胀、食欲减退、便血，严重者可发生肠梗阻，常常被误诊为结核性腹膜炎、肝硬化腹水而延误治疗。

（四）恶病质

恶病质为恶性肿瘤发展到晚期引起的非特异性消耗性病变，可表现为消瘦、免疫功能低下、多脏器功能衰竭等。

（五）卵巢癌三联征

40 岁以下妇女，出现胃肠道症状，卵巢功能障碍。

七、并发症

卵巢肿瘤因早期无症状，有的患者出现并发症时才发现。

（一）蒂扭转

蒂扭转是妇科常见的急腹症。常发生于瘤蒂较长、中等大小、活动度大、重心偏于一侧的肿瘤。在突然改变体位或向同一方向连续转动后发生。肿瘤发生扭转后，可出现瘤内出血、坏死，易破裂和继发感染。典型的症状为突然发生的一侧下腹剧痛，伴恶心、呕吐，甚至休克。双合诊可触及有压痛的肿块，以蒂部最明显。严重者可有腹膜炎表现。确诊后应立即手术，术时应在扭转的蒂根部近子宫侧钳夹切断，将肿瘤与扭转的瘤蒂一并切除。钳夹前不可将肿瘤复位，以防栓子脱落造成栓塞。

（二）破裂

可自发或受外伤后破裂。自发破裂多为肿瘤浸润性生长穿破囊壁所致。腹部受重击、分娩、性交、妇科检查用力过度、穿刺等可引起肿瘤破裂，肿瘤破裂后，囊内容物流入腹腔或肿瘤血管破裂造成腹腔内出血，可引起剧烈腹痛、恶心、呕吐、腹膜炎，甚至休克。检查可发现腹肌紧张、有压痛、有反跳痛或有腹水征，原来存在的肿块缩小或消失。确诊后应立即剖腹探查，切除肿瘤并彻底冲洗腹腔。

（三）感染

感染多继发于肿瘤蒂扭转、破裂后，或者是邻近器官感染病灶的扩散。临床上除原有疾病的表现外，尚有发热、血白细胞升高等表现。严重者可出现腹膜炎。一般是先控制感染，然后手术治疗。若短期内感染难以控制，则先手术切除病灶，术后继续抗感染治疗。

（四）恶变

肿瘤短期内迅速增大而固定，可伴有腹水等表现。确诊后应及早手术治疗，并按恶性肿瘤处理。

八、实验室及其他检查

（一）细胞学检查

腹腔积液及腹腔冲洗液、后穹隆穿刺吸液、细针吸取法，均可用于卵巢肿瘤的诊断，确定其临床分期。

（二）B 超检查

B 超具有操作方便，出结果快速，可重复进行的优点。已成为临床诊断卵巢肿瘤不可缺少的方法。可直接观察肿瘤的形态轮廓及内部结构回声，分辨肿块与周围脏器及组织的关系。阴道超声高频探头的分辨率高，检查时尚不需充盈膀胱，且探头的位置和卵巢的位置更接近，因此，可更好地显示肿瘤的部位和性质。根据卵巢肿瘤病变组织物理性质的不同，超声图像大致可分三大类，即囊性、实质性和混合性。

（三）腹部 X 线片

若为卵巢畸胎瘤，腹部 X 线片可显示牙齿及骨质；囊壁可出现包壳样钙化层，均匀连续性或不规则间断性；肿瘤内部可出现低密度透光阴影。此外，在浆液性囊腺瘤、性腺母细胞瘤等合并钙化时，X 线片上也可见到钙化阴影。

（四）胃肠道钡剂造影

吞钡检查、钡剂灌肠空气对比造影用以了解肿瘤与胃肠道的关系，明确胃肠道有无器质性病变及转移灶存在。

（五）静脉肾盂造影

巨大肿瘤或晚期肿瘤患者常需做静脉肾盂造影，以了解肾脏功能，输尿管有无受压和移位，肾盂有无积水，膀胱是否被肿瘤侵及。

（六）盆腔血管造影

由于非侵入性诊断技术的发展，目前临床已较少用于卵巢肿瘤的诊断，仅适用于某些来源或性质不明的盆腔肿瘤，了解肿瘤的转移情况，同时可栓塞肿瘤血管床，抑制肿瘤的生长，也可进行化疗。方法按 Seldinger 技术进行，经皮做股动脉插管，将猪尾导管尖端置于腹主动脉内第 2 腰椎水平，注入造影剂，连续快速摄片，明确病变部位，判定供血动脉。然后更换眼镜蛇导管，超选择插管至供血动脉再次造影。通过超选择造影可显示肿瘤的大小和形态。实质性癌表现为血管丛生，形态不规则，伴有肿瘤染色；囊性癌肿表现为血管区缺少，缺血区周围血管排列紊乱；混合性肿瘤则表现为不典型的血管像。

（七）腹腔镜检查

腹腔镜检查可直接观察盆、腹腔内脏器，确定病变的部位、性质。可吸取腹水或腹腔冲洗液，行细胞学检查，或对盆、腹腔包块、种植结节取样进行活检。并可鉴别诊断其他疾病。其在卵巢癌诊断、分期治疗监护中有重要价值。

（八）CT 检查

CT 检查有助于鉴别盆腔肿块的性质，有无淋巴结转移。较清晰地区分良、恶性及鉴别诊断。

（九）MRI 检查

MRI 检查可判断卵巢癌扩展、浸润及消退情况。优点除同 CT 检查外，还具有其图像不受骨骼干扰，可获得冠状及矢状断层图像，组织分辨力更清晰，还可避免 X 线辐射的优点。

（十）淋巴造影

淋巴造影（LAG）诊断标准是以淋巴结缺如和淋巴管梗阻作为 ALG 阳性。可帮助确定卵巢癌的淋巴结受累情况，特别是了解局限的卵巢上皮性癌及无性细胞瘤的淋巴结转移情况，可以帮助临床分期，决定需否对淋巴结进行辅助放疗及放疗的面积范围。

（十一）生化免疫测定

卵巢上皮性癌、转移性癌及生殖细胞癌患者的 CA125 值均升高。血清脂质结合唾液酸在卵巢癌患者 80% 均升高。此外血清超氧歧化酶、AFP、HCG 的测定对卵巢癌的诊断也有一定意义。

九、诊断

结合病史和体征，辅以必要的辅助检查确定：①盆腔肿块是否来自卵巢；②卵巢肿块是肿瘤还是瘤样病变；③卵巢肿瘤的性质是良性还是恶性；④肿瘤的可能类型；⑤恶性肿瘤的临床分期。

诊断标准：

1）早期可无症状，往往在妇科检查时偶然发现。

2）下腹有不适感，最早为下腹或盆腔下坠感。

3）当囊肿长大时，呈球形，在腹部可扪及肿物。

4）肿瘤巨大时可出现压迫症状，出现尿频或尿潴留，大便不畅；压迫横膈时引起呼吸困难、心慌；影响下肢静脉血流可引起腹壁及两下肢水肿。

5）肿瘤出现蒂扭转时可致腹部剧烈疼痛。

6）妇科检查多示子宫一侧呈囊性、表面光滑、可活动、与子宫不粘连，蒂长时可扪及。阴道后穹隆常有胀满感，有时可触及肿瘤下界。

7）超声波检查显示卵巢肿瘤内有液性回声。

8）病检可确诊。

十、治疗

（一）卵巢良性肿瘤

采取手术治疗。手术时应注意如下几点：

1）年轻患者一侧卵巢肿瘤，可选择一侧附件切除术。若为成熟畸胎瘤或黏液性囊腺瘤，也可进行肿瘤剥出术。肿瘤切除后应立即剖开检查，必要时行冷冻切片检查以排除恶性变。对侧卵巢也应仔细触摸检查，以防遗漏双侧性肿瘤，若外观正常，没有必要切开探查。双侧性肿瘤应做肿瘤剥出术。

2）绝经后患者即使为单侧肿瘤、子宫没有病变也应做全子宫及双侧附件切除术。

3）由于目前尚缺乏卵巢癌早期诊断方法，最近又有人提出了预防性卵巢切除的问题。有些学者提倡，不论绝经与否，凡是 50 岁以上的子宫和附件的良性病变，均进行子宫及双侧附件切除术，术后使用激素替代治疗。

4）手术中除巨大囊肿可考虑穿刺放液外，提倡完整取出肿瘤。

（二）卵巢恶性肿瘤的治疗

以手术为主，辅以化疗、放疗。

1. 手术治疗

手术是卵巢恶性肿瘤的首选方法。首次手术尤为重要。疑为恶性肿瘤者，应尽早剖腹探查；先吸取腹水或腹腔冲洗液做细胞学检查；然后全面探查盆腔、腹腔，决定肿瘤分期及手术范围。早期患者一般做全子宫、双附件加大网膜切除及盆腔、腹主动脉旁淋巴结清扫术。晚期可行肿瘤细胞减灭术，即尽量切除原发病灶及转移灶，使残留病灶直径小于 1 cm，同时常规行腹膜后淋巴结清扫术。

2. 放射治疗

无性细胞瘤对放疗高度敏感，颗粒细胞瘤对放疗中度敏感，术后可辅以放疗。手术残余肿瘤或淋巴结转移可做标记放疗，也可采用移动式带形照射技术。放射性核素^{32}P 等可用于腹腔内灌注。

3. 化学治疗

卵巢癌的化疗应建立在手术彻底切除肿瘤的基础之上，如残留癌灶 <2 cm，化疗可使癌灶完全消退，达到无瘤生存。化疗可使原来不能手术切除的达到理想的肿瘤细胞减灭。化疗应根据肿瘤的临床与手术分期，肿瘤的病理类型，分化程度，初次手术切除的范围，选择不同的药物组合，在术前和术后定期使用。

适应证：①估计手术难以大部分切除的晚期卵巢癌可先行术前化疗 1~2 个疗程再择期手术；②初次手术肿瘤未能切除，可先行化疗 2~3 个疗程再手术；③初次手术无精确手术临床分期，未行大网膜切除，淋巴结清扫者；④初次手术腹水或冲洗液中查到瘤细胞者；⑤高危组织类型的浆液性囊腺癌、透明细胞癌、中、低分化腺癌（G_2，G_3）；⑥初次手术肿瘤包膜溃破，肿瘤与周围组织粘连者；⑦初次手术盆腔或主动脉旁淋巴结阳性者；⑧术后 4 周，CA125 下降 <50% 者。

4. 免疫治疗

对卵巢恶性肿瘤近年提倡用的白细胞介素 -2、LAK 细胞、肿瘤坏死因子、干扰素、转移因子及单克隆抗体等，均有机体反应，但目前还难以实现其理想效果。

5. 激素治疗

研究表明，上皮性卵巢癌患者 40% ~100% 激素受体阳性。给予己酸孕诺酮 200 mg，肌内注射，每周 1~2 次，于确诊或术后立即开始，长期使用，可使症状改善显著，食欲、体重增加，可做辅助治疗。

6. 高剂量化疗合并自体骨髓（ABMT）或外周血干细胞移植（PBSCT）治疗难治性卵巢癌

难治性卵巢癌是指以常规剂量、一二线化疗药物、放疗或手术均不能治疗者，对这些患者，大剂量的化疗可导致骨髓严重抑制，因此增加了感染、出血等并发症的发生率，自体骨髓支持治疗在白血病和恶性淋巴瘤治疗中的成功，已证明被移植骨髓干细胞的重建，加速了血液系统的恢复，明显降低了大剂量化疗的危险性，增加了安全性。大剂量化疗合并自体骨髓支持治疗也用于难治性卵巢癌，并已取得一定进展。近年文献报道发现，外周血干细胞和骨髓移植的干细胞对血液系统的恢复效果是相同的，但两者比较，外周血干细胞有其优点，易于采集，移植物受瘤细胞污染可能性小，含有大量淋巴细胞，有助于免疫功能恢复和抗癌，不需要全身麻醉，并发症少，可重复多次应用等，因此，多数用外周血干细胞移植替代自体骨髓移植。Shpall 综合文献报道，200 例晚期卵巢癌（对多种药物耐药）接受高剂量化疗，辅以自体骨髓支持治疗，缓解率明显提高，为 70% ~82%（一般治疗为 10% ~20%）。Benedetti 对 20 例Ⅲ、Ⅳ期卵巢癌进行大剂量顺铂（DDP）、卡铂（CBDCA）、依托泊苷（VP－16）化疗，并用自体外周血干细胞支持或自体骨髓移植，5 年生存率为 60%，毒性反应尚可耐受。

7. 中医中药

术前给予中药扶正，兼以软坚消癥以驱邪，可为手术创造条件。术后放、化疗期间给予中药健脾和胃、扶助正气，减轻毒副反应。化疗间歇期可给予扶正、清热解毒、软坚消癥的中药。以提高机体免疫功能，增强对外界恶性刺激的抵抗力，抑制癌细胞的生长，促进机体恢复，延长生命，以达到抗癌抑癌作用。中西医结合治疗既有利于标本兼治，又有利于提高生存率。

十一、预后

预后与临床分期、组织类型、细胞分化程度、年龄、治疗措施等有关。5 年生存率：Ⅰ期有 70% ~80%，Ⅱ期以上只有 40% 左右。低度恶性肿瘤、残余瘤直径 <2 cm 者疗效较好。年老患者疗效较差。

十二、随访

通过随访，可了解患者对治疗方案的直接反应，及早发现和迅速处理与治疗有关的并发症，早期发现未控或复发病变以对治疗方案做适当的更改。一般是术后 2 ~3 年内每 3 个月随诊 1 次，第 3 ~5 年每 4 ~6 个月复查 1 次，5 年后每年复查 1 次。

附　妊娠合并卵巢肿瘤

妊娠合并卵巢良性肿瘤比较常见，合并恶性肿瘤比较少见。早孕时若肿瘤嵌入盆腔，可能引起流产。中期妊娠时易并发蒂扭转，晚期妊娠时若肿瘤较大可导致胎位异常，分娩时肿瘤易发生破裂，肿瘤位置较低可阻塞产道导致难产。妊娠时盆腔充血，可使肿瘤迅速增大，并促使恶性肿瘤扩散。

妊娠合并卵巢肿瘤除非有并发症存在，否则症状一般不明显。早孕时妇科检查可以发现肿瘤，中期妊娠以后难以查到。需结合病史和 B 超等检查做出诊断。

早孕合并卵巢良性肿瘤，可等待至妊娠 12 周以后才进行手术以免诱发流产。术前、后应安胎治疗。妊娠晚期发现者，可短期等待至足月行剖宫产，同时切除肿瘤。妊娠合并恶性肿瘤者，应及早手术，治疗原则与非孕期相同。

（张翠美）

第十一章　妊娠滋养细胞疾病

第一节 葡萄胎

葡萄胎又称为水泡状胎块，妊娠后胎盘绒毛滋养细胞异常增生，终末绒毛水肿而成水泡，其间相连成串，形如葡萄因而得名。葡萄胎分为完全性葡萄胎和部分性葡萄胎两类。大多数为完全性葡萄胎，即全部胎盘绒毛变性，无胚胎、脐带及羊膜等，10%～15%发生恶变；少数为部分性葡萄胎，即部分胎盘绒毛变性，可伴有胚胎及其附属物，恶变罕见。

一、病因

发病原因至今不明，各种假说很多，但不能解释全部临床现象。

（一）营养不良

研究显示葡萄胎在不发达地区发病率较高，饮食中缺乏维生素 A 及前体胡萝卜素和动物脂肪者发生葡萄胎的概率显著升高。

（二）病毒感染

滋养细胞疾病与妊娠关系密切，妊娠期易合并各种病毒感染，部分病毒可通过胎盘屏障或产道，引起宫内感染，导致流产、死胎、畸形。

（三）内分泌失调

资料显示，滋养细胞疾病在年龄＜20 岁或＞40 岁发病率相对升高，卵巢功能尚不稳定或卵巢功能逐渐衰退等内分泌因素可能导致滋养细胞疾病。

（四）免疫功能失调

对孕妇来说，胎盘是一种不被排斥的异体移植物，葡萄胎的免疫遗传学特性为葡萄胎有免疫源性，滋养细胞在母体组织中游走、侵蚀甚至种植而不被排斥。

（五）细胞遗传异常

研究发现，绝大多数葡萄胎的滋养细胞均为性染色质阳性，完全性葡萄胎染色体核型 95% 是 46XY，46 条染色体均来自父方，提出了完全性葡萄胎的空卵受精学说及部分性葡萄胎的双精子受精学说。

（六）种族因素

葡萄胎在东南亚地区的发病率明显高于世界其他地区，在新加坡，欧亚混血人种葡萄胎的发病率比中国、印度及马来西亚高2倍，提示葡萄胎可能与种族有关。

二、病理

（一）病理类型

1. 完全性葡萄胎

宫腔内充满葡萄样水泡样组织，水泡间隙混有血液。

2. 部分性葡萄胎

宫腔内除水泡样组织外，还有部分正常的胎盘组织和胚胎。

（二）镜下组织学特征

1）滋养细胞（细胞滋养层细胞和合体滋养层细胞）有不同程度增生。

2）绒毛间质水肿呈水泡状。

3）绒毛间质中血管稀少或消失。

三、临床表现

（一）病史

询问患者及其家族的既往疾病史，包括滋养细胞疾病史。了解患者的月经史，生育史，此次妊娠的反应，有无剧吐，阴道流血等。如有阴道流血，应询问阴道流血的量、质、时间，并询问是否有水泡状物质排出。

（二）症状和体征

葡萄胎患者可出现下列临床症状与体征：

1. 停经后阴道流血

停经后阴道流血是最常见症状，多数患者在停经2～4个月（平均为孕12周）发生不规则阴道流血，开始量少，以后渐多，并可反复大量出血。因葡萄胎从蜕膜剥离，促使母体血管破裂，血液中可混有水泡状胎块，出血很重，但腹痛并不十分明显。长时间流血可导致贫血和继发感染。

2. 子宫异常增大

由于绒毛水肿及宫腔内积血，约2/3的葡萄胎患者子宫大于正常妊娠月份，质地很软，由于扩大的宫腔内被增生的滋养细胞充填，故HCG显著升高；另1/3的患者的子宫大小与停经月份相符合。子宫小于停经月份者只占少数，可能是水泡退行性变、停止生长的缘故。

3. 卵巢黄素化囊肿

25%～60%的患者伴黄素化囊肿，一般不产生症状，只有较大者可因蒂扭转而致急性腹痛，葡萄胎清除后，此囊肿可自行消退。

4. 妊娠期高血压综合征

葡萄胎患者出现妊娠呕吐比正常妊娠早且持续时间较长，程度较重。妊娠中期即可出现高血压、水肿及蛋白尿。子宫迅速增大者尤易发生，约 1/4 的葡萄胎患者发展为先兆子痫，但发展为子痫者较罕见。

5. 甲亢现象

约 10% 的患者出现轻度甲亢症状，如心动过速、皮肤温热及震颤、血浆 T_3 和 T_4 浓度上升，葡萄胎清除后这些症状迅速消失。可能与绒毛促甲状腺素有关。

6. 滋养细胞肺栓塞

约 2% 的患者出现急性呼吸窘迫。多在大子宫（宫体相当于妊娠 16 周以上）的葡萄胎块自宫腔排出后发生。主要由滋养细胞栓塞肺小血管引起，经积极治疗后可在 72 小时内恢复。

7. 贫血与感染

多因反复出血或突然大出血未及时治疗而致不同程度的贫血。可因急性失血而发生休克，个别患者可死于大出血。患者因阴道流血，宫颈口开放，贫血致抵抗力低，细菌从阴道上行侵袭造成宫腔感染，甚至全身感染。

四、实验室及其他检查

（一）绒毛膜促性腺激素测定

葡萄胎时，血清中 HCG 浓度大大高于正常妊娠相应月份。测定 HCG 水平的常用方法有 2 种：尿 HCG 酶联免疫吸附试验及血 HCG 放射免疫测定。

（二）超声检查

1. B 超检查

葡萄胎时见明显增大的子宫腔内充满弥漫分布的光点和小囊样无回声区，仪器分辨率低时呈粗点状或落雪状图像，但无妊娠囊可见，也无胎儿结构及胎心搏动征。

2. 超声多普勒探测胎心

葡萄胎只能听到子宫血流杂音，听不到胎心。

五、诊断

根据临床表现，尤其排出血中可见水泡样组织，结合 HCG 明显增高和超声检查征象即可诊断。诊断标准如下：

1）闭经、阴道不规则出血或流血水，子宫迅速增大（有时增大不明显），可伴有妊高征（高血压、水肿、蛋白尿）。

2）多数子宫大于闭经月份，无胎心及胎体，双侧卵巢可有黄素化囊肿。

3）闭经 12 周以内尿稀释 1：512 以上，妊娠试验阳性，或在 12 周以后 1：256 以上阳性者，有诊断价值。

4）尿和血清 HCG 亚基水平明显升高，连续测定方较可靠，正常血 HCG 亚基 < 3.1

ng/ml；尿 HCG <50 U/L。

5）超声检查协助诊断，A 型见 m 波，B 型侧见雪花样内容。

6）宫底达脐上时，X 线摄片无胎儿骨骼阴影。

7）病理检查确诊。

六、鉴别诊断

（一）流产

有停经、阴道流血及下腹疼痛。通过妇科检查发现子宫与孕周大小相符或较小。

（二）多胎妊娠

停经后子宫比单胎妊娠增大明显，早孕反应较重，无阴道流血及腹痛。超声检查协助确诊。

（三）羊水过多

妊娠中期以后子宫异常增大，伴有明显压迫症状，可借助超声、X 线检查鉴别。

七、治疗

葡萄胎一经诊断明确，应及时清除宫内容物。但若有严重并发症时，如重度贫血、甲亢、高血压综合征、心力衰竭等，则应先处理并发症，待情况好转后再处理葡萄胎。葡萄胎的处理包括葡萄胎组织的清除，并发症的处理，恶性变的预防及术后调理，随访等。

（一）清除宫腔内容物

葡萄胎一经确诊，应及时清除宫腔内容物。一般采用吸刮术。术前应做好输液、配血准备，操作时应选用大号吸管吸引，子宫明显缩小后改用轻柔刮宫。为减少出血和预防子宫穿孔，术中可应用缩宫素静脉滴注，为防止宫缩时滋养细胞被压入宫壁血窦，造成肺栓塞和转移，所以缩宫素一般在充分扩张宫颈管和大部分葡萄胎组织排出后开始应用。第一次清宫不应强调吸净，可于一周后行第二次刮宫。每次刮出物均需送病理检查，应注意选择近宫壁的小水泡样组织送检。

（二）子宫切除术

对于年龄 >40 岁、无生育要求者，可行子宫切除术，保留双侧卵巢。单纯子宫切除并不能阻止葡萄胎发生子宫外转移。

（三）卵巢黄素化囊肿的处理

随着葡萄胎的排出、HCG 下降，黄素化囊肿可自行消退，一般不需处理。如发生蒂扭转需剖腹探查。

（四）贫血者应争取输血

急性失血造成失血性休克者更须立即输血，以便及早清宫。如果一时不能输血而又有活动性失血，应在输液情况下，立即清宫，制止出血。

（五）预防性化疗

10%～15%的葡萄胎可发生恶性变，为防止葡萄胎恶变，对以下高危患者进行预防性化疗：①年龄大于40岁；②葡萄胎排出前HCG值异常升高；③滋养细胞高度增生或伴有不典型增生；④葡萄胎清除后，HCG下降曲线不呈进行性下降，而是降至一定水平后即持续不再下降，或始终处于高值；⑤出现可疑转移灶者；⑥无条件随访者。一般选用5-FU或放线菌素D（KSM）单药化疗1~2个疗程。

（六）随诊

为了早期发现葡萄胎后的恶性变，定期随访极为重要。葡萄胎清除后每周做1次HCG定量测定，直到降至正常水平。开始3个月内仍每周复查1次，此后3个月每半月1次，然后每月1次持续半年，第二年起改为每半年1次，共随访2年。同时应注意有无阴道异常流血、咳嗽、咯血及其他转移灶症状。随诊期间应坚持避孕，用避孕套或阴道隔膜或口服避孕药避孕，不宜放置宫内避孕器，以免因引起流血而与葡萄胎之并发症（残存或恶变）混淆。

一般不做预防性化疗，但排空宫腔后HCG持续居高不下者例外。

八、康复

告知患者进高蛋白、高维生素、易消化饮食，适当活动，睡眠充足。正确留置尿标本（清晨第一次尿），保持外阴清洁，以防感染。每次刮宫手术后禁止性生活1个月。葡萄胎的恶变率为10%～15%，为此需重视刮宫术后的定期随访。

（张翠美）

第二节　侵蚀性葡萄胎

侵蚀性葡萄胎（IHM）指葡萄胎组织侵入子宫肌层局部，少数转移至子宫以外，因具恶性肿瘤行为而得名。侵蚀性葡萄胎来自良性葡萄胎，多数在葡萄胎清除后6个月内发生，也有在未清除前即恶变者。侵蚀性葡萄胎的绒毛可侵入子宫肌层或血管，或两者俱有，起初为局部蔓延，水泡样组织侵入子宫肌层深部，有时完全穿透子宫壁，引起腹腔内大出血，并可扩展进入阔韧带或腹腔形成肿块。半数以上患者随血运转移至肺、阴道、子宫旁甚至脑部。

一、病因和病理

多由葡萄胎恶变而来，少数继发于自然或人工流产之后，如当时流出物未经化验，则不能完全排除继发于葡萄胎后的可能。侵入子宫肌层的水泡样组织可继续发展穿透肌层及其血管导致腹腔内出血、阔韧带血肿；或随血流转移，破坏局部组织，引起出血，形成血肿。血行转移的最常见部位是肺，其次为阴道，尤其是阴道前壁及尿道口处，脑转移亦可见。转移灶可出现在葡萄胎排出前，但较多出现在葡萄胎排出后数周或数月内。侵入子宫肌层的深度可仅数毫米，也可直达浆膜面，以致子宫表面有单个或多个紫蓝色结节。剖视子宫，可见肌层内有不等量的水泡样物，周围为出血及坏死组织；镜下，滋养细胞中、高度增生，并分化不良。个别患者，肉眼检查转移灶仅见血块及坏死组织，镜检才能找到残存绒毛结构。

二、临床表现

（一）病史

侵蚀性葡萄胎多数发生在葡萄胎排空后6个月之内。

（二）症状和体征

1. 原发灶表现

最主要症状是阴道不规则流血，出血量多少不定。子宫复旧延迟，葡萄胎排空后4~6周子宫未恢复到正常大小，黄素化囊肿持续存在。若病灶穿破子宫浆膜层，则表现为腹痛及腹腔内出血症状。

2. 转移灶表现

其症状、体征视转移部位而异。最常见的转移部位是肺，其次是阴道、子宫旁，脑转移亦可见。在肺转移早期，胸片显示肺野外带单个或多个半透明小圆形阴影为其特点，晚期患者所见与绒毛膜癌相似。阴道转移灶表现为紫蓝色结节，溃破后有大量出血。脑转移的典型患者出现头痛、呕吐、抽搐、偏瘫及昏迷，一旦发生脑转移，致死率高。

三、实验室及其他检查

（一）HCG连续测定

葡萄胎排空后9周以上或子宫切除术8周以上，血及尿HCG仍持续高于正常水平，或曾一度降至正常而又再次升高，已排除葡萄胎残留或再次妊娠，可诊断为侵蚀性葡萄胎。在怀疑有脑转移时，可做脑脊液HCG测定。

（二）B超检查

子宫壁显示局灶性或弥漫性强光点或光团与暗区相间的蜂窝样病灶。难与绒毛膜癌相鉴别。

（三）其他检查

其他检查包括 X 线检查、CT 检查等，见绒毛膜癌相应检查。

（四）组织学诊断

单凭刮宫标本对诊断侵蚀性葡萄胎的价值相对较差，因为仅从刮宫材料难以判断肌层侵犯的深度。若在子宫肌层内或子宫外转移灶中见到绒毛或退化的绒毛结构，即可诊断为侵蚀性葡萄胎。若原发灶和转移灶诊断不一致，只要在任一标本中见有绒毛结构，均可诊断为侵蚀性葡萄胎。

四、诊断

根据葡萄胎清除后半年内出现典型的临床表现或转移灶症状，结合辅助诊断方法，临床诊断可确立。

五、鉴别诊断

（一）残存葡萄胎

葡萄胎排出后，有不规则阴道流血，子宫大而软，血及尿中 HCG 仍较高，首先应排除残存葡萄胎。可行刮宫术，如刮出葡萄胎组织，术后血或尿 HCG 转为正常，子宫出血停止，且恢复正常大小，即可诊断为残存葡萄胎。

（二）较大的卵巢黄素化囊肿尚未萎缩

盆腔检查可摸到双侧卵巢肿大，血及尿 HCG 定量测定数值均在低水平而未见上升，阴道流血亦不常见。B 超检查可协助诊断。

（三）肺、脑等转移病灶与原发疾病的鉴别

主要依据病史、临床表现、妇科检查及血和尿 HCG 的测定相鉴别。

六、治疗

侵蚀性葡萄胎以化疗为主，包括全身化疗和局部病灶化疗。通过化疗，患者可取得良好的治疗效果，多能治愈。个别对化疗不敏感者，且病灶局限于子宫者可行子宫切除术。

（一）单一化学治疗

1）5 - 氟尿嘧啶（5 - FU）：28 ~ 30 mg/kg，溶于 5% 葡萄糖液 500 ml 中，6 ~ 8 小时静脉缓滴，连用 10 天，疗程间隔 2 周。适用于脑、肝转移。局部注射用 250 ~ 500 mg/次，连用 2 ~ 3 天，疗程间隔按病情决定。适用于阴道、宫颈转移，盆腔肿物。

2）6-巯基嘌呤（6-MP）：每日6~6.5 mg/kg，早、晚8点口服，10天为1个疗程，间隔3~4周。适用于一般病情。

3）放线菌素D（Act D）：每日8~10 μg/kg，溶于5%葡萄糖液500 ml中，静脉滴注，10天为1个疗程，间隔2周。适用于一般病情，尤其是肺转移。

4）磺巯嘌呤钠（AT1438）：每日400~600 mg，静脉滴注，10天为1个疗程，间隔2~3周。用于对上述药物有耐药性的患者。

5）氨甲蝶呤（MTX）：每日10~15 mg，溶于5%葡萄糖液500 ml中静脉滴注4小时，5~7天为1个疗程，间隔3~4周。脊髓腔注射每日10~15 mg，2~3天1次，3~4次为1个疗程，溶于4~6 ml双蒸馏水中，疗程间隔按病情定。适用于脑转移。

（二）联合化学治疗

联合化疗的方案繁多，各家不一。

1. MAC方案

MTX 0.3 mg/（kg·d），肌内注射，共5天。Act D 10~12 μg/（kg·d），共5天。环磷酰胺（CTX）3 mg/（kg·d）静推，共5天。

2. MKF方案

MTX 10 mg/d，肌内注射，共5~7天。Act D 400 μg/d，静脉滴注，1天。5-FU 750~1 000 mg/d，静脉滴注，1天。

上述两种方案小剂量持续用药，一般1个疗程结束后，休息3~5天后开始下1个疗程。治疗期间注意观察不良反应，严重者需停药。如无严重不良反应，治疗需持续至无症状，HCG每10天测定一次，连续3次在正常范围，再巩固2个疗程，观察3年无复发者为治愈。

（三）手术治疗

病灶在子宫，化疗无效时可切除子宫。

如能早期诊断和治疗，一般预后好。有死于脑转移、肺栓塞、腹内转移灶破裂大出血者，或发展成为绒毛膜癌者。故应严密随访。

七、康复

出院后嘱给予高蛋白、高维生素、易消化的饮食，鼓励患者进食，以增强机体的抵抗力。注意休息，不过分劳累，阴道转移者应卧床休息，以免引起溃破大出血。注意外阴清洁，以防感染。节制性生活，做好避孕。出院后严密随访。第1年内每月随访1次，1年后每3个月随访1次，持续3年，再每年1次至5年，此后每两年1次。随访内容同葡萄胎。

（张翠美）

第三节　绒毛膜癌

绒毛膜癌简称绒癌，是滋养细胞疾病中恶性程度最高的一种。早期就可通过血行转移至全身，破坏组织或器官。患者多为育龄妇女，其中50%继发于葡萄胎，少数发生于足月产、流产及异位妊娠后。绒毛膜癌也可发生于绝经后的妇女，这是因为滋养细胞具有可隐匿多年的特性。

一、病理

绒毛膜癌多发生在子宫，也有子宫内原发病灶已消失而只有转移灶表现。大体见子宫增大，质软，癌肿在宫壁形成单个或多个肿瘤，呈深红、紫或棕褐色。它可突入宫腔或穿破子宫壁而至阔韧带或腹腔。癌肿质脆，极易出血，宫旁静脉中往往发现癌栓。卵巢也可形成黄素化囊肿。

镜下表现为滋养细胞极度不规则增生，分化不良并侵入肌层及血管，周围大片出血、坏死，绒毛结构消失。

二、临床分期和预后评分

国内外临床分期较多，我国多年采用北京协和医院分期（1962年）或FIGO分期（1991年），预后评分采用WHO预后评分系统（1983）。近年国际推荐联合应用临床分期和预后评分系统，经大量临床实践表明这种方法行之有效。为此FIGO于2000年审定并颁布了新的FIGO分期，新分期有机地融合了解剖学分期及预后评分系统两部分，其中解剖学分期保存了北京协和医院分期法的基本框架，分为Ⅰ、Ⅱ、Ⅲ和Ⅳ期（表11－1）；而预后评分则在原WHO评分的基础上，对不明确或不完善部分做适当修改，总分≤6分者为低危，≥7分者为高危（表11－2）。例如绒毛膜癌肺转移患者，预后评分为8分，诊断描述应为绒毛膜癌（Ⅲ：8）。新的FIGO分期更准确地反映了患者的实际情况，更有利于治疗方案的选择和对预后的评估。

表11－1　滋养细胞肿瘤解剖学分期（FIGO，2000）

Ⅰ期	病变局限于子宫
Ⅱ期	病变扩散，但仍局限于生殖器官（附件、阴道、阔韧带）
Ⅲ期	病变转移至肺，有或无生殖系统病变
Ⅳ期	所有其他转移

表 11 - 2　改良 FIGO 预后评分系统（FIGO，2000）

评　分	0	1	2	4
年龄/岁	<40	≥40	—	—
前次妊娠	葡萄胎	流产	足月产	—
距前次妊娠时间/月	<4	4～<7	7～<13	≥13
治疗前血 HCG/（U/ml）	$<10^3$	$10^3～<10^4$	$10^4～<10^5$	$≥10^5$
最大肿瘤直径/cm	—	3～<5	≥5	
转移部位	肺	脾、肾	肠道	肝、脑
转移病灶数目	—	1～4	5～8	>8
先前失败化疗	—	—	单药	两种或两种以上联合化疗

三、临床表现

（一）病史

有葡萄胎、流产、足月产或异位妊娠病史。有葡萄胎排出史者，排出在 1 年以后发生恶变者，多为绒毛膜癌。有流产或足月产史者，先行妊娠至绒毛膜癌发病的时间在 3 个月以内者占44%，3 个月至 1 年者为 23.2%，1 年及 1 年以上者为 32.8%。

（二）症状和体征

1. 阴道流血

表现为产后、流产后，尤其在葡萄胎刮宫手术后有不规则阴道流血，量多少不定，如果原发灶消失而仅有转移灶者，可以无阴道流血，甚至闭经。也可表现为一段时间月经正常，以后发生闭经，然后阴道流血。

2. 假孕症状

由于增生的滋养细胞分泌 HCG 及雌孕激素的作用，乳头、外阴色素加深，阴道及宫颈黏膜着色，并有闭经、乳房增大、生殖道变软等症状。

3. 盆腔包块及内出血

因增大子宫或阔韧带内血肿形成或增大的黄素化囊肿，患者往往有下腹包块，也可因原发灶消失，子宫不增大，黄素化囊肿也不如葡萄胎时明显。如肿瘤穿破子宫壁时，可引起大出血。

4. 腹痛

癌组织侵蚀子宫壁或子宫腔积血所致，也可因转移所致。

5. 转移灶表现

基本与侵蚀性葡萄胎相同，但症状更严重，破坏性更强。肺部最多发，阴道次之。脑转移常继发于肺转移之后，是死亡的主要原因。

四、实验室及其他检查

（一）HCG 测定

一般情况下，葡萄胎清除后 84～100 日、人流后 30 日、自然流产后 19 日、足月产后 12 日、异位妊娠手术后 8～9 日，血 HCG 值应降至正常水平。若超过上述时间 HCG 仍持续高值或有上升，结合临床应高度怀疑绒毛膜癌或侵蚀性葡萄胎。

（二）影像学检查

B 超及彩色多普勒血流显像对子宫病灶有诊断价值。胸片、CT、MRI 等对肺、脑、肝、肾等处转移灶具有重要的诊断价值。

（三）病理检查

根据有无绒毛结构鉴别绒毛膜癌或侵蚀性葡萄胎。

五、诊断

凡流产、分娩、异位妊娠后 4 周以上出现症状或转移灶，并有 HCG 升高者，可诊断为绒毛膜癌。葡萄胎排空后 1 年以上发病者，临床可诊断为绒毛膜癌；半年至 1 年发病者则侵蚀性葡萄胎和绒毛膜癌均有可能，需经组织学检查鉴别。

六、鉴别诊断

（一）恶性葡萄胎

恶性葡萄胎发生于葡萄胎后，出现持续不规则的阴道流血，妊娠试验阳性，在葡萄胎排出后半年以内出现肺及其他部位的转移。

（二）合体细胞子宫内膜炎

足月产后特别是流产或葡萄胎排出后，刮宫或子宫切除病检可在浅肌层内尤其是胎盘附着部位，发现散在滋养细胞及炎性细胞，深肌层无浸润，血或尿内 HCG 测定多为阴性。

（三）肺部其他肿瘤

结合病史及其他有关检查，不难做出鉴别。

（四）颅内出血

育龄妇女颅内出血原因不明，结合病史、妊娠试验阴性及其他检查可行鉴别。

七、治疗

治疗原则以化疗为主，手术和放疗为辅。但手术治疗在控制出血、感染等并发症及切除残存或耐药病灶方面仍占重要地位。化疗前要做出正确的临床分期和预后评分，配合中医中药辨证论治，可增强疗效，减轻化疗副反应。

（一）化学治疗

恶性滋养细胞肿瘤的化疗与其他肿瘤不同，为保证疗效，宜采用大剂量用药方法。

低危组：HCG >10 万 IU/24 h 尿，病程 <4 个月，转移灶仅发现在盆腔及肺。此组患者可仅用 MTX 每日 10 ~ 30 mg，肌内注射，5 天为 1 个疗程，缓解率可达 100%。

高危组：HCG >10 万 IU/24 h 尿，病程不拘，有肝脑转移。此组患者用三联药物：每日 MTX 15 mg 肌内注射；Act D 0.5 mg，苯丁酸氮芥 10 mg 口服或 CTX 200 mg 静注，连用 5 天。缓解率可为 70% ~ 85%。

转移灶的治疗：

1. 外阴、阴道转移灶

向瘤体内及其周围注射 5 - FU 500 mg，每日 2 次，至病灶消失为止。如转移结节破溃、出血，5 - FU 每日 28 ~ 30 mg/kg 静注 5 ~ 6 日。局部纱布填塞止血。

2. 盆腔转移灶

切除有困难者，采用腹壁下动脉插管，每日滴注 5 - FU 26 ~ 28 mg/kg，1 日 1 次，10 次为 1 个疗程。靠近阴道穹隆或近腹壁肿块，可行肿块穿刺，注入 5 - FU 500 ~ 1 000 mg，缓慢推入，每 2 日 1 次或每周 2 次，至肿块缩小不易注入为止。

3. 肺转移灶

静脉滴注 5 - FU 和 Act D。如有血胸，胸腔注入消瘤芥（AT - 1258）或 DDP，每 5 ~ 7 日 1 次。

4. 脑转移灶

脑转移灶是绒毛膜癌的主要死亡原因之一。均继发于肺转移。

1）全身治疗：当前最常用的全身治疗药物为 5 - FU 合用 Act D。其用量和方法同前述，但为加强脱水作用，所用葡萄糖液宜用 10% 的，其他用药尚有磺巯嘌呤钠、硝卡芥等。

2）局部用药：有鞘内给药及颈内动脉给药 2 种。

（1）鞘内给药：可选用 MTX，10 ~ 15 mg/次溶于 4 ~ 6 ml 的双蒸水中（不用盐水，也不用脑脊液溶化），每毫升中含 2.5 mg。每隔 1 ~ 3 天注射 1 次（视病情而定，一般情况下第一针和第二针相隔 1 天，第二、三、四针隔 2 ~ 3 天，如病情急可缩短间隔），3 ~ 4 次为 1 个疗程，第一二针各为 15 mg，第三四针各为 10 mg，总量为 50 mg。为避免颅内压增高，穿刺时发生脑疝，操作时须注意：①腰穿前先给甘露醇等脱水药，必要时需于 4 小时后再给 1 次。然后穿刺。②穿刺宜用细针，应一次成功，避免针眼过大或过多，以发生脑脊液外渗，诱发脑疝。③穿刺时不可放取过多的脑脊液做常规化验，一般可将测颅内压时测管内脑脊液留下，进行蛋白含量测定即可，细胞计数可从脑脊液外观上（清亮度）估计（如呈粉色则需要镜检红细胞是新鲜的或陈旧的），以鉴别是颅内出血或是穿刺损伤。鞘内给 MTX 时，如全身用 5 - FU + Act D，各药量可不必减少，如不良反应明显，则 5 - FU 和 Act D 用药可减至 5 天，鞘内给药也可免去第四针（10

mg）。为巩固疗效，一般需要持续 3~4 个疗程，疗程间隔为 3~4 周。

（2）颈内动脉给药：可选用 5-FU 或 6-MP。方法有 2 种：①由甲状腺上动脉插入颈内动脉，输入药物可通过脑前和脑中动脉全部进入脑内，但操作较困难；②由颞浅动脉逆行插入颈总动脉，操作较简单，但输入药液只部分经颈内动脉进入脑内，部分经颈外动脉进入面部，故以颈内动脉插管较为理想。

动脉给药的方法：

①将输液瓶挂高 2 m（从患者心脏所在的高度算起），利用液体压力将药输入，优点为方法简单，无须特殊设备，但有加液或换瓶时需要登高进行的缺点，不可将瓶放下以免管内回血导致堵塞。同时，患者应长期卧床，护理工作量很大。

②接上特制的动脉泵，利用机械压力将药输入，特点为护理较简单，特别是携带式动脉输液泵，患者能下地活动。但不及时加液则可出现药液走空后发生气栓的危险。且动脉泵目前国内供应不多，一般单位无此设备。药物用法和用量与静脉给药基本相似。但如插入颈内动脉则药量可酌减 [26 mg/（kg·d）]，每日用药 1 次，每次约经 8 小时滴完。其余时间输 10% 葡萄糖液，缓慢滴注，500 ml 滴注 12 小时，以维持插管通畅。此外，葡萄糖输液器应每日换 1 次，插管及周围皮肤需要每日用 75% 乙醇消毒，以防发生感染。为避免药液走空，需要有专人护理。

颈动脉插管给药由于插管技术复杂，术后护理工作要求高，工作量大，目前已少应用。表 11-3 所示为推荐的几种化疗方案。

3）应急治疗

应急治疗主要有以下几项：

（1）持续降颅压：以减少症状，防止脑疝。一般可用甘露醇等。一般需要 4~6 小时给药 1 次，每次 20% 甘露醇 250 ml，须于半小时内滴完，否则起不到降颅压作用，连续 2~3 天，至症状缓解，然后逐步撤除。若肾脏功能良好，也可用尿素脱水，但需要新配制，且不宜反复用，以防损伤肾脏功能。也可用地塞米松静脉滴入，5.0 mg/次，有良好的消除脑水肿、降颅压作用。其他如依他尼酸和呋塞米等也可选用。

（2）应用镇静止痛药，以控制抽搐和剧烈头痛等症状。为控制抽搐可肌内注射副醛 6 ml 或地西泮 10~20 mg，3~4 小时酌情给予维持量。为控制剧烈头痛，可给予哌替啶等强效止痛药，为减少用药可静脉注射哌替啶 100 mg，2 小时后再静脉滴注 100 mg（溶于 1 000 ml 10% 葡萄糖液中，8~10 滴/分），止痛作用可维持 10~12 小时，对呼吸无影响。

（3）控制液体摄入量：控制液体摄入量以免输入过多抵消脱水作用。脑转移患者由于用药多，且大半需要经静脉滴入，输液常偏多，与脱水治疗发生矛盾。为不影响脱水疗效，每日输液量应限制在 2 500~3 000 ml（包括甘露醇等各种药物量）。所用液体最好为高渗的 10% 葡萄糖液。禁止钠盐的摄入。为了不限制输液量而影响其他药物的应用，应每天做出计划，计算好总输入量，并规定各阶段的用药和输入量以便随时核对。

（4）给予有效止血药：以防止颅内出血，可静脉滴注氨甲环酸，200~300 mg/次。如患者可口服，也可给云南白药，4 小时 1 次，0.3 g/次。

表 11 - 3　常用几种化疗方案

期　别	药物或方案	剂　量	用药途径	疗程日数	疗程间隔
Ⅰ期	5 - FU	28 ~ 30 mg/（kg·d）	静脉滴注	8 ~ 10 日	2 周
	Act D	8 ~ 10 μg/（kg·d）	静脉滴注	8 ~ 10 日	2 周
	MTX	1 mg/（kg·d）	肌内注射	第 1, 3, 5, 7 日	
	CF	1/10 量	肌内注射	第 2, 4, 6, 8 日	2 周
				（24 小时后用）	
Ⅱ ~ Ⅲ期	5 - FU + KSM 二联				
	5 - FU	26 ~ 28 mg/（kg·d）	静脉滴注	8 日	
	Act D	6 μg/（kg·d）	静脉滴注		3 周
	ACM 三联				
	Act D	400 μg	静脉滴注	第 1, 4, 7, 10, 13 日	
	CTX	400 mg	静脉注射	第 2, 5, 8, 11, 14 日	
	MTX	20 mg	静脉注射	第 3, 6, 9, 12, 15 日	3 周
Ⅳ期	EMA - CO				
	EMA				
	Act D	0.5 mg	静脉注射		
	VP - 16	100 mg/m²	静脉注射	第 1 日	
	MTX	100 mg/m²	静脉注射		
	MTX	200 mg/m²	静脉注射		
			（12 小时）		
	Act D	0.5 mg	静脉注射	第 2 日	
	VP - 16	100 mg/m²	静脉注射		
	CF①	15 mg	肌内注射	自 MTX 后 24 小时开始，每 12 小时 1 次，共 4 次	
	CO				
	VCR②	1 mg/m²	静脉注射	第 8 日	
	CTX	600 mg/m²	静脉滴注		1 周
难治患者	EMA - EP				
	EMA（同上）				
	EP				
	VP - 16	100 mg/m²	静脉注射	第 8 日	2 周
	CDDP	80 mg/m²	静脉滴注		
			（水化）		

注：①CF 为亚叶酸钙；②VCR 为长春新碱。

（5）防止并发症：昏迷、抽搐、偏瘫者可发生跌伤、咬伤、吸入性肺炎和压疮等，需要做好护理工作，采取预防性措施。同时要注意电解质及酸碱平衡，如有失调，需要及时纠正。

化疗的不良反应：化疗药物在杀伤癌细胞的同时，对人体的免疫功能和体内增生活跃的正常细胞亦有破坏和抑制作用。

主要表现为：

（1）抑制骨髓造血功能：患者白细胞和血小板下降明显，多发生在疗程后几天和停药后 1~2 周，白细胞的下降一般在停药后 1 周降至最低水平，持续 2~3 日开始回升，经 1 周左右恢复到正常水平；血小板下降稍晚，下降至最低后迅速回升。患者可表现为乏力、神情淡漠、鼻衄、皮下出血，严重时可发生败血症及内脏出血而危及生命。在化疗过程中应隔日查血常规，如白细胞 $< 4 \times 10^9/L$ 或血小板计数 $< 100 \times 10^9/L$，则停药 1 天，如白细胞和血小板回升超过以上标准则可继续用药，同时可给患者少量多次输新鲜血或成分血。

（2）消化系统反应：由于药物刺激或消化道黏膜受损所致，表现为食欲下降、恶心、呕吐、口腔溃疡、腹痛和腹泻等，如出现血便时应警惕伪膜性肠炎，立即停用化疗药物；肝脏的损害表现为血清 ALT 增高，严重者可出现黄疸和腹水。可给予对症处理、预防感染和保肝治疗。

（3）其他：皮肤损害可表现为脱发、皮炎；泌尿系统反应有出血性膀胱炎等。

（二）手术治疗

手术治疗对控制大出血等各种并发症，消除耐药病灶，减少肿瘤负荷，缩短化疗疗程等方面有一定作用，在一些特定的情况下应用。手术方式有子宫切除术、病灶切除术、肺叶切除术等。

（三）放射治疗

放疗目前应用较少，主要用于脑转移和肺部耐药病灶的治疗。

患者治疗结束后应严密随访，第一年每月随访 1 次，1 年后每 3 个月 1 次直至 3 年，以后每年 1 次，共 5 年。随访内容同葡萄胎。随访期间应严格避孕。

八、康复

鼓励进食，提供患者喜欢的饮食，经常换口味。有转移灶症状出现时，应卧床休息，待病情缓解后再适当活动。节制性生活并落实避孕措施，有阴道转移者严禁性生活。

（张翠美）

第十二章　生殖内分泌疾病

第一节　异常子宫出血

异常子宫出血是妇科常见的一种疾病。常表现为月经周期失去正常规律、经量增多、经期延长，甚至出现不规则阴道流血等。此疾病内外生殖器多无明显器质性病变，而是由于神经内分泌系统调节紊乱而引起的异常子宫出血。

功能失调性子宫出血根据有无排卵分为两大类，即无排卵性功能失调性子宫出血和排卵性功能失调性子宫出血。前者好发于青春期及更年期，后者多发生于育龄期。

一、病因和发病机制

机体内外任何因素影响了下丘脑—垂体—卵巢轴任何部位的调节功能，均可导致月经失调。常见的因素有精神过度紧张、环境改变、气候骤变、过度劳累、营养不良及其他全身性疾病等。通过大脑皮质的神经递质，影响下丘脑—垂体—卵巢轴之间的相互调节和制约的机制，以致卵巢功能失调，性激素分泌失常，从而影响了子宫内膜的周期性变化，出现一系列月经紊乱的表现。

直接影响卵巢功能的激素是垂体所分泌的促性腺激素，即促卵泡素（FSH）和促黄体素（LH）。正常情况下，整个月经周期中都有 FSH 和 LH 分泌，只有周期的不同阶段，分泌量有所不同。任何因素使下丘脑对垂体促性腺激素的分泌失调，以致不能形成月经中期的 LH 峰，卵巢就不能排卵。此种无排卵性异常子宫出血为最常见的一种异常子宫出血，约占异常子宫出血的 90%，多见于青春期及更年期。有时，虽有排卵，但黄体功能异常，如黄体功能不全、子宫内膜脱落不全。黄体功能不全这类患者月经周期中，有卵泡发育，也有排卵，但黄体期孕激素的分泌不足。子宫内膜脱落不全由于卵巢黄体萎缩不全，持续分泌孕激素，内膜受它的影响不能很好地脱落，虽然卵巢内已有新生卵泡产生雌激素，创面修复缓慢，从而经期延长，流血量增多。排卵性异常子宫出血较无排卵性异常子宫出血少见。

二、临床表现

（一）病史

询问患者年龄、月经史、婚育史、避孕措施、既往史、有无慢性疾病（如肝脏疾病、血液病、高血压、代谢性疾病等），了解患者发病前有无精神紧张、情绪打击、过度劳累及环境改变等引起月经紊乱的诱发因素，回顾发病经过如发病时间、目前流血情况、流血前有无停经史及诊治经历、所用激素名称和剂量、效果、诊刮的病理结果，区分异常子宫出血的几种类型。①月经过多：周期规则，但月经量过多（＞80 ml）或经期延长（＞7 天）。②月经频发：周期规则，但短于 21 天。③不规则出血：周期不规则，在两次月经周期之间任何时候发生子宫出血。④月经频多：周期不规则，血量过多。询问有无贫血和感染。

（二）症状和体征

1. 无排卵性异常子宫出血

1）常见于青春期及更年期。

2）出血无周期性，常在短期闭经后出现出血，量多少不定，时间长短不一，有时大量短期出血可导致休克，小量长期出血可变成不规则出血，持续数月，不伴腹痛。

3）妇科检查：一般子宫正常大小，质偏软，两侧附件无异常。

2. 排卵性异常子宫出血

1）黄体不健者，月经周期缩短，往往不孕或易于早孕期流产。

2）黄体萎缩不全者，月经周期正常，但经期延长，出血量不等。

3）妇科检查均无异常发现。

三、实验室及其他检查

（一）血象检查

如红细胞、白细胞、血红蛋白、血小板、出凝血时间，以了解贫血程度及有无血液病。

（二）基础体温测定

基础体温呈单相型，提示无排卵；呈双相型，但上升幅度偏低或缓慢，后期升高时间短，仅9～11天，为黄体不健；呈双相型，直至行经始缓慢下降，则是黄体萎缩不全。

（三）宫颈黏液结晶检查

宫颈黏液结晶检查经前出现羊齿植物叶状结晶，提示无排卵。

（四）阴道脱落细胞检查

阴道脱落细胞检查出血停止间连续涂片检查反映有雌激素作用但无周期性变化，为无排卵性异常子宫出血。如缺乏典型的细胞堆集和皱褶，提示孕激素不足。

（五）激素测定

如需确定排卵功能和黄体是否健全，可测雌二醇，如疑卵巢功能失调者，可测雌激素，睾酮，雌二醇，17－羟、17－酮或HCG等水平。

（六）诊断性刮宫

为排除子宫内膜病变和达到止血目的，必须进行全面刮宫，搔刮整个宫腔。若确定排卵或黄体功能，应在经前期或月经来潮 6 小时内刮宫；若怀疑子宫内膜脱落不全，应在月经来潮第 5 天刮宫；不规则流血者可随时进行刮宫。刮出物送病理，病理检查子宫内膜呈增生期变化或增生过长，无分泌期出现。

（七）B 型超声波检查

可除外器质性病变，并可监测卵泡大小，以除外其他原因引起的出血。

四、诊断

（一）无排卵性异常子宫出血

1）凡月经周期、经期及出血量不正常，经检查全身及内外生殖器无明显器质性病变者。

2）基础体温呈单相。

3）月经周期中阴道脱落细胞涂片检查可反映雌激素的作用，而无正常周期性的变化。

4）宫颈黏液在月经前检查仍持续呈不同的羊齿植物叶状结晶，而缺少在黄体期应有的椭圆体。

5）经前或经行 1 天子宫内膜活检呈增殖期或各种类型的增生，而无分泌期变化。

上述 1）必备，2）~5）四条中具备 3 条即可诊断无排卵性异常子宫出血。

（二）排卵性异常子宫出血

1）凡月经频发或经期及出血量不正常，经检查全身及内外生殖器无明显器质性病变者。

2）卵巢功能检查：①基础体温双相，但黄体期短，在 10 天以下；或呈梯形上升或下降者亦可维持 14 天左右，或上升幅度偏低。②经前或经行 1 天子宫内膜活检，显示分泌功能不良。③排卵后 6 天，尿雌二醇含量 < 5 mg/24 h 或血清孕酮 2 次含量 < 10 ng/ml。④阴道涂片有时见角化细胞指数偏高，细胞堆积，皱褶不佳。⑤经期第 5 天子宫内膜活检尚能见到分泌反应的组织。⑥基础体温呈双相型或不典型双相型，下降延迟或逐渐下降。

卵巢功能检查中，符合①~④者可诊断黄体功能不健；符合⑤~⑥可诊断黄体萎缩不全。

五、鉴别诊断

青春期异常子宫出血需与全身性疾患如慢性肝病、血液病等及生殖器肿瘤等相鉴别；更年期异常子宫出血需与子宫内膜癌、子宫肌瘤或子宫其他肿瘤相鉴别，并与肝病、高血压、甲状腺功能低下等相鉴别；排卵性异常子宫出血需与异位妊娠、流产、葡萄胎、绒毛膜癌及宫内感染、子宫肌瘤、卵巢肿瘤等相鉴别。

六、治疗

患者体质往往较差，呈贫血貌，应加强营养，纠正贫血，改善全身情况。出血期间避免过度疲劳和剧烈运动，保证足够的休息。尽快止血，适当使用抗生素以预防感染。不同年龄应用不同的治疗方法。青春期患者应以止血和调整周期为主，促使卵巢功能恢复和排卵；更年期妇女止血后以调整周期、减少月经量为原则，不必多考虑恢复卵巢功能。

（一）无排卵性异常子宫出血

1. 止血

有止血药、激素及手术止血，还可输血加强支持疗法以达止血目的。

1）刮宫术：已婚者应为首选。此法止血迅速，是一种有效的止血方法，刮取的子宫内膜送病理检查还有助于诊断。

2）雌激素止血：大量雌激素可使子宫内膜迅速修复，达到止血目的。常用己烯雌酚 1～2 mg，每 6～8 小时 1 次，一般用药 3 天内血止。血止或出血量明显减少后递减，每 3 天减量 1 次，每次减药量不超过原用量的 1/3，直至维持量，即每日 1 mg。或用苯甲酸雌二醇 2 mg 肌内注射，每 6～8 小时 1 次，可达到快速止血目的，血止后再用己烯雌酚逐渐减至维持量。不论应用何种雌激素，2 周后开始加孕激素，使子宫内膜转化，黄体酮 10 mg 肌内注射，每日 1 次，或甲羟孕酮 6～10 mg 每日 1 次，共 7～10 天停药。雌、孕激素同时停药。一般在停药 3～7 天出现撤药性出血。

3）孕激素止血：适用于体内已有一定雌激素水平的患者。①若为少量不断出血，黄体酮 20 mg 肌内注射，每日 1 次，共 3～5 天。更年期患者配伍应用丙酸睾酮 25～50 mg 肌内注射，每日 1 次，可增强止血效果。②对出血量多的患者，需用大剂量合成孕激素方可止血，甲羟孕酮 8～10 mg，每 6 小时 1 次，用药 3～4 次后出血明显减少或停止，则改为每 8 小时 1 次，再逐渐减量，每 3 天递减 1/3 量直至维持量，即甲羟孕酮 4～6 mg 每日 1 次，持续用到血止后 20 天左右，停药后发生撤药性出血。③出血量多者亦可口服短效避孕药。

4）三合激素止血：每支含苯甲酸雌二醇 2 mg，黄体酮 12.5 mg，丙酸睾酮 25 mg。每次肌内注射 1 支，可在 6 小时后重复注射，一般在 24 小时可望血止，血止后停药，等待撤药性出血。雄激素有拮抗雌激素，增强子宫肌肉及子宫血管张力作用，可改善盆腔充血，减少出血量，常用于更年期妇女。

5）其他止血药物：因部分异常子宫出血患者，子宫内膜纤溶活性增加，出血量增多，用抗纤溶治疗有一定效果，可选用：氨甲环酸（PAMBA）100～200 mg 加入 25%～50% 葡萄糖液 40 ml 内静脉缓慢注射，每日 1～2 次，出血明显减少后停止。本药效果较好，毒性较低，不易发生血栓。6 - 氨基己酸（EACA）4～6 g 加入 5%～10% 葡萄糖液或生理盐水 100 ml 内静脉滴注。15～30 分钟滴完，维持量为每 1 小时 1.0 g，出血明显减少后停止。氨甲环酸 0.25～0.5 g 溶于 25% 葡萄糖液 20 ml 内静脉注射，每日 1 次，连用 2～3 天。

此外，也可酌情配合使用酚磺乙胺 0.5 g 静脉或肌内注射，每日 1~2 次（注意该药不可与 6 - 氨基己酸混合注射，以免引起中毒）。卡巴克洛 2.5~5 mg，每日 3 次口服或每次 5~10 mg 肌内注射。西苑医院妇科用氨甲苯酸 300 mg，酚磺乙胺 3 g，维生素 K₁ 10 mg，维生素 C 3 g 加入 5% 葡萄糖液 500 ml 中静脉点滴，每日 1 次，一般使用 3 天能减少出血量或止血。

2. 调整周期

使用性激素人为地控制流血的周期及减少出血量是治疗月经失调的一项过渡措施。其目的在于：①使患者本身的下丘脑—垂体—卵巢轴暂时抑制一段时期，停药后可能出现反跳，恢复正常月经的内分泌调节；②性激素直接作用于生殖器官，使子宫内膜发生周期性变化，按期剥脱，并且出血量也不致太多。常用方法有：

1）雌、孕激素疗贯法：即人工周期，适用于青春期异常子宫出血患者。己烯雌酚 1 mg，于出血第 5 天起，每晚 1 次，连服 20 天，至服药第 11 天，每日加用黄体酮 10 mg 肌内注射（或甲羟孕酮 6~10 mg），两药同时用完，停药后 3~7 天出血。于出血第 5 天重复用药。

2）雌、孕激素合并应用：适用于育龄期（有避孕要求）和更年期异常子宫出血。己烯雌酚 0.5 mg 及甲羟孕酮 4 mg，于出血第 5 天起两药并用，每晚 1 次，连服 20 天，撤药后出现出血，血量较少。

3）孕—雄激素合并法：常用于更年期异常子宫出血以减少撤药性出血量。自预计下 1 次出血前 8 天开始，每日肌内注射黄体酮 10 mg 和丙酸睾酮 10~25 mg，共 5 天。

4）全周期孕激素：适用于雌激素水平较高（血中 E_2 > 370 pmol/L）于月经周期或药物撤血第 5~25 天，选择炔诺酮 2.5 mg、甲地孕酮 4 mg 或甲羟孕酮 5 mg，每日 1 次，连服 22 天。治疗时间长短，可根据子宫内膜病理报告而确定，一般不得短于 3 个周期。内膜增生过长，疗效不得少于 6 周期，然后再根据治疗后内膜检查结果，再制订治疗方案。

3. 促进排卵

是治愈无排卵性异常子宫出血的关键。青春期、育龄妇女在月经周期已基本控制后，即应选用下列药物促排卵，期间测基础体温观察疗效。

1）雌激素：适用于体内雌激素水平较低者。自月经第 6 天开始，每晚口服己烯雌酚 0.125~0.25 mg，20 天为 1 个周期，连续 3~6 周期。另有文献报道应用小剂量雌激素加中药当归、白芍、熟地各 10 g，菟丝子、巴戟肉各 12 g，仙灵脾、鹿角霜各 10 g，覆盆子、何首乌各 12 g，共用 3 个周期，适用于雌激素不足、子宫发育欠佳的患者，疗效较好。

2）氯米芬：重庆医科大学第一附属医院选用氯米芬，促排卵效果较满意。对要求生育的育龄妇女用氯米芬促生育，排卵率为 65%~87%，19% 无效，15% 虽未排卵，但子宫出血可得到控制。另有人对 40 例无排卵性异常子宫出血患者，采用氯米芬 50 mg，每日 1 次，共 5 天，加用 3 个月的方法进行治疗。用药期间，月经周期、经期及月经量均趋于正常。停药后随访 3~4 个月，仍保持正常月经，氯米芬治疗无排卵性异常子宫出血能迅速达到止血、调整周期和促进排卵之目的。对于青春期、生育期和接近更年期的无排卵性异常子宫出血患者，采用氯米芬小剂量、短疗程治疗，可以迅速达到止血、调整周期和部分达到排卵的目的。

3）促性腺激素释放激素（LHRH、LRH）：于月经周期的中期，仿效生理分泌形式，连续脉冲式给药，肌内注射或静脉注射，每日 5 μg，共 3 天，可能促使排卵。亦有在月经第 5 天开始给 50 μg 肌内注射，每日 1 次，连用 7~10 天，或在月经周期第 14~15 天皮下注射 100 μg。

4）绝经期促性腺激素（HMG）与 HCG 合用：适用于合并不育症患者。于月经周期或撤血第 5 天予 HMG，每日 75 U，治疗 7 天后卵泡仍不大，可加大到每日 150 U，当卵泡发育达 20 mm、卵巢增大不超过 10 cm 时，可加肌内注射 HCG 5 000 U，每日 1 次，连注 1~3 天，起促排卵作用。

5）氯米芬与 HCG 合用：一般停用氯米芬 7~8 天再用 HCG 3 000~5 000 U 肌内注射，一般均可达到有效的诱导排卵。

4. 其他

对顽固性异常子宫出血或年龄较大且子宫内膜呈腺瘤型增生过长或不典型增生者，可选择子宫切除术或通过电凝切除子宫内膜。

（二）排卵性异常子宫出血

1. 黄体不健

可选用以下方法：

1）黄体功能替代法：是治疗黄体功能不健全普遍采用的方法。在经前第 8 天起，每日肌内注射黄体酮 10~20 mg 或口服甲羟孕酮 8~12 mg，共 5 天；也可在基础体温显示排卵后，肌内注射羟孕酮 250 mg。

2）绒毛膜促性腺激素：于基础体温开始上升后第 3 天起，每日或隔日肌内注射 1 000~2 000 U，共 5 次，可起刺激及维持黄体功能的作用。

2. 黄体萎缩不全

常用以下方法：

1）孕激素，可调节下丘脑—垂体—卵巢轴的反馈功能，使黄体及时萎缩。药物与用法同前。

2）绒毛膜促性腺激素，可促进黄体功能，用法同前。

3）雌—孕激素序贯疗法：目的在于抑制下丘脑—垂体—卵巢轴活动，以期停药后产生功能的反跳反应而恢复正常。用法同前。

3. 正常排卵型月经过多

1）雄激素对抗雌激素法：丙酸睾酮 25 mg，每日 1 次，肌内注射，连用 3 天。月经过多时亦可用 50 mg，每日 1 次，可减少出血量。甲睾酮 5 mg，每日 2 次，舌下含化或口服，可从月经周期第 10 天起，共服 10 天。

2）前列腺素合成酶制剂：近年来随着前列腺素研究工作的进展，认为正常月经过多可能由于子宫内膜中前列腺素（PG）的增加，特别是 $PGE\alpha$ 与 $PGF_{2\alpha}$ 比例的失调和 PGI_2 的增多。故可采用以下药物能减少流血量。甲芬那酸（扑湿痛）0.25 g，每日 3

次，首次加倍，月经期开始服，不宜超过 1 周。肾功能不正常者慎用。吲哚美辛25 mg，每日 3 次，饭后服药可减轻对胃的刺激，月经期开始服药，不超 1 周。氯芬那酸0.2 g，每日 3 次，首次加倍，经期第 1 天开始，约服 7 天。

3）止血剂：可酌情选用氯甲苯酸、6 - 氨基己酸、酚磺乙胺等。

七、康复

1）青春发育期少女及更年期妇女分别处于生殖功能发育及衰退的过渡时期，情绪不稳定，应使保持身心愉悦，注意饮食营养，注意锻炼，使尽快度过这一过渡时期。

2）行经期避免剧烈活动，流血时间长者要保持会阴清洁，以防继发感染。

3）已有贫血者要补充铁剂，加强营养。

4）测定基础体温，预测是否为排卵周期，如持续单相型体温，提示无排卵，应及时治疗。

（张翠美）

第二节 痛 经

痛经为伴随月经的疼痛，可在月经前后或行经期出现腹痛、腰酸、下腹坠痛或其他不适，影响生活和工作。痛经分为原发性与继发性两种；原发性痛经无盆腔器质性病变，继发性痛经通常是器质性盆腔疾病的后果。本节仅介绍属功能性的原发性痛经。

一、病因

原发性痛经的原因尚不完全明确，可能是多因素的，包括精神及社会因素、父母及周围人群的影响、痛阈较低等。

痛经多发生在有排卵周期，无排卵周期多无疼痛，因而卵巢激素分泌可能与痛经发生有关。痛经患者中往往伴有前列腺素或其他代谢产物增多。现认为过多的 PGF_{2a} 可以引起子宫过度收缩、缺血而致痉挛性疼痛。

二、临床表现

（一）病史

常见于青少年期，多在初潮后 6~12 个月发病，这时排卵周期已建立，无排卵性月经一般不发生痛经。

（二）症状和体征

1）疼痛多自月经来潮后开始，最早出现在经前 12 小时；行经第 1 天疼痛最剧，持续 2~3 天缓解；疼痛程度不一，重者呈痉挛性；疼痛部位在耻骨联合上，可放射至腰骶部和大腿内侧。

2）痛经有时伴发恶心、呕吐、腹泻、头晕、乏力等，严重时面色发白、出冷汗等。

3）妇科检查：原发性痛经可无异常发现，继发性痛经盆腔内部可有粘连、肿块、结节、增厚等器质性病变等。

三、实验室及其他检查

必要时做腹腔镜或影像学检查。

四、诊断

1）经期或其前后有严重下腹胀痛及（或）腰酸等。

2）未婚未育者发生的痛经多为原发性痛经，妇科检查多无异常发现。继发性痛经者可由盆腔器质性病变引起，如盆腔炎、子宫内膜异位症等。

五、鉴别诊断

盆腔内、子宫周围脏器原有病变，由于经期盆腔充血，可使症状加剧而与原发性痛经混淆，如慢性阑尾炎、慢性结肠炎、慢性膀胱炎，应注意其特点加以鉴别。

六、治疗

（一）一般处理

包括心理治疗，解除思想顾虑。

（二）药物治疗

1. 解痉、镇痛药物

可选用：①阿托品 0.5~1 mg，肌内注射，或 0.3~0.6 mg，口服，每日 3 次；②阿司匹林 0.5 g，口服，每日 2~3 次；③个别严重者可选用哌替啶 50~100 mg，肌内注射，但此药易成瘾，不宜久用。

2. 吲哚美辛

方法：均在痛经发生之前的 1~2 天口服吲哚美辛 25 mg，每日 3 次，用药时间不超过 3 天。

3. 硝苯地平

近年发现本品可松弛子宫平滑肌，有效地抑制月经头两天的子宫收缩而被用于治疗痛经。每次月经前 3~5 天开始服药 10 mg，每日 3 次，7~10 天为 1 个疗程，连用 3 个疗程，月经已来潮时亦可服用，10~30 分钟疼痛减轻。

4. 碳酸锂

碳酸锂能改变神经兴奋性及神经突触传递功能，增加脑内去甲肾上腺素脱氨代谢的量，抑制腺苷酸环化酶活性，减少 cAMP 的产生，对痛经、经前紧张症和月经过多有效。经前 10 天开始，每日 0.9 g，分 3 次口服，到月经来潮时停药。

5. 维生素 B_6

维生素 B_6 有促进镁离子进入子宫肌细胞而产生解痉的作用，故有人主张补充镁离子及维生素 B_6 治疗原发性痛经。

6. 雌激素

雌激素适用于子宫发育不良者，可促进子宫发育，使肌层变厚及血运增多。给予己烯雌酚 0.25 mg，自月经周期第 5 天开始服用，每日 1 次，连服 22 天。连续 3～6 个周期。

7. 孕激素

孕激素可抑制子宫收缩。常用炔诺酮 2.5～5 mg，每日 1 次，从月经周期第 5 天开始，连服 22 天，3～6 个周期；或甲羟孕酮 4～8 mg，每日 1 次，从经前 10 天开始，连服 7 天；或黄体酮 10～20 mg，肌内注射，每日 1 次，从经前 7 天开始，连续 5 天。

8. 雌孕激素混合物

雌孕激素混合物用于抑制排卵，使周期不再出现分泌期而减少子宫内膜前列腺素的合成，又降低子宫肌壁对前列腺素的敏感性，从而使疼痛缓解。并可限制螺旋动脉的发育而减少经血量。对经痛要求避孕或经痛合并月经量多者尤适宜。用法：国产口服避孕药Ⅰ、Ⅱ号或复方炔诺孕酮，于月经周期第 5 天起，每晚 1 片，22 天为 1 周期，连服 3～6 个周期，有效率达 80%。

9. 雄激素

雄激素适用于月经量多，痛经，中年以上的妇女。甲睾酮 5 mg，每日 1 次，于经期第 10～14 天开始，连服 10 天，可用 2～3 个周期；丙酸睾酮 25 mg，肌内注射，每日 1 次，于经前 5～7 天开始用。

（三）原发病治疗

对继发性痛经者针对其原发病分别采用保守和手术治疗，宫颈管狭窄者可行扩张术。

七、康复

积极参加体育锻炼，增强体质，心胸开阔，保持身心健康，建立和睦的人际关系，更多地了解月经的生理知识，保持外阴清洁。经期避免剧烈运动和劳累，不要喝冷水，不宜受寒湿刺激和吃冷饮及刺激性食物，多吃水果、蔬菜等。

（张翠美）

第三节　闭　经

闭经是妇科疾病中常见症状。通常将闭经分为原发性和继发性两类。近来经过修正的原发性闭经的定义为：年龄超过 16 岁（有地方差异），第二性征已发育，或年龄超过 14 岁而第二性征尚未发育，且无月经来潮者。继发性闭经是指以往曾经建立过正常月经，但以后由于某种病理原因而使月经停止 6 个月，或按自身原来月经周期计算，停经 3 个周期以上者。

一、病因及分类

正常月经周期的建立有赖于下丘脑—垂体—卵巢轴的神经内分泌调节、子宫内膜对性激素的周期性反应以及生殖道的通畅，其中任何一个环节发生障碍均可导致闭经。引起闭经的原因有：先天性、创伤性、感染性、内分泌失调、肿瘤及全身因素六大类。一般认为，原发性闭经多由遗传学原因或先天发育缺陷引起；继发性闭经多考虑后天发生的疾病。临床以继发性闭经多见，约占闭经总数的 95%。根据控制正常月经周期的主要环节发生失调，分别加以介绍。

从引起闭经主要病变涉及部位分类，将闭经分为 4 类。

（一）子宫性闭经

引起子宫性闭经的原因包括无子宫或子宫内膜，子宫内膜结核或产后严重感染，多次人工流产或刮宫手术引起子宫内膜创伤与粘连。下丘脑、垂体与卵巢功能均属正常。

（二）卵巢性闭经

引起卵巢性闭经的原因包括先天性卵巢发育不全，卵巢早衰、无反应性卵巢，以及卵巢肿瘤。其下丘脑、垂体与子宫都是正常的，由于此类患者血促性腺激素水平常常过高，故也可称为高促性腺激素性闭经。

（三）垂体性闭经

引起垂体性闭经的原因包括单一性促性激素缺乏症、席汉综合征、空泡蝶鞍症，以及垂体肿瘤等。

（四）下丘脑性闭经

下丘脑性闭经包括下丘脑肿瘤、外伤、功能失调如精神神经性厌食症，以及消瘦、运动过度、药物与精神刺激而引起的闭经。垂体性闭经与下丘脑性闭经患者血促性腺激素浓度常为正常或低下，故也可称为正常促性腺激素性或低促性腺激素性闭经。

二、诊断

闭经只是一个症状，诊断时首先必须寻找引起闭经的原因，即下丘脑—垂体—卵巢轴的调节失常发生在哪一环节，然后再确定是何种疾病所引起。

（一）病史

详细询问月经史，包括初潮年龄、月经周期、经期、月经量和闭经期限及伴随症状等。发病前有无任何导致闭经的诱因，如精神因素、环境改变、体重增减、剧烈运动、各种疾病及用药情况等。已婚妇女需询问其生育史及产后并发症史。原发性闭经患者应询问其第二性征发育情况，了解生长发育史，有无先天性缺陷或其他疾病及家族史。

（二）体格检查

检查全身发育状况，有无畸形。测量体重、身高，了解四肢与躯干比例、五官生长特征。观察精神状态、智力发育、营养和健康情况。妇科检查应注意内、外生殖器的发育，有无先天性缺陷、畸形，腹股沟区有无肿块，女性第二性征如毛发分布、乳房发育是否正常，乳房有无乳汁分泌等。其中第二性征的检查有助于鉴别原发性闭经的病因，缺乏女性第二性征提示该患者从未受过雌激素的刺激。

（三）辅助检查

已婚妇女闭经须首先排除妊娠，通过病史及体格检查对闭经的病因及病变部位有初步了解，在此基础上再通过有选择的辅助检查明确诊断。

1. 子宫功能检查

1）诊断性刮宫：刮宫可以了解子宫腔的大小、宫颈或宫腔有无粘连，以及子宫内膜情况。刮出物送病检，有助于子宫内膜结核的诊断与了解性激素的水平。

2）子宫输卵管碘油造影：有助于诊断生殖系统的发育不良、宫腔粘连及生殖道结核等。

3）宫腔镜检：对疑有宫腔粘连者可在宫腔镜直视下明确有无粘连、粘连部位与范围，还可分离粘连进行治疗。

4）腹腔镜检查：可直接地观察子宫、输卵管和卵巢等，需要时做活组织检查。

5）药物试验、孕激素试验、雌激素试验：观察子宫内膜有无反应。

2. 卵巢功能检查

1）基础体温测定：如呈双相型，提示虽无月经来潮，而卵巢功能正常，有排卵和黄体形成。

2）阴道脱落细胞检查：观察表、中、底层细胞的百分比，表层细胞百分率越高，反映雌激素水平越高。

3）宫颈黏液检查：涂片如见羊齿植物叶状结晶，羊齿植物叶状结晶越明显、越粗，反映雌激素作用越强；如见成排的椭圆体，提示在雌激素作用基础上，有孕激素影响。

4）血雌、孕激素含量测定：如血中雌、孕激素含量低，提示卵巢功能异常或衰竭。

3. 垂体功能检查

1）测定血中 FSH、LH 的含量：FSH 正常值为 5～40 U/L，LH 为 5～25 U/L，排卵时最高值为正常时的 3 倍。如 FSH、LH 均低于正常值，表示垂体功能低下。如 FSH、LH 高于正常水平，提示卵巢功能低下。

2）垂体兴奋试验：静脉推注 LH－RH 后，测定血中 LH 含量变化。如 LH 值高于推注 LH－RH 前的 2～4 倍，提示垂体功能良好。如不升高或升高很少，说明病变可能在垂体。

3）蝶鞍 X 线检查：疑有垂体肿瘤时，可做蝶鞍摄片。肿瘤较大而影响蝶鞍骨质及鞍腔者，X 线片即可辨认。如肿瘤微小，需做蝶鞍多向断层 X 线检查或电子计算机断层检查。

（4）其他：CT、MRI 等检查，排除垂体肿瘤。

三、治疗

闭经的治疗原则为早期诊断、早期治疗；一旦诊断清楚则采取改善全身健康情况和心理状态及针对病因的治疗；相应的性激素替代治疗，调节下丘脑—垂体—卵巢轴的周期关系，恢复月经周期；对于继发性闭经要以预防为主；对一时性闭经如服避孕药后引起的闭经可短期观察。

（一）一般治疗

合理地安排患者的工作、生活，避免精神紧张及过度劳累，加强营养，积极预防继发性闭经。对月经迟发、月经后期、月经量少采取中医治疗。

（二）病因治疗

治疗引起闭经的器质性病变。Asherman 综合征在子宫镜下分离粘连，可放宫内节育器防止重新粘连或插入小儿导尿管持续 7 天，并用大剂量雌激素和孕激素序贯治疗，以重建子宫内膜周期；结核性子宫内膜炎者，应积极抗结核治疗；生殖道畸形可行手术治疗或成形术；卵巢或垂体肿瘤患者可行手术或放疗。

（三）雌、孕激素替代治疗

因某种疾病或某些因素使卵巢破坏，造成卵巢功能早衰或无功能，不能产生激素时，采用激素替代治疗，以促进或维持患者适宜的生理与心理状态，一般采取人工周期疗法。

1. 小剂量雌激素周期疗法

己烯雌酚每日 0.5～1 mg，连用 20 天，口服，停用 8～10 天，重复如上 2～3 周期。可促进垂体功能，分泌黄体生成素，从而增加卵巢分泌雌激素，并促进排卵。

2. 雌、孕激素序贯疗法

作用在于抑制下丘脑—垂体轴，停药后月经可能恢复并排卵。己烯雌酚每日 1 mg，连用 20 ~ 22 天，在后 10 天加服甲羟孕酮每日 8 ~ 20 mg，或在后 5 ~ 7 天加甲羟孕酮每日 10 ~ 20 mg，肌内注射。

3. 雌、孕激素合并疗法

其作用是抑制垂体促性腺激素，停药后可有回跳反应而使月经恢复并排卵。用口服避孕药每晚 1 片，连服 22 天停药。自撤药性出血第 5 天起，开始第二疗程，共用 3 ~ 6 个周期。

（四）诱发排卵

卵巢发育不良和卵巢功能未衰竭，并要求生育的患者，可采用激素或类似物诱发排卵。

1. 垂体功能不全

采用尿促性腺激素（HMG），促进卵泡发育和成熟，分泌雌激素，卵泡成熟后再给予类似垂体黄体生成激素的人绒毛膜促性腺激素，模拟正常排卵周期的 LH 高峰，从而使其破裂、排卵，并维持黄体的正常功能。

2. 性功能低下

卵巢和垂体有正常反应，丘脑下部功能有不足或不协调者，可用克罗米芬（CC），50 mg，口服，每晚 1 次，于月经第 5 日开始服用，共服用 5 日。促进丘脑下部促性腺激素释放激素的分泌，以纠正其功能并诱发排卵。

3. 丘脑下部功能不足

丘脑下部功能不足常致黄体生成激素释放激素（LHRH）分泌不足，可采用 LHRH 脉冲式微量注射法诱发排卵。

（五）溴隐亭

溴隐亭用以治疗溢乳闭经综合征患者，其作用是抑制促催乳激素以减少催乳素，开始时用小剂量 1.25 mg，每日 2 ~ 3 次，如无明显反应即逐渐加量，最大剂量每日不超过 10 mg。

（六）其他激素制剂

对甲状腺功能低下者可给予甲状腺素片 0.03 g，每日 2 次，口服，连续 20 天。

（七）中医治疗

应根据其全身症状，结合病程及临床表现，分析其寒热虚实，分别采取补而通之、泻而通之的方法。此外还当分清他病与本病的关系，因他病而致本病者先治他病，病愈则经自调。

四、预防

1）积极治疗月经后期、月经量少等疾病，防止病情进一步发展，导致闭经的发生。

2）保持心情舒畅，避免精神过度紧张，减少精神刺激。治疗中亦应注意精神调理，解除顾虑，促进痊愈。

3）调节饮食，避免过分节食。经行之际，忌食过于寒凉酸冷之物，以免阴寒内盛，凝滞气血。

4）积极治疗慢性消耗性疾病及寄生虫病，避免继发性闭经。

（于焕新）

第四节 围绝经期综合征

围绝经期综合征过去称更年期综合征，1994 年世界卫生组织人类生殖特别规划委员会决定废弃"更年期"一词，推荐使用"围绝经期"，并对一些术语做了阐述。围绝经期是指从接近绝经，出现与绝经有关的内分泌、生物学和临床特征（卵巢功能衰退的征象）起至绝经 1 年内的时期。绝经是指女性月经最后停止，可分为自然绝经和人工绝经。自然绝经是由于卵巢卵泡活动的丧失引起月经永久停止，无明显病理或其他生理原因。临床上，连续 12 个月无月经后才认为是绝经。人工绝经是指手术切除双卵巢或医疗性终止双卵巢功能，如化疗或放疗。绝经过渡期指从出现卵巢功能开始衰退的征象至绝经的一段时间，通常在 40 岁后开始，经历 2~8 年，平均约 4 年。绝经年龄受遗传、营养、体重、居住地区的海拔高度、嗜烟等多种因素的影响。我国城市妇女的平均绝经年龄为 49.5 岁，农村妇女为 47.5 岁。围绝经期妇女约 1/3 能通过神经内分泌的自我调节达到新的平衡而无自觉症状，2/3 的围绝经期妇女则可出现一系列性激素减少所致的躯体和精神心理症状，称为围绝经期综合征。

一、病因

病因不十分明确。多认为卵巢功能衰退、雌激素分泌减少是导致围绝经期综合征的主要原因。因卵巢功能逐渐衰退，排卵次数减少，雌激素分泌减少，对垂体和下丘脑反馈调节作用减弱，导致内分泌功能失调、代谢障碍以及自主神经功能紊乱等一系列围绝经期综合征症状。雌激素分泌减少还干扰了中枢神经递质的代谢和分泌，表现出情绪不稳定、易激动等一系列精神症状。

二、病理

(一) 卵巢变化

围绝经期的最早变化是卵巢功能衰退，表现为卵泡对 FSH 敏感性下降，对促性腺激素刺激的抵抗性逐渐增加，然后才表现为下丘脑和垂体功能退化。围绝经期后，卵巢体积缩小，卵巢皮质变薄，原始卵泡耗尽，不再排卵。

(二) 性激素变化

由于卵巢功能衰退，雌激素分泌逐渐减少，绝经后妇女体内仅有低水平雌激素，以雌酮为主，来自肾上腺皮质的雄烯二酮经周围组织转化为雌酮。

(三) 促性腺激素变化

围绝经期由于雌激素不足，对下丘脑、垂体不能进行有效的负反馈，致使垂体分泌促性腺激素增加，绝经后 2~3 年达最高水平，至老年期才开始下降。

(四) 催乳素变化

由于雌激素具有肾上腺能耗竭剂的功能，可抑制下丘脑分泌催乳素抑制因子，从而使催乳素浓度升高。绝经后雌激素水平下降，下丘脑分泌催乳素抑制因子增加，致使催乳素浓度降低。

三、临床表现

(一) 生殖系统症状

1. 月经紊乱

月经紊乱是绝经过渡期的常见症状，由于无排卵，表现为月经周期不规律、经期持续时间长及月经量增多或减少。此期症状的出现取决于卵巢功能状态的波动变化。

2. 生殖器官萎缩

阴道、子宫逐渐萎缩，出现阴道干燥疼痛、外阴瘙痒。盆底肌肉松弛，易出现子宫脱垂和阴道壁膨出。

3. 泌尿系症状

由于尿道括约肌松弛，可出现尿失禁，容易发生感染。

4. 第二性征

第二性征逐渐退化，乳房逐渐萎缩。

(二) 心、血管系统症状

突然面部潮红，头颈部胀、热，烦躁不安，然后出冷汗，此症状可持续几秒钟或几分钟。有时可有心慌气短、血压升高，可导致冠心病发作。也有人有头痛、眩晕、耳鸣等症状。

（三）精神、神经症状

包括情绪、记忆、认知功能及睡眠障碍。部分患者在围绝经期出现情绪症状，如烦躁、激动、易怒、焦虑不安、情绪低落、抑郁而不能自制。记忆力减退和注意力不集中也是常见症状。近来有研究发现，雌激素缺乏对发生早老性痴呆（Alzheiner 症）有潜在危险，但未被确认。

（四）心血管疾病

雌激素对女性心血管系统有保护作用。其保护机制是雌激素对脂代谢有良性作用，对心脏增加心脏搏动指数，对血管有扩张作用，增进血流，抑制动脉粥样斑块形成等。女性在绝经前冠心病发病率明显低于同年龄男性，但绝经后冠心病的发病率和并发心肌梗死的病死率随年龄而增加，并成为妇女死亡的主要原因。

（五）骨质疏松

雌激素是女性一生维持骨矿含量的关键激素。绝经后骨矿含量以每年 3% ～5% 的速度丢失，约在绝经后 20 年时，骨矿含量丢失 50%（骨小梁）和 30%（骨皮质）。骨质疏松（早期无症状）到一定程度容易发生骨折。脊柱压缩性骨折则有背痛、身高缩短等症状。股骨颈骨折所致长期卧床及其并发症是老年人死亡的一个重要原因。

四、实验室及其他检查

（一）基础体温

基础体温呈单相型。

（二）阴道细胞学检查

阴道细胞学检查显示以底、中层细胞为主。

（三）激素测定

雌激素可降低或正常，促性腺激素升高。还应测定血或尿的游离皮质醇、甲状腺激素（T_3、T_4）、甲状旁腺素等。

（四）生化检查

血钙、血磷、血糖、血脂及肝肾功能测定：尿糖、尿蛋白、24 小时尿钙/肌酐、24小时尿羟脯氨酸/肌酐测定。

绝经后妇女是经过尿液排钙的增加使骨钙丢失的，空腹尿钙来源于骨钙，空腹尿羟脯氨酸来源于骨的胶原，二者间接反映骨吸收情况。测定 24 小时尿钙/肌酐、24 小时尿羟脯氨酸/肌酐比较方便，可避免测 24 小时尿。定期测定可预测骨丢失速度。正常妇女空腹尿钙/肌酐为 0.06 ± 0.04，绝经期妇女比值为 0.14 ± 0.01。

（五）影像学检查

1. B 超检查

B 超检查可了解子宫卵巢情况，排除妇科器质性疾病。骨的超声波通过骨的速度及振幅衰减反映骨矿含量及骨结构，但对其应用价值有不同意见。

2. 骨量测定

骨量测定帮助确诊骨质疏松症，有单、双光子骨吸收测量法和定量计算机层面扫描法。前者测定骨矿含量，精确度较差。后两者的测值与脊柱骨质疏松密切相关，可进行全身骨骼的检测，测定骨密度，但价格昂贵，不能用做普查。

测量骨矿含量和骨密度有很多方法，以骨矿含量或骨密度低于正常青年人均值的 2.5 个标准差以上，作为诊断骨质疏松的标准。低于 1~2.5 个标准差，为骨含量减少，是预防干预的对象。

3. X 线检查

X 线检查不能准确地提示骨量减少，在骨丢失 30% 以上才能显示。但可准确诊断骨折。

五、诊断

根据年龄、月经改变及自觉症状如阵发性潮热、躁汗等可诊断，测定血中激素水平，显示雌激素水平下降、促性腺激素水平升高，对诊断更有意义。

六、鉴别诊断

其他多种疾病均可引起与围绝经期综合征相似的症状和体征，综合分析，进行鉴别。

（一）闭经

绝经的主要症状是闭经，但引起闭经的原因很多，应根据年龄、症状及其他检查相鉴别。

（二）血管运动性潮热

有数种疾病会产生与潮热相混淆的潮红感症状，如甲亢、嗜铬细胞瘤、类癌综合征、糖尿病、结核病及其他慢性感染等，应注意鉴别。

（三）异常阴道流血

月经紊乱是围绝经期综合征的一个主要表现，应与子宫内膜癌、子宫内膜息肉等鉴别，必要时行诊刮或宫腔镜检查。

（四）外阴阴道炎

许多特殊的外阴阴道炎症表现与雌激素缺乏引起的外阴阴道炎相似，应通过检查、化验相鉴别。外阴有白化、增厚、鞍裂，须行活检排除外阴癌。

七、治疗

治疗目的为能缓解近期症状，并能早期发现、有效预防骨质疏松症、动脉硬化等老年性疾病。

（一）一般治疗

围绝经期综合征的精神神经症状可因神经类型不稳定或精神状态不健全而加剧，应进行心理治疗。必要时选用适量镇静药以助睡眠，如睡前服用艾司唑仑 2.5 mg。谷维素有助于调节自主神经功能，口服 20 mg，每日 3 次。老年妇女应坚持身体锻炼，增加日晒时间，摄入足量蛋白质及含钙丰富食物，预防骨质疏松。

（二）绝经及绝经后期激素替代疗法

多数学者推荐绝经后采用激素替代治疗，理由是合理用药及定期监护可将雌激素的潜在有害因素完全消除或降到最低程度。而且，激素替代对妇女生活质量的有益作用远远超过其潜在的有害作用。

1. 适应证

雌激素替代治疗适用于具有雌激素水平低落症状或体征而无禁忌证者。由于雌激素减少对健康的危害始于绝经后，故应于绝经早期用药。

2. 禁忌证

①绝对禁忌证有妊娠、不明原因子宫出血、血栓性静脉炎、胆囊疾病、肝脏疾病；②相对禁忌证有乳癌病史、复发性血栓性静脉炎病史或血栓、血管栓塞疾病。

3. 药物制剂及剂量选择

主要成分是雌激素。有子宫者，用雌激素同时必须配伍孕激素以对抗单一雌激素对子宫内膜刺激引起的子宫内膜增生过长病变和阻止子宫内膜癌的发生。

1）雌激素

（1）己烯雌酚（DES）：为合成非甾体激素，肌内注射较口服作用强，不良反应较重，易引起消化道反应和突破性出血。

（2）炔雌醇（EE）：为甾体类雌激素的衍生物；是半合成雌激素。炔雌醇是强效雌激素，活性为己烯雌酚的 20 倍，由于雌激素作用强，因而国外学者提出其不合适用作激替代治疗（HRT）中的雌激素。目前是口服避孕药中的雌激素成分。

（3）尼尔雌醇（维尼安）：是半合成雌激素，口服吸收后贮存于脂肪组织，缓慢释放，代谢为乙炔雌三醇起作用，是口服长效雌激素。用于 HRT 疗效明显，选择性地作用于阴道和宫颈管，对子宫内膜也有促生长作用。

（4）雌酮（E_1）：为天然雌激素，雌激素活性较雌二醇弱，但可转化为雌二醇在靶细胞起作用。国外有硫酸哌嗪雌酮等，国内尚无此药，也用于 HRT。

（5）雌二醇（E_2）：为天然雌激素，在循环中与性激素结合蛋白结合，非结合的亲酯游离 E_2 分子进入靶细胞，与雌激素受体结合发挥生物效应。E_2 在体内停留时间最长，因而雌激素活性最强，是体内起主要作用的雌激素。E_2 经微粉化处理后可在消化道内迅速吸收，口服数周后，血 E_2 浓度达稳态。

诺坤复为该类产品，即 17β - 雌二醇，欧洲将其广泛应用于 HRT。

戊酸雌二醇（E_2V）：是 E_2 的酯类，口服后在消化道迅速水解为 E_2，药代与药效与 E_2 相同，也归天然雌激素。商品名为补佳乐。

（6）雌三醇（E_3）：是 E_2、E_1 的不可逆代谢产物，是天然的雌激素，雌激素活性较小，选择作用于生殖道远端，对子宫内膜影响小。有片剂和栓剂，阴道用药为雌三醇栓或药膏。

（7）妊马雌酮（倍美力）：从孕马的尿中分离，是天然的复合雌激素，其中 45% 为硫酸雌酮（E_1S），55% 是各种马雌激素。代谢复杂，药物作用也较复杂，临床用于 HRT 历史最久，目前仍在探讨其用药的复杂性。预防骨质疏松效果较好。并可使心肌梗死的发病率降低达 50%。有片剂和阴道用霜剂。

（8）贴膜 E_2：所含的 E_2 储存在贴膜的药库或基质内，缓慢稳定地释放 E_2，0.05 mg 的皮贴膜每日向体内释放 50 μg E_2。多数剂型为每周两帖。进口的贴膜有妇舒宁（药库型）、得美舒（基质型）、松奇（基质型）；国内产品有更乐和伊尔帖片。

（9）皮埋片 E_2：片内有结晶型 E_2，植入皮内 1 片，每片有 25 mg、50 mg、100 mg 等，可稳定释放 E_2 6 个月。

（10）爱斯妥凝胶：为一种涂抹胶，含有乙醇的胶状物，涂抹在臂、肩和腹部皮肤，透过表皮的 E_2 储存在角质层内，缓慢释放，每日涂 1 次。

（11）诺舒芬：是一种片剂，含 0.025 mg 的 E_2，为阴道用药。

（12）E_2 环：每日释放 7.5 μg E_2，一环可使用 3 个月，可自由取出和放入。

（13）普罗雌烯（更宝芬）：是一种特殊的雌二醇—雌二醇二醚，特殊的分子结构使其不能被皮肤及阴道上皮细胞吸收，具有严格的局部作用。营养外阴、阴道、尿道上皮细胞，常用于雌激素缺乏引起的外阴、阴道、尿道萎缩及炎症改变。有胶囊和软膏 2 种剂型。

2）孕激素和雌激素序贯疗法：孕激素可防止雌激素引起的乳房、子宫细胞过度生长。在服用雌激素后期加用黄体酮 10 mg 肌内注射，或加甲羟孕酮每日 2～4 mg，口服，共 5～7 日。

3）雄激素：现已不再使用，但对于感觉乳房痛或性欲减退者，或为了减少药性流血，在使用雌、孕激素药物时可加用，如丙酸睾酮或甲睾酮等。

4）$OrgoD_{14}$：每日口服本品 2.5 mg 后可显著地抑制更年期妇女血浆 FSH 及 LH 水平，而以 FSH 抑制程度更甚。对泌乳素（PRL）水平无影响，对育龄的妇女有抑制排卵作用。一个多中心双盲有对照的交叉研究结果也显示 256 例患者口服本品共 16 周，1 个月后潮热、出汗、头痛、疲乏感皆有明显好转，睡眠及性欲改善，自我感觉及情绪提高，且不良反应轻。

5）福康乐（C–H₃）：临床 140 例经服用 C–H₃2~3 个月后即初见疗效，如潮热、失眠、出汗、焦虑明显改善，内分泌检测同样也有改善，总有效率达 79.2%，其中显效率为 11.4%。服用 1 年有效率为 60.5%，显效率为 39.5%。

6）丹那唑：用本品治疗伴有严重血管舒缩症状的绝经后妇女，每日 100 mg，连服 2 个月，也可收到明显的效果。

7）诺更宁：是微粉化 17–βE₂ 2 mg 与醋酸炔诺酮 1 mg 的复方制剂，适用于需要连续合并应用雌、孕激素的情况。由该两药组成的模仿生理周期的三相复方制剂——诺康律片可用于序贯方案。

8）克龄蒙：是 11 片 2 mg 戊酸雌二醇和 10 片含 2 mg 戊酸雌二醇和 1 mg 醋酸环丙孕酮的复方片组成的制剂，可供周期性序贯合用雌、孕激素者选用。

9）倍美安：是由 0.625 mg 的倍美力与 2.5 mg 的甲羟孕酮组成的复方制剂，可用于连续联合治疗。

10）倍美孕：是由 14 片含 0.625 mg 的倍美力与 5 mg 的甲羟孕酮组成的复方片，可用于序贯方案。

11）7–甲异炔诺酮（利维爱）：是一种 21 碳类固醇衍生物，具有孕、雌和雄激素的作用，能够稳定妇女在围绝经期卵巢功能衰退后的下丘脑—垂体系统，无内膜增生的作用，一般不引起阴道流血。适用自然绝经和手术绝经所引起的各种症状。

（三）非激素类药物

1. 钙剂

钙剂可减缓骨质丢失，如氨基酸螯合钙胶囊，每日口服 1 粒（含 1 g）。

2. 维生素 D

维生素 D 适用于围绝经期妇女缺少户外活动者，每日口服 400~500 U，与钙剂合用有利于钙的吸收完全。

3. 降钙素

降钙素是作用很强的骨吸收抑制剂，用于骨质疏松症。有效制剂为鲑降钙素。用法为 100 U 肌内或皮下注射，每日或隔日一次，2 周后改为 50 U，皮下注射，每日 2~3 次。

4. 双磷酸盐类

双磷酸盐类可抑制破骨细胞，有较强的抗骨吸收作用，用于骨质疏松症。常用氯甲双磷酸盐，每日口服 400~800 mg，间断或连续服用。

八、预防

围绝经期是妇女一生必然度过的一个过程，也是不以人的意志为转移的生理过程。因此围绝经期妇女应建立良好的心态对待这一生理过程，掌握必要的围绝经期保健知识，保持心情舒畅，注意劳逸结合，使阴阳气血平和。尚需注意饮食有节，加强营养，增加蛋白质、维生素、钙等的摄入。维持适度的性生活。定期咨询"妇女围绝经期门诊"和做必要的妇科检查，以便及时治疗和预防器质性病变。

九、预后

围绝经期妇女约 1/3 能通过神经内分泌的自我调节达到新的平衡而无自觉症状。因此进入围绝经期时期的妇女必须对这一生理过渡有正确的认识，达到自我调节的目的。2/3 的围绝经期妇女则可出现一系列性激素减少所致的症状，通过上述一系列调治，可以达到控制症状和减轻症状，预后较好。

（张翠美）

第十三章　子宫内膜异位症和子宫腺肌病

第一节　子宫内膜异位症

传统的子宫内膜异位症的定义是：具有生长功能的子宫内膜组织出现在子宫腔被覆黏膜以外的身体其他部位而引起疾病。这个定义包含了两个概念，一是子宫内膜可异位于子宫以外的组织器官（曾称外在性子宫内膜异位症），另一个是子宫内膜也可异位于子宫肌壁间（曾称内在性子宫内膜异位症）。目前发现，位于子宫以外的异位症与位于子宫肌壁间的异位症（现称为子宫腺肌病），其组织学发生、治疗、预后均不相同，应分别为两个概念。目前的子宫内膜异位症定义为：具有生长功能的子宫内膜出现在子宫腔被覆黏膜以及子宫肌层以外的身体其他部位所致的疾病。异位子宫内膜可侵犯全身任何部位，但以盆腔最为常见，依次顺序为：卵巢、直肠子宫陷凹、阔韧带后叶、宫骶韧带、子宫浆膜面、乙状结肠、腹膜脏层、阴道直肠膈。

一、病因

子宫内膜异位症是良性疾病，但有组织浸润及远处转移的特点。其发病的确切原因不清，有以下几种学说。

（一）子宫内膜种植学说

月经血中脱落的子宫内膜碎片随经血逆流，经输卵管进入腹腔，种植于卵巢表面或子宫骶骨韧带等处。腹壁瘢痕子宫内膜异位症，为医源性子宫内膜异位症。

（二）体腔上皮化生学说

原始的体腔上皮有分化出各种苗勒管上皮的潜能，卵巢的生发上皮也起源于体腔上皮。体腔上皮有向子宫内膜化生的能力（也有向宫颈黏膜或输卵管上皮化生的能力），卵巢的生发上皮受到炎症、激素或月经血的刺激后，可以衍化为子宫内膜样组织，这种化生来的子宫内膜组织也接受周期性卵巢激素的作用而产生周期性变化。

（三）淋巴及静脉播散学说

有人认为，子宫内膜的碎屑可通过淋巴或静脉播散到远处，如远离盆腔部位的肺、胸膜、手臂、大腿等处的子宫内膜异位症。

（四）免疫学说

近来研究认为，患子宫内膜异位症妇女的免疫系统有变化，可能是体内的免疫缺陷促进本症的发生。

（五）基因学说

与遗传有关。

二、病理

子宫内膜异位症的主要病理变化为异位内膜随卵巢的功能变化而发生周期性出血和其周围组织纤维化，以致在病变区形成紫褐色斑点或小泡，甚至发展为大小不等的紫蓝色实质结节或包块。但病变可因其部位和程度不同而有所差异。最常发生的部位是卵巢，占80%左右，病变常呈双侧性，病程早期病灶浅，卵巢表面有紫蓝色小点或囊肿；以后囊肿可不断长大而成为褐色囊肿，常与周围组织有明显粘连，囊壁厚薄不均，剥离时容易破裂（极少数可自发性破裂），流出稠厚的咖啡色陈旧性血液，故临床上常称之为巧克力囊肿。子宫内膜异位亦常发生于子宫骶骨韧带、子宫下段后壁直肠子宫陷凹等处腹膜，常有散在紫褐色出血点或结节，也可能相互粘连融合成块。异位内膜还可侵入直肠阴道隔和阴道后穹隆，并可深达直肠、乙状结肠和小肠的肌层和黏膜下层，但极少穿透黏膜层。此外，宫颈、阴道、外阴、剖宫取胚或剖宫产的腹壁瘢痕均可发生子宫内膜异位。

三、临床表现

因病变部位不同而出现不同的症状，少数患者无明显自觉症状。

（一）疼痛

疼痛是子宫内膜异位症最主要、最常见的症状。患者中87%表现为痛经，71.3%为下腹痛，57.4%为全腹痛，42.6%为肛门痛，34.5%为排便痛。痛经的特点为继发性、周期性、进行性加剧，常于月经来潮前1~2天开始，月经来潮1~2天加剧，以后逐渐减轻。部分患者有性交痛，表现为深部性交痛，多见于直肠子宫陷凹异位病灶或因病变导致子宫后倾固定的患者。疼痛与病变部位及浸润深度有关，与病灶大小关系不明显。如较大的卵巢子宫内膜异位囊肿，可能疼痛较轻；而盆腔腹膜散在小结节，可能导致剧烈疼痛。

（二）月经失调

15%~30%的患者月经量增多或经期延长，少数出现经前点滴出血。

（三）不孕

子宫内膜异位症患者的不孕率可高达40%。

（四）性交痛

当异位内膜累及直肠子宫陷凹及子宫骶骨韧带时，可产生性交疼痛，且以月经来潮前更为明显。

（五）直肠刺激征

位于直肠子宫陷凹或子宫骶骨韧带处的病灶，每于经前期、经期有里急后重感，或常有便意感、坠胀感，伴有腰部酸痛，经期过后症状完全消失。

（六）体征

除巨大的卵巢子宫内膜异位囊肿可在腹部触及肿块以及囊肿破裂出现腹膜刺激征外，一般腹部检查均无明显异常。由于子宫内膜异位症病变主要在子宫后壁及直肠子宫陷凹，在怀疑子宫内膜异位症而做妇科检查时，除做双合诊检查外，要做三合诊检查，有时双合诊不能发现阳性体征，而在三合诊时很明显。

子宫内膜异位症的体征特点：子宫后倾固定，活动差，直肠子宫陷凹、宫底韧带及子宫后壁下段可扪及触痛结节。若有卵巢巧克力囊肿存在，则可在子宫一侧或双侧附件区扪及囊性包块，多与子宫粘连、固定。直肠阴道隔病灶可在阴道后穹隆触及包块或在肛门检查时发现直肠阴道隔肿块。

四、实验室及其他检查

（一）血沉

少数患者增快。

（二）尿常规

累及膀胱黏膜时可有血尿。

（三）大便常规

月经期便血时应予以检查。

（四）B超检查

临床常用于鉴别卵巢子宫内膜囊肿与其他卵巢肿瘤。

（五）腹腔镜检查

可在直视下确定异位病灶的诊断，还可以对病灶施行电灼、活检及子宫内膜囊肿穿刺抽液。

（六）膀胱镜检查

周期性膀胱炎症状者，诊断困难时可施行。

（七）直肠镜检查

周期性肠道症状者，诊断困难时可施行活检。

五、诊断和鉴别诊断

凡育龄妇女有继发性痛经进行性加重和不孕史，盆腔检查时扪及盆腔内有触痛性结节或子宫旁有不活动的囊性包块，即可初步诊断为子宫内膜异位症。但临床上尚需借助上述辅助检查，特别是腹腔镜检查和活组织病检方能最后确诊和确定期别。

应与下列疾病相鉴别。

（一）卵巢恶性肿瘤

患者一般情况差，病情发展迅速，腹痛、腹胀为持续性。检查除扪及盆腔内肿块外，常发现有腹水。B超图像显示肿块以实性或混合性居多，形态多不规则。凡诊断不明确时，应尽早剖腹探查。

（二）盆腔炎性包块

多有急性盆腔感染和反复感染发作史，疼痛不仅限于经期，平时也有腹部隐痛，且可伴发热。抗感染治疗有效。

（三）子宫肌腺病

痛经症状与子宫内膜异位症相似，甚至更剧烈。子宫多呈对称性增大，且质地较正常子宫硬。经期检查时，子宫压痛明显。应注意此病亦可与盆腔子宫内膜异位症合并存在。

六、治疗

治疗目的在于缓解症状，改善生育功能及防止复发。故治疗应根据患者年龄、症状、病变部位和范围以及对生育要求等不同情况加以全面考虑。原则上年轻又有生育要求的患者宜采用中医治疗，结合激素治疗或保守性手术；年龄较大，无须生育的重症患者可行根治性手术。

（一）期待疗法

病程进展缓慢，症状轻微，体征不明显者可每半年随访一次，一旦症状或体征加剧，应改用其他较积极的治疗方法。患者有生育要求则应做有关不孕的各项检查，促进受孕。经过妊娠分娩，病变可能自然消退。

（二）药物治疗

由于子宫内膜异位症是激素依赖性疾病，妊娠和闭经可避免发生痛经和经血逆流，还能导致异位内膜萎缩、退化，故西药治疗主要采用性激素疗法。

其原理主要是：①阻断下丘脑促性腺激素的释放，通过直接作用或反馈抑制垂体促性腺激素的合成及释放；②使卵巢功能减退，继发于垂体促性腺激素水平降低或直接抑制卵巢功能；③使异位子宫内膜萎缩，缺乏卵巢激素的支持及直接对子宫内膜的作用使其萎缩。以上 3 种机制可达到使异位病灶缩小，病情缓解的目的。

①适应证：没有较大的卵巢巧克力囊肿；有手术禁忌证的重症患者；作为手术的辅助治疗，术前用药有利于粘连的分离、减少盆腔中的炎性反应，有助于卵巢巧克力囊肿的缩小及减轻粘连与剥离等；保守性手术或不彻底的手术，术后用药有防止复发及继续治疗的作用。②禁忌证：盆腔包块不能除外恶性肿瘤者；肝功能异常不宜使用性激素。

1. 短效避孕药

避孕药为高效孕激素和小量炔雌醇的复合片，连续周期服用，不但可抑制排卵起到避孕作用，且可使子宫内膜和异位内膜萎缩，导致痛经缓解和月经量减少，并可因此而避免经血及脱落的子宫内膜经输卵管逆流及种植腹腔的可能。服法与一般短效口服避孕药相同。此疗法适用于有痛经症状，但暂无生育要求的轻度子宫内膜异位症患者。

2. 高效孕激素

1956 年，Kistner 提出用大剂量高效孕激素，辅以小剂量雌激素防止突破性出血，以造成类似妊娠的人工闭经的方法，被称为假孕疗法。常用的方法有：①甲羟孕酮（甲羟孕酮），第一周 4 mg，每日 3 次，口服，第二周 8 mg，每日 2 次，以后 10 mg 每日 2 次，连服 6 ~ 12 个月；②炔诺酮（妇康片），第一周 5 mg，每日 1 次，口服，第二周 10 mg，每日 1 次，以后 10 mg，每日 2 次，连服 6 ~ 12 个月；以上两种方法可同时每日都加服炔雌醇 0.05 mg 以防突破出血；③炔诺孕酮（18 - 甲基炔诺酮）0.3 mg 和炔雌醇 0.03 mg，连服 6 ~ 12 个月；④己酸孕酮 250 ~ 500 mg 肌内注射，每周 2 次，共 3 个月。长期应用大量高效孕激素可引起恶心、呕吐、突破性出血、体重增加及诱发卵巢子宫内膜异位囊肿破裂；还可对肝脏有损害，停药后而复发。一般可用于没有较大的卵巢子宫内膜异位囊肿；有手术禁忌证的重症患者；手术前药物准备，有利于粘连的分离；术后防止复发及残留病灶的治疗。复发后再用药物治疗仍可有效。

3. 达那唑

达那唑为合成的 17α - 乙炔睾酮衍生物，自 1971 年起即开始应用于治疗内膜异位症，此药能阻断垂体促性腺激素的合成和释放，直接抑制卵巢甾体激素的合成，以及有可能与靶器官性激素受体相结合，从而使子宫内膜萎缩导致患者短暂闭经，故称假绝经疗法，用法：每日 400 ~ 800 mg，分 2 ~ 4 次口服，自经期第一天开始连服 6 个月。停药后每年约有 15% 的概率复发，重复用达那唑仍有效。不良反应：主要为男性化作用致体重过度增加，往往增加超过 3 kg，其他轻度男性化作用如皮肤多油（20%）、声音低沉（10%）。因雌激素水平降低，少数患者可有乳房缩小或绝经期症状。用药后丙氨酸氨基转移酶增高为一时性可逆性的，停药后都恢复。丙氨酸氨基转移酶增高由药物致胆汁淤积，也有认为因蛋白同化作用加强所致，不是肝功损害。此外糖和脂肪代谢受影响，并减少纤维蛋白原和增加纤维蛋白溶酶原等。这些不良反应均不严重，发生率也不高，且停药后都能很快恢复正常。

达那唑适用于轻度或中度子宫内膜异位症但痛经明显或要求生育的患者。一般在停药后 4 ~ 6 周月经恢复，治疗后可提高受孕率，但此时内膜仍不健全，可待月经恢复正常 2 次后再考虑受孕。

4. 雄激素疗法

雄激素通过间接对抗雌激素，直接影响子宫内膜，使之退化，缓解痛经。方法：甲睾酮 5 mg，每日 2 次，舌下含化，连续应用 3 ~ 6 个月。小剂量服药，不抑制排卵，仍可受孕，一旦受孕及时停药，以免引起女胎男性化。丙酸睾酮 25 mg 肌内注射，每周 2 次，共 8 ~ 12 周，每日总量不超过 300 mg。不良反应：长期使用或用量过大，可能出现痤疮、多毛、声音低沉等表现。用药期间不抑制排卵，仍能受孕，但可使女胎男化，故一旦妊娠，应即停药。

雄激素疗法对早期患者解除症状有效，用法简单，不良反应少，但作用不持久，停药常易复发，不适于病情较严重者。多数人认为仅起对症治疗作用，不宜长期使用。

5. 棉酚

棉酚是我国在 20 世纪 70—80 年代从棉籽油中提出的一种萘醛化合物，作用于卵巢。对卵巢及子宫内膜有直接抑制作用，可导致闭经，从而使症状减轻或消失，晚期患者疗效也较满意，复发率约为 24%。一般治疗 1 个月痛经即可减轻。对年龄较小有生育要求者，每日服 20 mg，连服 2 个月；症状好转后酌情改为 200 mg，每周 2 ~ 3 次。可用 3 ~ 6 个月，或待月经稀少或闭经时停药。对近绝经患者，可持续服至闭经后。不良反应：最严重的是血钾过低，故服药期间必须补钾。肝功可能受损，个别有一过性肝功能异常。棉酚治疗子宫内膜异位症疗效与达那唑相近且价廉，但由于棉酚的作用机制、用药最佳剂量，以及有无致畸等问题尚未完全阐明，故临床还未普遍应用。

6. 促性腺释放激素增效剂

本品通过过度刺激垂体，消耗 LHRH 受体，使之失去敏感性而降低了促性腺激素和雌激素的分泌，造成了药物性绝经，亦称为"药物性卵巢切除"。一般用喷鼻法 400 μg 每日 2 次，皮下注射法 200 μg 每日 1 次，6 个月为 1 个疗程。治疗后出现闭经病灶消失或减轻，内膜萎缩，用药第 1 个月有突破性出血，停药后 2 个月内恢复月经和排卵，但易复发。

7. 三苯氧胺

具有拮抗雌激素及微弱雄激素作用。现已试用于治疗病变轻而痛经明确的子宫内膜异位症，以暂时缓解症状并防止病情继续发展。一般剂量为每次 10 mg，每日 2 ~ 3 次，连服 3 ~ 6 个月。用药过程中，可出现潮热等类似围绝经期综合征症状或恶心、呕吐等不良反应，应定期检查白细胞与血小板计数，如有骨髓抑制表现，立即停药。

8. 氟芬那酸

为前列腺素合成的抑制剂，减少异位子宫内膜所产生的前列腺素，缓解痛经效果好。用量为 0.2 g，每日 3 次，至症状消失后停药。

9. 萘普生

为前列腺素拮抗剂，能封闭异位内膜产生前列腺素，进而抑制子宫收缩而止痛。用法：出现痛经时首次用 2 片（每片 250 mg），以后根据病情需要，每 4 ~ 6 小时服 1 片，为时 3 ~ 5 天。对痛经效果良好。一般无明显不良反应，少数可出现疲乏、轻度头痛、胸痛等症。

10. 孕三烯酮（内美通、三烯高诺酮）

本品具有较强抗孕激素和雌激素作用，抑制垂体 FSH、LH 分泌，使体内雌激素水平下降，用法为 2.5 mg，每周 2 次，月经第一日开始，连服半年，不良反应少。

（三）手术治疗

手术是治疗本病的主要手段。

1. 保守性手术

保守性手术的目的是去除病灶，保存和改善生育功能。适用于年轻尚未生育的患者。手术可通过显微外科技术、烧灼、切除或剥除内膜异位病灶，分离粘连，重建腹膜，保留部分卵巢组织、子宫悬吊术等。术后症状多能消失。术前配合达那唑治疗 2～3 个月，术后受孕率为 50%～60%，高于单纯药物治疗。也可以通过腹腔镜激光治疗，出血及日后粘连少。对较大的卵巢子宫内膜异位囊肿只能穿刺，穿刺需要一定的技术水平。保守性手术主要问题是复发率高，其中部分患者还需再次手术。术后最好不要立即给以抑制排卵的药物治疗，以免推迟受孕时间。

2. 半保守性手术

半保守性手术适应于无生育要求的年轻患者，切除病灶及子宫，保留一侧或双侧卵巢，复发率低于保守性手术。

3. 根治性手术

根治性手术适用于 45 岁以上近绝经期重症患者，将全子宫双附件及盆腔内病灶所有切除。双卵巢切除后即使残留部分异位内膜，也将逐渐萎缩退化至消失。

4. 其他

配子输卵管内移植和体外受精胚胎移植，是治疗子宫内膜异位合并不孕的新手段，早期患者妊娠率分别为 30% 及 40%。

（四）放射治疗

近绝经期，且有全身严重慢性疾病不能耐受手术治疗的严重内膜异位症患者，可考虑放疗。

七、预防

月经期避免受寒、淋雨，忌冷饮，忌房事，忌情绪冲动。做好计划生育，避免和减少人工流产，人工流产时操作要轻柔。对盆腔病变轻微、无症状或症状轻微者，一般 6 个月随访 1 次。对要求生育者应鼓励其妊娠。

（于焕新）

第二节 子宫腺肌病

子宫腺肌病是由子宫内膜向子宫肌层良性浸润生长的一种疾病。子宫腺肌病的发病率日渐提高，好发于 35～45 岁年龄段。

一、病因及发病机制

子宫腺肌病的病因至今不明，普遍认为系子宫内膜基底层向子宫肌层浸润性生长所致，正常情况下基底层有抑制作用，当这种机制作用受到破坏时，内膜向肌层生长势不可挡。推测与机体的遗传与免疫有关；与雌激素水平过高，转化肌纤维成内膜间质，为腺体的侵入做准备；还与宫腔内膜受损伤密切相关，据报道，子宫腺肌病中有剖宫产史占 18.4%，有人工流产史占 73.8%，有放置节育环史占 33.5%，有诊断性刮宫史占 4.4%，行输卵管通畅检查、输卵管结扎史分别占 2.4% 和 21.8%，这些手术可能损伤了子宫内膜及子宫浅肌层，给基底层内膜侵入创造了条件。动物实验证明 PRL 在子宫肌腺病发病过程中起主要作用，将小鼠腺垂体移植到子宫里可诱发 PRL 升高，子宫腺肌病随之发生，若立即用溴隐亭，则 PRL 下降，子宫腺肌病发病率下降。实验还证明，PRL 在雌孕激素共同作用下，方能使子宫肌细胞变性，从而使内膜向间质侵入，导致发生子宫腺肌病。

二、临床表现

（一）痛经

痛经是本病的主要症状，多为继发性而又有进行性加剧。行经前或经期中，由于异位内膜腺体与间质在卵巢激素作用下充血、水肿及出血所形成之压力剧增，刺激发生痉挛性收缩，因而引起腹痛。痛经程度与异位内膜浸润肌层的程度呈正相关。

（二）月经失调

月经失调表现为月经量增多（50%～70%），经期延长（24.4%）或月经频发。少数患者月经前后有阴道点滴出血。由于子宫增长、子宫内膜面积相应增大，异位内膜的浸润与纤维肌束的增生干扰子宫肌层收缩，因而出现月经量增多与经期延长，且与肌层受浸润的广度相关。

（三）体征

子宫均匀性增大，呈球形，质硬；或子宫表面有局限性隆起，呈不对称性增大。如于经前检查，由于病灶充血、水肿及出血，子宫触痛明显。

三、实验室及其他检查

（一）B超检查

子宫均匀增大呈球形，肌层内有多发散在的小囊样或蚯蚓样低回声反射；子宫腺肌病表现为子宫壁包块与正常肌肉界限不清，内可见小囊样低回声反射，与子宫肌瘤声像不易区别。

（二）子宫碘油造影

宫腔增大，碘油溢入肌层形成憩室样球形隆起。阴性时亦不能排除本病。

（三）病理检查

镜检，肌层内见子宫内膜腺体和间质，常处于增生期。借此而确诊。

四、诊断

根据病史、临床症状及妇科检查一般能确诊，如有困难则应结合上述辅助检查。

五、鉴别诊断

（一）子宫肌瘤

月经量多，但多无痛经，盆腔检查示子宫增大或有不规则突出。B超检查示肌瘤结节为边界清晰的局限性低回声区。该病常与子宫腺肌病并存。

（二）子宫肥大症

子宫肥大症也可有月经量多，但无痛经。子宫均匀性增大，一般为妊娠6周大小，很少超过妊娠8周大小。B超示子宫增大，肌壁回声均匀。

六、治疗

对于子宫腺肌病的治疗，临床应根据患者具体情况选择适当的治疗方法。若病情重，已有子女者，首选手术疗法；病情轻者，或患者要求保留生育功能，或患者近绝经年龄，可采用药物治疗。

（一）药物治疗

1）可试用以下药物对症处理，缓解症状：①吲哚美辛，25 mg，每日2～3次，饭后服；②萘普生，0.25 g，每日2次，饭后服；③布洛芬，0.2 g，每日2次，饭后服。

2）疗效不满意者，可选以下药物抑制病变的发展，导致人工绝经和缓解症状，但只能收到短期疗效，停药后则又复发而不能根治：①达那唑；②GnRHa，用法同子宫内膜异位症。

绝经期后病变趋向静止，痛经消失，故对于近绝经期的妇女，也可用此法而免于子宫切除。

（二）手术治疗

1）次全或全子宫切除术：症状较严重，年龄较大又无生育要求者，手术切除子宫应该是主要治疗方法。弥散型者，因病变范围大，常波及宫颈，以全子宫切除为宜。如为结节型，且年龄较轻者可做次全子宫切除，以根治痛经及月经过多。

2）子宫腺肌瘤挖除术：适用于年轻、要求生育者，可挖除腺肌瘤；弥散性子宫腺肌病行病灶大部分切除术，术前可选用 GnRHa 治疗 3 个月，缩小病灶后再手术。

七、预防

做好计划生育的宣传及指导工作，减少人工流产、刮宫等可能使子宫壁有创伤的手术。

（于焕新）

第十四章　不孕症

有正常性生活，未经避孕一年未妊娠者，称为不孕症。未避孕而从未妊娠者称为原发性不孕；曾有过妊娠而后未避孕连续一年不孕者称为继发性不孕。不孕症发病率因国家、民族和地区不同而存在差别。我国不孕症发病率为 7% ~ 10% 。反复流产和异位妊娠而未获得活婴，目前也属于不孕不育范围。

一、原因

夫妇双方都对生育力有影响。单纯女性因素致不孕占 60% ，单纯男性因素致不孕占 30% ，男女共同因素致不孕约占 10% 。因此，在查找不孕病因时，要强调对男女双方的检查。

（一）女方不孕因素

1. 输卵管因素

输卵管炎是不孕症最常见原因。炎症引起输卵管的粘连、扭曲和堵塞使输卵管的拾卵和配子输送功能受阻，有时输卵管炎虽管腔通畅，但内膜破坏或瘢痕形成，管壁僵硬，也可影响拾卵和精子、卵子或（和）受精卵运送而致不孕。常见的输卵管炎有：①化脓性输卵管炎，多见于产后、流产后引起的生殖道逆行感染，或由化脓性阑尾炎引起的盆腔继发感染；②淋病奈瑟菌性输卵管炎，逆行感染，是性传播疾病之一；③结核性输卵管炎，是一种组织破坏性炎症；④无菌性输卵管炎，多数为输卵管子宫内膜异位所致；⑤支原体、衣原体性输卵管炎。

2. 卵巢因素

不排卵为卵巢因素致不孕的最常见原因。卵巢局部因素有：①先天性卵巢发育不全；②卵巢早衰；③功能性卵巢肿瘤；④多囊卵巢综合征。其他致不排卵的因素有：①下丘脑—垂体—卵巢轴紊乱所致的异常子宫出血、闭经；②高催乳素血症；③子宫内膜异位症；④全身其他内分泌疾病（甲亢、甲低、库欣综合征等）和重度营养不良。有时虽有排卵但黄体功能不全也能致不孕。

3. 子宫因素

先天性子宫发育不良、始基子宫、先天性子宫畸形等严重影响受精卵着床。子宫腔病变，如子宫黏膜下肌瘤、内膜息肉、内膜结核、宫腔粘连、子宫内膜炎等均可使宫腔狭窄、阻塞而致不孕，子宫内膜分泌不全使受精卵着床环境不良。

4. 宫颈病变

宫颈息肉、宫颈肌瘤能阻塞宫颈管致不孕。重度的宫颈炎症可改变黏液性状，炎性物质可杀伤精子影响受孕。体内雌激素分泌不足使宫颈黏液变稠厚，不利于精子的活动，精子进入子宫腔也可造成不孕。

5. 阴道因素

①阴道畸形或狭窄，如阴道横隔、先天性无阴道、处女膜闭锁、损伤后形成阴道粘连瘢痕性狭窄等可影响性生活并阻碍精子通过；②严重的阴道炎，大量的白血病和炎性细胞消耗精液中存在的能量物质，降低精子活力，缩短精子在女性生殖道生存的时间而致不孕。

（二）男方不育因素

1. 精子生成障碍

少精症、无精症、弱精症、畸精症等可由先天性隐睾、睾丸发育不全症等引起；全身慢性消耗病、长期营养不良、慢性中毒（吸烟、酗酒）、精神过度紧张也可影响精子产生；腮腺炎并发睾丸炎导致的睾丸萎缩、结核性的睾丸破坏、睾丸精索曲张等均能影响精子的生成和质量。

2. 精子输送障碍

输精管、附睾炎症使输精管阻塞，精子运送受阻，致精液中无精子。

3. 免疫因素

男性自身免疫为主要因素，精子、精浆可刺激机体本身产生自身精子抗体，使射出的精子自凝或失去活力不能穿过宫颈黏液。

4. 性功能异常

外生殖器发育不良或阳痿致性交困难，早泄不能使精子进入阴道。

5. 其他

遗传因素、染色体异常或全身内分泌疾病（垂体、甲状腺和肾上腺功能障碍）可影响精子的产生。

（三）男女双方因素

1）缺乏性生活的基本知识。

2）男女双方盼子心切造成的精神过度紧张。

3）免疫因素：近年来对免疫因素的研究认为有两种免疫情况影响受孕。

（1）同种免疫：精子、精浆或受精卵是抗原物质，被阴道及子宫内膜吸收后，通过免疫反应产生抗体物质，使精子与卵子不能结合或受精卵不能着床。

（2）自身免疫：认为不孕妇女血清中存在透明带自身抗体，与透明带反应后可防止精子穿透卵子，因而阻止受精。

二、影响因素

在排除生殖系统发育异常或生殖系统有器质性病变而影响生育以外，还有以下因素可影响受孕。

（一）年龄

男性生育力最强年龄为 24~25 岁，女性为 21~24 岁。据有些学者统计，不论男女在 35 岁之前生育能力无显著区别，而在 35 岁之后其生育能力逐渐下降，不孕的发生率可上升至 31.8%，40 岁之后不孕率可达 70%，而到 45 岁之后则很少妊娠。

（二）营养

营养与生殖功能的关系密切，据文献报道，婚后严重营养不良、贫血、消瘦及经济落后的生活贫困地区的妇女受孕能力较低或易不孕；然而另一个极端是营养过剩，即过度肥胖，也可引起性腺功能减退，导致不孕或生育能力下降。

（三）微量元素与维生素

近年来有许多国内外学者注意到微量元素即锌、锰、硒、铜等元素，还有维生素E、维生素A、维生素C、维生素B_{12}等与男女的性功能、性激素的分泌有密切关系，这些微量元素和维生素对维持人体生殖内分泌的功能及下丘脑—垂体—性腺轴功能的协调起重要作用。如果微量元素严重不足甚至维生素缺乏者同样可以降低受孕能力或引起不孕。

（四）精神因素

有的学者发现，精神过度紧张或过度忧虑、焦急，致妇女情绪紊乱及各种心理失调，随后通过神经内分泌系统对下丘脑—垂体—卵巢之间的内分泌平衡产生影响，导致不排卵和闭经而不孕。

（五）其他方面

不论男女，若存在不良嗜好，也会影响其生育能力，如长期吸烟、酗酒或接触麻醉药品、有毒物质，还有环境及职业性的污染，如噪声、化学染料、汞、铅、镉等同样可影响妇女的生育能力。

三、诊断

不孕常常是男女双方诸多因素综合影响的结果。通过对双方的全面检查，找出不孕的原因，是治疗不孕症的关键。检查应按一定顺序进行，以免遗漏。

（一）男方检查

男性不育的辅助检查首先要进行精液常规检测，正常精液量为$2 \sim 6$ ml，平均为$3 \sim 4$ ml，pH值为$7.5 \sim 7.8$，pH值<7或>8时精子活力大大下降；正常精液在室温下放置20分钟左右即液化，若超过1小时不液化为异常；精子数正常时应在60×10^9/L以上，小于2×10^9/L应视为异常；正常精子活动力在Ⅱ~Ⅲ级的应在60%以上；异常精子不超过20%，超过40%则影响生育。其他辅助检查主要有精液生化测定、精子功能测定、精子穿透试验、前列腺液检查、内分泌功能测定、细胞遗传学检查、输精管造影以及睾丸活检等。一般认为在影响受孕方面，精子的质量，包括精子的活动力和精子的形态远比精子绝对数重要。上述检查最好在男性不育专科进行，在检查后如男方属永久性绝对不孕者，若双方要求人工授精，则女方再做进一步的相关检查。

（二）女方检查

1. 询问病史
（1）主诉：不孕的时间、月经的情况，肥胖、有无溢乳等症状。

（2）现病史：月经异常和治疗情况，以及以前的关于不孕的检查和结果。

（3）生长发育史：有无生长发育迟缓，青春期发育是否正常，生殖器和第二性征发育情况以及有无先天性畸形。

（4）月经生育史：月经初潮、周期、经期和月经量、有无痛经及其程度及最近 3 次月经的具体情况；并询问结婚年龄、有无避孕史（含避孕方式和避孕持续时间），有无人流史（具体手术的时间、方式和手术时的孕周），有无再婚史，过去生育情况，有无难产和产后大出血史。

（5）不育史：原发不育、继发不育，不育年限，是否接受治疗及疗效。

（6）既往史：有无内分泌疾病、代谢性疾病、精神疾病、高血压和消化系统疾病及用药史；有无感染史，如炎症、结核病；有无接触有害化学物质、放射性物质；有无手术史等。

（7）家族史：有无先天性遗传性疾病、了解兄弟姐妹生育情况。

2. 体格检查

注意第二性征、内外生殖器的发育情况，有无畸形、炎症、包块及乳房泌乳等。胸片排除肺结核，必要时做甲状腺功能检查、蝶鞍 X 线片和血催乳激素测定排除甲状腺及垂体病变，测定尿 17 - 酮、17 - 羟及血皮质醇排除肾上腺皮质疾病。

3. 女性不孕特殊检查

1）卵巢功能的检查：卵巢功能的检查主要了解卵巢有无排卵及黄体功能情况。可通过基础体温测量、宫颈黏液结晶检查、子宫内膜活检及 B 超监测排卵等。

2）输卵管通畅试验：在男方检查未发现异常而女方有排卵时可做此试验，包括输卵管通液、输卵管通气、子宫输卵管造影（HSG）等方法。近年来，腹腔镜与输卵管通液联合检查、超声监测下子宫输卵管通液试验、宫腔镜下行输卵管通液术、输卵管镜以及介入技术等新的检查手段逐渐应用于临床，并取得良好的效果，通过上述检查不仅可以检查输卵管的通畅程度、阻塞部位、宫腔内状况，如有无息肉、黏膜下肌瘤，有无子宫畸形、内膜结核等，而且能进行适当的治疗，如分离粘连、矫正轻度扭曲的输卵管、切除黏膜下肌瘤和内膜息肉等。在做上述检查时应严格掌握各种检查的适应证和禁忌证，一般选在月经干净后 3~7 天进行，这样可减少出血并降低感染，降低子宫内膜异位症、气体或油剂进入血窦造成栓塞等危险，术前 3 天应避免性生活，术前应适当使用镇静或解痉药物以解除通液时输卵管可能发生的痉挛，操作过程中应严格遵守无菌原则，防止医源性感染。

3）性交后试验（PCT）：PCT 主要检查精子穿透宫颈黏液的能力、精子的活动力和活动率，同时还可观察宫颈黏液的性状及判断性交是否成功。PCT 是临床上常用的检查宫颈功能和是否存在局部自身免疫的不孕因素的重要方法。一般选在预测的排卵期进行。在性交后 2~8 小时来医院检查，用窥阴器暴露宫颈，先取阴道后穹隆液检查，如见活动精子，证明性交成功、然后再吸取宫颈管内黏液涂片镜检，如每高倍镜视野下见有 20 个以上活动精子，为试验阳性，表明宫颈黏液与精子的相容性良好，精子能正常地穿透宫颈黏液上升；如仅见死精子或精子活动力减弱为阴性，表明宫颈黏液或阴道环境不利于精子活动，应怀疑有免疫问题，须进行相关检查。

在做 PCT 时应注意以下几点：①试验前一周内应避免性交；②试验前 3 天内避免阴道内用药；③性交后应卧床 30 分钟；④在试验时应同时做宫颈评分，宫颈评分越高，越利于精子穿透；⑤在 PCT 阴性时，应考虑排除试验选择时间不当，预测排卵过早或过晚，宫颈 pH 值异常以及宫颈管狭窄或发育不良等影响因素。

4）诊断性刮宫：诊断性刮宫可了解宫腔大小、有无变形，并取子宫内膜做病理检验，间接了解卵巢功能，排除内膜结核。

5）宫颈黏液、精液相合试验：于预测的排卵期进行，先在玻片一端放一滴新鲜精液，再取一滴宫颈黏液放在距精液滴旁 2～3 mm，轻摇玻片使两液滴接触，37℃下置 1～2 小时，用显微镜观察，如精子能穿过、深入宫颈黏液，提示精子的活动能力及宫颈黏液的性质正常，黏液中无抗精子抗体。

6）腹腔镜检查：上述各项检查均属正常者，仍未怀孕，可做腹腔镜检查进一步了解盆腔情况，对盆腔内病变可获得更详细的资料。子宫内膜异位症只能在腹腔镜或剖腹探查时直接观察盆腔器官得出确切的诊断。盆腔粘连可以从病史或造影中提出怀疑，也只有在腹腔镜直视下才能被证实与估价。通过腹腔镜可了解子宫、卵巢和输卵管有无先天或后天病变；还可向宫腔注入染液，在腹腔镜下观察染液流入腹腔（输卵管通畅时）或阻塞部位。在观察到病变的同时，可通过腹腔镜做一些粘连分解术或子宫内膜异位病灶的电凝术，达到治疗的效果。因此，腹腔镜检查对不孕症的诊断具有重要的价值。约有 20% 的患者通过腹腔镜可以发现术前没有诊断出来的病变。

7）免疫学检查

（1）性交后精子穿透力试验：该试验是检测女性生殖道局部精子抗体的方法之一。要求试验选择在预测排卵期进行。试验前 3 天禁止性生活，避免阴道用药和冲洗。性生活后 2～8 小时，先取阴道后穹隆液体在显微镜下观察有无精子，性交成功可在液体中见到活动精子。然后取宫颈黏液检查，拉丝度长，显微镜下见到羊齿状结晶，表明选择试验的时间合适。正常情况应在每个高倍视野见 20 个和 20 个以上的活动精子；若精子不活动或精子穿透能力差，要考虑有免疫因素存在。宫颈有严重炎症时，不宜做此试验，因为黏液稠厚并有白细胞，会影响试验结果。

（2）宫颈黏液、精液相和试验：该试验在预测的排卵期时间内进行。在玻片相距 2～3 mm 的位置分别放置一滴宫颈黏液和一滴液化后的精液，轻晃玻片使两滴液体相互接近，显微镜下观察到精子穿过宫颈黏液并继续向前运行，说明精子活动能力正常，宫颈黏液良好，无抗精子抗体存在。

8）子宫镜检查：通过子宫镜的检查，可直接观察子宫腔和子宫内膜的情况。能发现子宫黏膜下肌瘤、子宫内膜息肉、宫腔粘连和子宫畸形等，还可观察子宫内膜厚薄和输卵管开口的情况。

9）染色体检查：正常女性为 46，XX，正常男性为 46，XY。

四、诊断标准

根据原因，下列几种原因的不孕症有以下诊断标准

（1）无排卵的诊断：①基础体温连续记录呈单相型 3 个月以上；②阴道脱落细胞

涂片检查无周期性变化；③宫颈黏液结晶检查无椭圆体出现；④月经前 6 天子宫内膜检查无典型分泌期变化。以上四点中具备三点者可列为无排卵。

（2）黄体不健的诊断：①基础体温曲线为双相型，经前期子宫内膜呈分泌期变化，黄体期卵巢 B 超显像见黄体表现而不孕；②基础体温后期上升少于 12 天；③分泌期子宫内膜反应与正常月经周期的反应日期相比相差 2 天以上（此点可确诊）；④排卵后 6 天尿雌二醇量 <5 mg/24 h 或 2 次血清孕酮量 <10 ng/ml。

（3）输卵管炎症引起不孕的诊断（不包括生殖道结核）：①子宫输卵管造影，证实输卵管不通畅阻塞或有积水等；②腹腔镜检查下做输卵管通液，证实输卵管不通畅或不通，并且盆腔内粘连；③不孕。

（4）宫腔粘连的诊断：①有宫腔炎症或刮宫病史，痛经或周期性下腹痛而闭经或月经量少，不孕；②经子宫输卵管造影或宫腔镜检查证实有粘连。

（5）免疫性不孕的诊断：①临床及各项检查排除以上因素引起的不孕症；②血清或宫颈黏液抗精子抗体阳性或抗卵透明带抗体阳性（此点可确诊）；③PCT，排卵前性交后 2 小时内，每高倍视野下宫颈黏液中有力前进的精子少于 5 个；④精宫颈黏液接触试验：排卵前试验，镜下见和宫颈黏液接触面的精子"颤抖"，不活动或活动迟缓。

五、鉴别诊断

本病的鉴别诊断，与其他疾患不同。由于涉及的病因十分复杂，故凡涉及可能影响整个生殖及性腺—内分泌轴的各种疾患，都与本病有关，明确诊断这些疾患可为诊断本病提供依据。但对某些严重的先天性器官缺陷及畸形、胎珠始成而孕妇尚无明显的妊娠反应、因故而自然流产者，通过基础体温、早孕试验及病理学检查来诊断。

六、治疗

不孕与年龄的关系是不孕最重要的因素之一，选择恰当治疗方案应充分估计到女性卵巢的生理年龄、治疗方案合理性和有效性，以及其性能价格比。尽量采取自然、安全、科学有效的方案进行治疗。首先应增强体质和保持健康，纠正营养不良和贫血；改掉不良生活方式，戒烟、戒毒、不酗酒；掌握性知识，学会在预测的排卵期性交（排卵前 2~3 日至排卵后 24 小时内），性交频率适中，以增加受孕机会。

（一）治疗生殖器器质性疾病

若发现能导致不孕症的生殖器器质性疾病应积极治疗。

1. 输卵管慢性炎症及阻塞的治疗

1）一般疗法：口服活血化瘀中药，中药保留灌肠，同时配合超短波、离子透入等促进局部血液循环，有利于炎症消除。

2）输卵管内注药：用地塞米松磷酸钠注射液 5 mg，庆大霉素 4 万 U，加于 20 ml 生理盐水中，在 150 mmHg 压力下，以每分钟 1 ml 的速度经输卵管通液器缓慢注入，有减轻输卵管局部充血、水肿，抑制梗阻形成，达到溶解或软化粘连的目的。应于月经干净 2~3 日始，每周 2 次，直到排卵期前，可连用 2~3 个周期。

3）输卵管成形术：对不同部位的输卵管阻塞可行造口术、吻合术，以及输卵管子宫移植术等，应用显微外科技术达到输卵管再通的目的。

2. 卵巢肿瘤

可影响卵巢内分泌功能，较大卵巢肿瘤可造成输卵管扭曲，导致不孕。直径 > 5 cm 的卵巢肿瘤有手术探查指征，应予以切除，并明确肿瘤性质。

3. 子宫病变

1）先天性无子宫、阴道阙如或发育异常：往往先予以矫形，恢复阴道、子宫的形态后，再考虑治疗不孕不育。

对不孕不育伴子宫畸形者，可考虑先进行手术治疗，一旦妊娠，给予保胎及重点产前监护，放宽剖宫产手术指征，预防早产及母婴并发症。

2）子宫肌瘤：子宫肌瘤导致不孕的原因是多方面的，除引起内膜发育不良、影响胚胎种植、导致流产外，子宫肌瘤发生的内在因素本身常常导致排卵障碍、内膜发育不良或子宫及内膜微循环功能失调。根据症状、妇科检查，尤其是阴道 B 超、宫腔镜和腹腔镜检查，子宫肌瘤的诊断并不困难。但应同时明确子宫肌瘤的大小、部位、数目、有无变性及生长速度等。一旦确诊，大部分子宫肌瘤患者可行观察、随访。子宫肌瘤合并无排卵者可考虑 CC，CC + HMG/FSH + HCG 或 HMG/FSH + HCG 治疗。子宫肌瘤合并月经过多、痛经者可适当选择他莫昔芬（三苯氧胺）、米非司酮（RU－486）、达那唑等抗孕、雄激素治疗。

对药物治疗无效、要求生育、明显影响到黏膜的完整性及功能（如黏膜下肌瘤）或有变性、生长加速、局部不适时应首选肌瘤挖除术。术中尽可能完整挖除所有肌瘤，但注意尽量不要涉及子宫内膜。术后抗孕激素、抗雄激素治疗 3 个月以上。并常规避孕 2 年，以避免过早妊娠后子宫破裂。但西欧临床学者认为，妊娠是愈合子宫切口的最佳方法，因而常规建议患者避孕 6 个月左右。

3）宫腔粘连性不孕：宫腔镜检查是诊治子宫腔粘连的最佳方法，术中可在明视下完全分离粘连。无条件者可行 HSG 或做子宫探针探查及探针子宫粘连分解，但手术不易彻底。术毕放置宫内节育器，同时给予雌或孕激素促进子宫内膜生长 3 个月，防止再次粘连。

4）宫颈性不孕：治疗方法应综合评估子宫畸形情况而定。宫颈炎症如宫颈糜烂、肥大可引起宫颈黏液的质、量异常及局部免疫功能失调而影响精子的通过，造成不孕。在排除癌变，养成良好的卫生习惯基础上，应给予局部抗感染治疗。鉴于物理治疗可引起局部瘢痕及宫颈黏液分泌障碍，必要时考虑物理治疗，如射频、激光、微波、冷冻、电烫等治疗。

另外，全身内分泌失调，局部宫颈瘢痕（手术、分娩创伤、物理治疗后）亦可导致宫颈黏液质、量下降而致不孕，为此应针对病因进行治疗，必要时行子宫腔内人工授精。

4. 阴道炎

严重的阴道炎应做细菌培养及药物敏感试验，根据结果及时、彻底地治疗。

5. 子宫内膜异位症

子宫内膜异位症可致盆腔粘连、输卵管扭曲、输卵管阻塞及免疫性不孕，应尽早保守治疗，必要时可行腹腔镜检查，术中同时清除异位病灶，松解粘连。

6. 生殖系统结核

行抗结核治疗，并检查是否合并其他系统结核。用药期间应严格避孕。

（二）诱发排卵

对无排卵者，可采用药物诱发排卵。

1. 氯米芬

氯米芬适用于体内有一定雌激素水平的患者，目前是诱发排卵的首选药物。用法为月经第 3～5 天起，每日 50～100 mg，连用 5 天，3 个周期为 1 个疗程。该药虽然有较高的排卵率，但具有抗雌激素作用，影响子宫内膜的容受性，使宫颈黏液变稠不利精子的通过，故受孕率仅 30% 左右。由于氯米芬常引起用药周期黄体功能不全，可在黄体期适当补充黄体酮制剂和绒促性素。在排卵前期，可补充小量雌激素以改善宫颈黏液情况。

2. 人绒毛膜促性腺激素

由于组成人绒毛膜促性腺激素（HCG）的两条链与黄体生成素（LH）相同，HCG 具有 LH 的类似作用。排卵前一次大剂量（2 000～10 000U）肌内注射，用于促排卵。黄体中期 1 000～2 000 U HCG 用于维持黄体功能。

3. 尿促性素

尿促性素（HMG）起一种替代性治疗作用，适用于缺乏促性腺激素，而靶器官－性腺反应正常的患者。目前临床亦用于其他类型的患者。每支 HMG 含 FSH 及 LH 各 75 U，能促进卵泡发育成熟。从月经周期第 6 天开始，每日肌内注射 1 支 HMG，共 7 天。用药期间密切观察宫颈黏液、测定雌激素水平及用 B 超监测卵泡发育，一旦卵泡成熟立即停用 HMG，停药后 24～36 小时加用 HCG 5 000～10 000 U 一次，肌内注射，促进排卵及黄体形成。

4. 雌激素

雌激素主要是抑制排卵，调节下丘脑—垂体功能。小剂量雌激素周期疗法：对雌激素水平低下的患者可采用之。从月经周期第 6 天开始，每晚口服己烯雌酚 0.125～0.25 mg，共 20 天，连用 3～6 个周期。

短期大量雌激素冲击疗法可使 LH 分泌增多而诱发排卵，适用于体内有一定雄激素水平的妇女。于月经周期第 8～11 天口服己烯雌酚 20 mg，在 24 小时内分次服完；或用苯甲酸雌醇 10 mg 肌内注射，连用 3 个周期。

5. 黄体生成素释放激素脉冲疗法

黄体生成素释放激素脉冲疗法适用于下丘脑性无排卵。采用微泵脉冲式静脉注射（排卵率为 91.4%，妊娠率为 85.8%）；大剂量为 10～20 μg/脉冲（排卵率为 93.8%，妊娠率为 40.6%）。用药 17～20 日。

6. 溴隐亭

溴隐亭的主要药理作用是抑制垂体分泌 PRL，属多巴胺受体激动剂。适用于高催乳血症而无排卵患者，以及垂体微腺瘤患者；常用剂量为每日 2.5 mg，副反应严重者可减少剂量至每日 1.25 mg，每日 2 次服用，连续 3~4 周，直至 PRL 下降至正常水平。排卵功能多能在 PRL 水平正常后自然恢复。排卵率为 75%~80%，妊娠率为 60% 左右。

（三）促进和补充黄体分泌功能

于月经周期第 20 日开始每日肌内注射黄体酮 10~20 mg，共 5 日。可促进或补充黄体分泌功能。

（四）改善宫颈黏液

炔雌醇 0.005 mg，自月经周期的第 1~12 日，每日 1 次口服。可改善宫颈黏液，利于精子通过。适于 PCT 证实宫颈黏液不适精子通过时的患者。

（五）治疗免疫性不孕

1. 避孕套疗法

如因免疫因素引起不孕者，应用避孕套半年或以上，暂避免精子与女方生殖器接触，以降低女方体内的抗精子抗体浓度。在女方血清内精子抗体效价降低或消失时于排卵期不再用避孕套，使在未形成抗体前达到受孕目的。此法可使约 1/3 的患者获得妊娠。

2. 皮质类固醇疗法

皮质类固醇有抗感染及免疫抑制作用，临床亦可用于治疗免疫失调病。男女都可用以对抗精子抗原，抑制免疫反应。可在排卵前 2 周用泼尼松 5 mg，3 次/日，亦有用 ACTH 者。

3. 子宫内人工授精

对宫颈黏液中存在抗精子抗体者，可从男方精子中分离出高活力的精子，进行宫内人工授精。

（六）治疗反复早期流产

早期反复流产确诊后，应尽可能寻找病因，对因治疗。

1. 子宫、宫颈的畸形，子宫肌瘤挖除后，宫腔粘连

进行整形、子宫肌瘤挖除、宫腔粘连分解术，对宫颈功能不全者行宫颈环扎术。

2. 黄体功能不全

进行促排卵治疗，避免单用氯米芬（克罗米芬，CC）促排卵，尽可能使用 CC + HMG/FSH + HCG 或 HMG/FSH + HCG，以保证正常卵泡的形成。排卵后即给予 HCG 或黄体酮支持黄体。

3. 遗传因素

进行遗传咨询，根据风险复发概率，结合夫妇双方的意愿决定是否妊娠。有条件时进行供精人工授精（AID）或供卵。妊娠期应选择做绒毛活检、羊水穿刺等对胎儿进行遗传诊断。

（七）运用辅助生育技术

辅助生育技术从广义上包括人工授精和体外受精—胚胎移植及其派生技术。

1. 人工授精

将精子取出体外，经洗涤等特殊处理后用器械注入女性生殖道的过程叫人工授精。一般以采用丈夫精液为宜，称夫精液人工授精（AIH），对于丈夫患阳痿、早泄、逆行射精等可用丈夫精液行人工授精。对无精症者可用供精者的精液行人工授精，称供精人工授精（AID）。临床上对于免疫性不孕、原因不明的不孕，或促排卵后仍不能自然受孕者常用人工授精的方法加以治疗。

2. 体外受精—胚胎移植

体外受精—胚胎移植（IVF－ET）俗称试管婴儿。主要的适应证：①输卵管性不孕；②男性少精、弱精和畸精症；③子宫内膜异位性不孕；④免疫性不孕；⑤原因不明性不孕。

操作步骤为：①药物超促排卵，采用B超、血清性激素（雌二醇和LH）检测卵泡发育；②B超下获取卵子，注射HCG后36小时，穿刺成熟卵泡，吸取卵泡液在显微镜下找出卵子；③体外受精，将卵子放入培养基中培养数小时，与处理过的精子一起培养，14～16小时后受精成原核，继续培养2～3天，发育成胚胎；④胚胎移植，受精卵发育成4～16个细胞时，将胚泡植入宫腔；⑤移植后处理，卧床休息24小时，限制活动2～3天。肌内注射黄体酮40 mg/d，以维持黄体功能。14～16天测定血HCG，以确定妊娠与否。HCG阳性为生化妊娠，B超下见胚囊和胎心为临床妊娠。

3. 配子输卵管内移植

配子输卵管内移植（GIFT）是指将卵子和处理过的精子放入输卵管壶腹部受精的方法。其条件是患者至少有一侧输卵管是通畅的，适应于原因不明的不孕症；各种精液缺陷所致的不孕；IVF－ET失败者；只有一侧输卵管。

4. 赠卵、赠胚

极个别情况因卵巢早衰，遗传性疾病，染色体异常，可赠卵、赠胚。对此受者及供精者均需履行手续，在法律允许情况下严肃进行。一般受者自己寻找来源。

七、预防

提倡婚前检查，以预先发现先天性生殖器畸形，对于可纠正者婚前即应进行治疗。婚后如暂无生育愿望或计划，应采取避孕措施，尽量避免人工流产，以防发生生殖系统炎症导致继发不孕。患结核病、阑尾炎或急性淋病奈瑟菌性生殖道感染时应积极治疗，以免造成输卵管或子宫内膜感染。

（张翠美）